즐겁고 건강한 줄넘기 레시피

교육지도 놀이 운동을 위한
줄넘기 프로그램 160

즐겁고 건강한 줄넘기 레시피

초판 1쇄 발행일 2020년 5월 29일
초판 2쇄 발행일 2023년 4월 10일

지은이 주종민
펴낸이 양옥매
디자인 임홍순 임진형
교 정 조준경

펴낸곳 도서출판 책과나무
출판등록 제2012-000376
주소 서울특별시 마포구 방울내로 79 이노빌딩 302호
대표전화 02.372.1537 **팩스** 02.372.1538
이메일 booknamu2007@naver.com
홈페이지 www.booknamu.com
ISBN 979-11-5776-884-4(13510)

이 도서의 국립중앙도서관 출판시도서목록(CIP)은 서지정보유통지원 시스템
홈페이지(http://seoji.nl.go.kr)와 국가자료공동목록시스템
(http://www.nl.go.kr/kolisnet)에서 이용하실 수 있습니다.
(CIP제어번호 : CIP2020019109)

*저작권법에 의해 보호를 받는 저작물이므로 저자와 출판사의 동의 없이 내용의 일부를
 인용하거나 발췌하는 것을 금합니다.
*파손된 책은 구입처에서 교환해 드립니다.

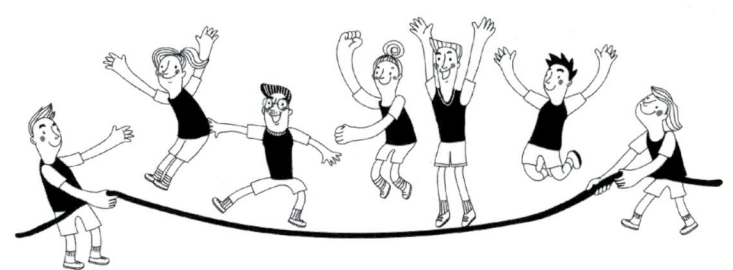

즐겁고 건강한

교육지도 놀이 운동을 위한
줄넘기 프로그램 160

줄넘기 레시피

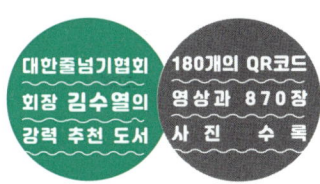

대한줄넘기협회 회장 김수열의 강력 추천 도서

180개의 QR코드 영상과 870장 사진 수록

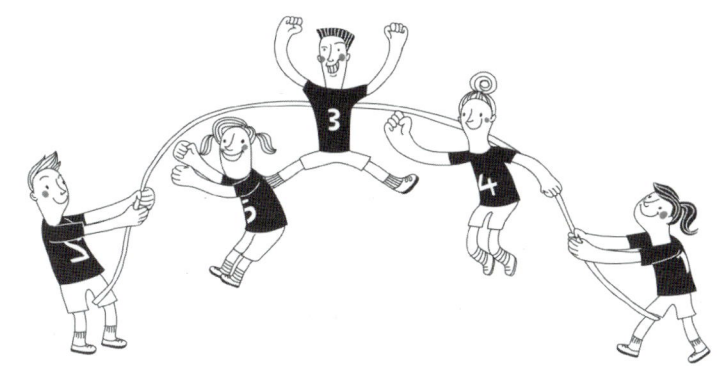

책나무

– 일러두기
사진과 QR코드에 링크된 동영상의 동작 방향은 독자 여러분들이 거울을 보는 것처럼 따라 하시면 됩니다. (만약 본문에서 왼발로 점프한다고 하면 여러분들도 왼발로 점프하면 됩니다. 이때, 사진 속 모델은 오른발로 점프를 하게 됩니다.)

머리말

　2015 개정 체육과 교육과정을 살펴보면 초등학교 3학년 건강 영역의 '건강과 체력' 부분과 4학년 표현 영역의 '도구를 이용하여 표현하기'에 줄넘기 관련 내용이 수록되어 있습니다. 5·6학년의 건강과 표현에서도 줄넘기를 활용한 수업이 무궁무진합니다. 중·고등학교나 대학교 체육관련 수업에서는 더 이상 말할 것도 없지요. 또한 교육청 방침에 따라 일선 학교에서 연간 학교스포츠클럽을 1년 동안 17차시 이상 운영하도록 하고 있으며 1인 2클럽을 권장하는 지역도 있습니다.

　학교스포츠클럽은 전교생을 대상으로 운영되므로 제한된 공간에서 많은 인원이 함께 즐겁게 참여할 수 있는 운동으로 줄넘기만 한 종목이 없습니다. 그리고 여학생 체육활동 활성화를 위한 방안으로 음악을 활용한 줄넘기가 대세로 떠오르고 있지요. 특히, 친구들과 협동하여 참여하는 긴줄넘기와 짝줄넘기는 날로 증가하는 학교폭력의 예방을 위한 좋은 수단입니다.

　그러나 현장에서 이루어지는 줄넘기 수업은 아나공(체육시간에 학생들에게 공만 던져 주고 자유롭게 알아서 하라는 방식의 수업을 일컫는 말) 수업식으로 줄을 던져 주고 학생들끼리 '꼬마야 꼬마야'와 같은 놀이를 하게 하거나 학생들은 무작정 오래 넘고 어려운 기술동작만 시도하게 되어 흥미가 떨어지는 등 전문성이 결여되어 있습니다.

　아침이나 저녁에 공원을 나가 보면 줄넘기를 운동 삼아 하는 사람들도 많이 보이는데 슬리퍼를 신고 줄을 넘는다든지, 완충작용이 없는 시멘트 바닥에서 높게 점프를 하고 발뒤꿈치로 착지하며 줄넘기를 하는 경우를 많이 볼 수 있습니다. 또한 혼자서 단순한 동작으로 줄을 넘다가 금방 싫증을 내고 가는 사람들도 심심치 않게 볼 수 있죠. 이런 광경을 보면서 일반인들도 줄넘기의 기본을 알고 건강하고 재미있게 줄넘기를 하면 좋겠다는 생각을 해 보았습니다.

　이에 본 필자가 교사, 일반인, 학생들을 대상으로 줄넘기를 지도한 초등교사, 줄넘기 강사, 줄넘기 연구가로서의 경험을 살려 줄넘기 레시피 책을 지필하게 되었습니다. 본 교재를 활용하여 줄넘기를 지도한다면 정확한 동작과 방법의 습득 및 학습자의 특성을 고려한 수준별 교수법을 강구할 수 있을 것입니다.

추천사

"운동을 하면 건강해진다."는 것을 모르는 사람은 세상에 없습니다. 문제는 하지 않는 것에 있습니다. 그리고 이 문제는 당연히 줄넘기에도 해당됩니다. 게다가 대부분의 사람들이 줄넘기를 단순 운동으로 오해하는데, 정말 줄넘기를 해 본 사람들은 하나같이 줄넘기가 다른 그 어떤 스포츠와 비교해도 뒤지지 않는 우수하고 심오한 스포츠 종목임을 인정합니다.

줄넘기 운동은 언제 어디서든, 누구나 할 수 있습니다. 실내, 실외, 개인 또는 단체, 남녀노소 누구나 할 수 있는 운동입니다. 눈이나 비가 오면 체육관 같은 실내 공간에서 할 수 있고 날씨가 좋은 날이면 공원, 심지어 산이나 바닷가에서도 할 수 있는 것이 줄넘기입니다.

이렇게 좋은 운동인 줄넘기의 매력에 흠뻑 빠져서 학생들을 대상으로 줄넘기를 지도한 초등교사인 저자가 본인의 경험을 살려 책을 출간하게 되었습니다.

이 책에는 줄넘기 입문과 준비운동, 개인줄넘기의 기본 스텝, 다양한 줄넘기 기술, 긴줄넘기, 줄넘기 응용지도법 등의 내용을 알차게 담고 있습니다. 따라서 학교에서 줄넘기를 지도하려는 많은 교사들에게 지침서가 되어 줄 것이라고 생각합니다. 줄넘기를 사랑하는 한 사람으로 깊은 감사와 고마움을 표하며, 다시 한 번 출간을 축하드립니다.

– **김수열** | 현)대한줄넘기협회 회장, 전)세계줄넘기선수권대회 3중뛰기 챔피언

어느 날 초등학교 2학년인 아들 녀석이 '줄넘기'를 들고 와서 자기와 줄넘기 시합을 하자고 했다. 학교에서 줄넘기를 배운다더니 실력을 뽐내고 싶었나 보다. 자기 아빠가 소싯적에 태권도 선수를 했었다는 것을 아는지 모르는지…. 여하튼 나도 내심 자신이 있었기에 선뜻 시합을 하자고 했다.

아들 녀석은 학교에서 꽤 많이 연습을 했는지 줄넘기 2단 뛰기로 10개를 훌쩍 넘기는 것이었다. 나도 실력 좀 보여 줄까 하고 줄넘기를 시작했는데, 어이쿠…. 세월

이 야속하네. 힘 한번 못 써 보고 KO패를 당하고 말았다.

이번에 출간되는 『건강하고 즐거운 줄넘기 레시피』 도서의 저자는 헬스트레이너도 아니고, 그렇다고 줄넘기 전문 강사도 아니다. 그는 아이들에게 무엇을 가르칠지 항상 연구하고, 무엇이든 정말 열심히 하는 초등학교 선생님이다.

줄넘기라는 주제로 선생님들을 위한 원격연수콘텐츠를 만들어 보자고, 내가 운영하는 하이컨텐츠원격교육연수원에 먼저 제안을 주셨고, 어떻게 구성을 하면 좋을지에 대한 다양한 아이디어와 수많은 사진과 영상들을 보내 주시곤 했다. 선생님의 그 동안의 노력이 얼마나 컸을지 짐작할 수 있었다.

기존에 나와 있는 많은 줄넘기 관련 도서들이 화려하고 멋진 동작들을 보여주며, 독자들을 유혹하는 내용이라면, 이 책은 부모나 선생님들이 아이들과 함께할 수 있는 놀이 운동을 위한 줄넘기 프로그램을 집대성한 것으로, 수년 동안의 저자의 노력과 연구의 결과물이며, 180개가 넘는 줄넘기 동작 동영상을 QR코드로 연결하여 제공하고 있어 누구나 쉽게 따라 할 수 있도록 하고 있다.

요즘같이 미세먼지와 코로나19 등으로 야외 운동이 제한적일 때, '운동신경이 아무리 없는 사람일지라도 줄넘기만은 넘을 수 있다'는 저자의 말처럼 지금 바로 줄넘기를 시작해 보면 어떨까?

— **송정현** | 하이컨텐츠원격교육연수원(www.hicontents.net) 대표

가르치는 사람은 수업에 대한 고민이 크다. 그러나 어떠한 내용을 어떻게 가르쳐야 하는지를 찾는다는 것은 쉬운 일이 아니다. 대부분 혼자만의 고민으로 끝나거나 시간이 지나면서 그 고민은 점점 사라지게 된다. 줄넘기를 지도하는 방법도 마찬가지이다.

주종민 교사는 줄넘기에 대한 사랑이 매우 크다. 그는 줄넘기에 대한 자신의 모든 경험과 노하우를 이 책에 담아냈다. 그의 줄넘기 교재는 줄넘기를 처음 접하는 초심

자부터 숙련자에 이르기까지 누구나 활용할 수 있다. 즉, 줄넘기 동작과 관련한 이론적 설명들을 최대한 자세히 서술하여 텍스트를 읽는 것만으로도 줄넘기 운동 방법을 알기 쉽게 기술하였다. 개인 줄넘기는 물론 친구들과 함께하는 줄넘기, 긴 줄넘기 그리고 줄넘기를 응용한 놀이지도법까지 말이다.

줄넘기에 대해 고민하는 교사 또는 강사라면 주종민 선생님의 『건강하고 즐거운 줄넘기 레시피』 도서를 꼭 읽고 실천해 보기 바란다.

— **고문수** | 경인교육대학교 체육교육과 교수, 교육연수원장

줄넘기 입문부터 응용까지 실제 사진과 QR코드까지 곁들여진 친절하고 세밀한 레시피다. 개인 줄넘기는 물론 긴줄넘기, 짝줄넘기 지도법까지도 포괄하고 있어 내용 또한 알찬 것은 물론이다. 줄넘기 운동을 막 시작하려는 이들에게, 특히 저자가 교사인 만큼 학생에게 줄넘기를 가르치는 현장 교사에게 알맞은 지침서가 될 것이다.

— **장군** | 충청남도교육청교육연수원 교육연구사

책 속의 줄넘기 레시피를 온몸으로 요리조리 익혀 가는 아이들의 건강한 웃음만큼 경쟁은 사라지고 우리 반에 협동과 배려가 찾아왔어요.

— **김선영** | 공주교육대학교부설초등학교 교사, 공주교육대학교 체육학 석사 전공

쉽다! 참 재미있다! 미세먼지로 운동장에 못 나가는 우리 학생들에게 딱 맞는 줄넘기 지도법. 체육시간에 들고 나가 책의 어느 한 곳을 펴서 바로 읽고 바로 현장 적용이 가능한 줄넘기를 조금이라도 지도하고자 하는 교사들에게 필독도서이다.

— **이종성** | 충남 보령 미산중학교 체육교사

이 책은 체육교사가 체육시간이나 학교스포츠클럽 시간에 어떻게 하면 학생들에게 줄넘기를 쉽고 재미있게 가르칠 수 있는가를 알기 쉽고 풍부한 설명으로 자세히 알려 주는 훌륭한 도서이다. 무엇보다도 줄넘기를 제대로 지도하는 방법에 대한 이해가 쏙쏙 되는 레시피 책이다.

— **진필남** | 천안공업고등학교 체육교사

아이들과 운동은 쉽고 즐거워야 한다. 쉽지 않으면 시작하려 하지 않고, 즐겁지 않으면 다음에 하지 않으려 한다. 운동이 부족한 요즘 아이들에게 이 책은 줄넘기를 쉽고도 즐겁게 할 수 있도록 소개할 수 있는 책이다.

— **이상민** | 충남 당진 기지초등학교 교사

이 책은 줄넘기의 기본 요소에 대한 개념과 현장에서 다양하게 활용할 수 있는 방법이 망라된 줄넘기 지도의 총 집합체라 할 수 있다. 필자는 다년간의 현장 지도 경험과 숙련된 기법을 바탕으로 직접 영상 촬영도 하고 창의적인 지도법 착안에 매진하여 모범적인 줄넘기 자세 및 지도법을 소개하고 있다. 특히, 개인줄 음악 줄넘기 창작 지도법 편을 보면 창의적인 아이디어로 아이들이 즐길 수 있는 세심한 기법과 팁 등이 나와 있다. QR코드로 정확한 동작을 손쉽게 파악할 수 있고, 개인·긴·짝 등 단계별로 쉽고 체계적인 용어 정리와 지도법 등이 수록된 점도 이 책의 장점이라 할 수 있다. 필자의 바람대로 이 책을 통해 아이들이 행복하고 즐거운 줄넘기 지도법이 현장에 널리 퍼질 수 있길 기대한다.

— **육건우** | 경기도 화성 치동초등학교 교사

CONTENT

머리말 …… 5
추천사 …… 6

제1부 줄넘기 시작하기
제1장 • 입문하기 …… 14
제2장 • 준비운동 …… 23
제3장 • 기본 넘기 지도법 …… 34

제2부 개인줄넘기 지도법
제1장 • 넘지 않는 줄넘기 지도법 …… 54
제2장 • 기본스텝 지도법 …… 76
제3장 • 되돌려옆흔들어뛰기 지도법 …… 102
제4장 • 방향전환 지도법 …… 115
제5장 • 다양한 줄넘기 기술 지도법 …… 121
제6장 • 개인줄 음악줄넘기 창작 지도법 …… 162
제7장 • 줄텝박스 지도법 …… 168

제3부 긴줄넘기 지도법

제1장 • 긴줄넘기 기초 지도법 …… 200

제2장 • 학교스포츠클럽 줄넘기 경기 종목 지도법 …… 211

제3장 • 쌍줄넘기 지도법 …… 218

제4부 짝줄넘기 지도법

제1장 • 짝줄넘기 기초 지도법 …… 230

제2장 • 짝줄음악줄넘기 지도법 …… 237

제5부 줄넘기 응용 지도법

제1장 • 개인줄, 짝줄, 긴줄을 함께 이용한 줄넘기 지도법 …… 246

제2장 • 다양한 줄넘기 놀이 지도법 …… 251

작가의 말 …… 266

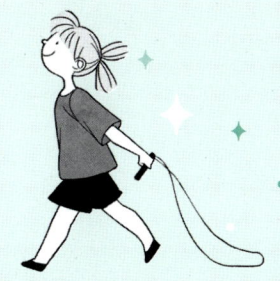

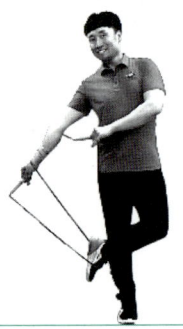

'운동신경이 아무리 없는 사람일지라도
줄넘기만은 넘을 수 있다.'

- 주종민 -

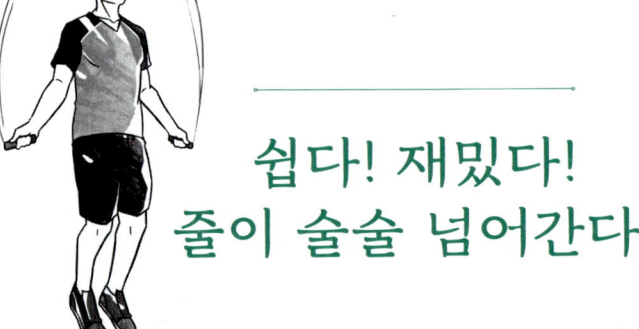

쉽다! 재밌다!
줄이 술술 넘어간다!

제1부
줄넘기 시작하기

제1장 • **입문하기**

제2장 • **준비운동**

제3장 • **기본 넘기 지도법**

01 줄넘기 운동의 특성 및 효과

가. 줄넘기 운동의 특성

1. 시간과 장소의 구애를 적게 받고 어느 장소에서나 할 수 있다.
2. 성별 연령에 관계없이, 누구나 특별한 복장이나 특별한 기구가 필요 없이 손쉽게 즐길 수 있다.
3. 손과 발의 협응 운동이며, 유산소 운동 또는 무산소 운동이다.
4. 시간과 비용을 많이 들이지 않고도 큰 운동 효과를 낼 수 있다.
5. 민첩성, 지구력, 순발력을 길러 준다.
6. 개인별 체력 수준에 맞는 운동량 조절이 가능하다.

나. 줄넘기 운동의 효과

1. 강도 높은 유산소 운동이기 때문에 심장과 폐를 튼튼하게 한다.
2. 성장판을 자극하여 성장기 학생들의 성장을 촉진하는 데 효과가 있다.
3. 각종 스포츠 종목의 보강 운동으로 많이 이용된다.
4. 짝줄넘기와 긴줄넘기는 협동심, 배려심, 공동체 의식을 길러 준다.
5. 양쪽 팔과 다리를 사용하는 상하좌우 전신운동으로, 균형 잡힌 몸매를 만들어 주고, 치매를 예방해 주는 효과가 있다.

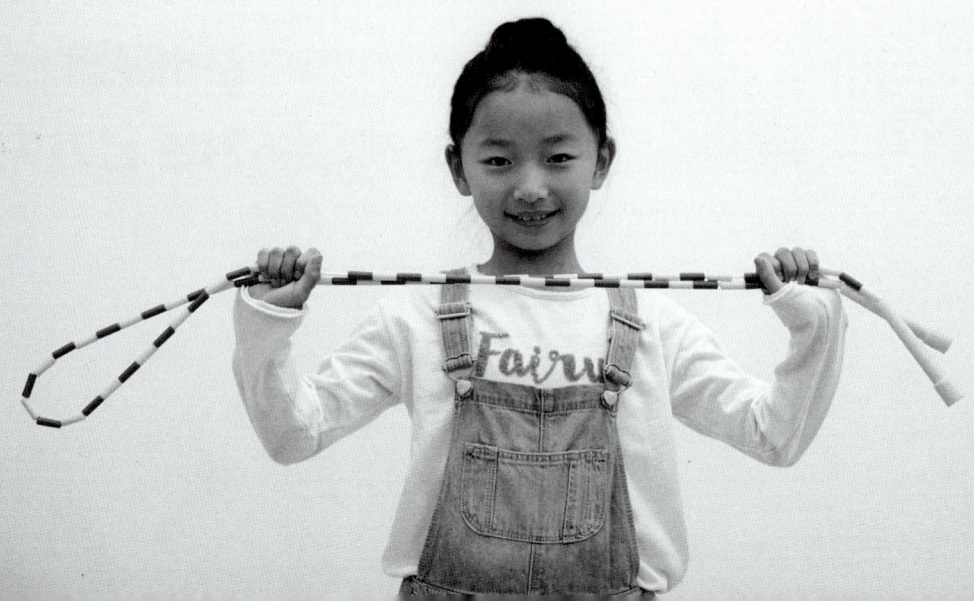

02 다양한 줄의 종류

가. 줄의 재질에 따른 구분

1. **구슬 줄**: 줄을 여러 번 돌려도 꼬이지 않고 줄을 넘을 때 바닥을 치는 소리가 나며, 줄에 플라스틱으로 만들어진 구슬이 끼워져 있기 때문에 무게감이 있어 운동량을 늘려 주는 데 효과적이다.
2. **스피드 줄**: 줄이 PVC 재질로 만들어져 가볍기 때문에 다양한 줄넘기 기술을 시연하기에 적합하다.
3. **와이어 줄**: 줄 부분이 와이어 재질로 되어 있어 빠른 회전이 가능하기 때문에 스피드 경기종목에 주로 이용된다.
4. 이외에도 면 줄넘기, 나일론 줄넘기 등 다양한 재질로 된 줄이 있다.

나. 줄 길이에 따른 구분

1. **2.5m**: 개인줄넘기용 줄로 이용된다.
2. **3m**: 짝줄넘기용 줄로 이용된다.
3. **4m**: 8자마라톤, 긴줄2도약넘기, 쌍줄넘기용 줄로 이용된다.
4. **6m**: 긴줄4도약넘기용 줄로 이용된다.
5. **8m**: 긴줄뛰어들어함께뛰기용 줄로 이용된다.

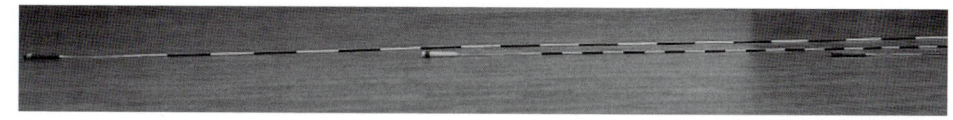

줄 길이 비교(오른쪽 끝의 길이를 맞추었을 때, 좌측부터 8m, 6m, 4m 순)

※ 줄 길이 조절이나 인원수에 따라 다양한 방법으로 활용할 수 있음

03
줄넘기 운동 준비하기

가. 줄 길이 조절하기

1 알맞은 줄 길이 조절의 필요성

가) 넉넉한 길이의 줄을 사서 키에 맞게 조절하고, 구슬 줄일 경우 구슬의 개수를 조절하여 줄 무게를 자신의 체력에 맞게 적당히 조절한다.

나) 줄이 너무 길면 줄이 바닥에 튕겨 올라와 걸릴 확률이 높아지고 줄이 내 발끝에서 먼 곳에 떨어지기 때문에 점프를 높이 하게 된다.

다) 줄이 너무 짧으면 머리에 걸리게 된다.

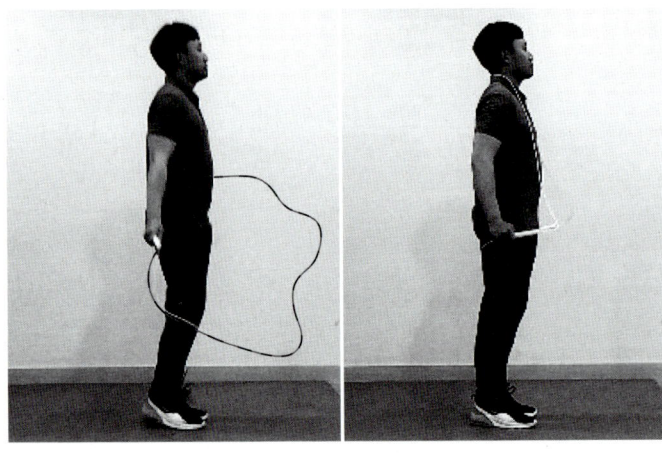

1 줄이 길어서 바닥에 튕겨 걸리는 경우

2 줄이 짧아서 머리에 걸리는 경우

2 줄 길이 조절 방법

가) 개인줄의 적당한 길이 조절 방법

- 일반적으로 줄을 바닥에 닿게 하고 한 발로 줄을 밟아 위로 수직이 되게 당겨 손잡이의 길이를 제외한 줄 길이가 명치와 배꼽 사이에 닿을 정도가 적당하다.
- 숙달자일수록 배꼽 위치에 가깝게 줄의 길이를 짧게 조절한다.

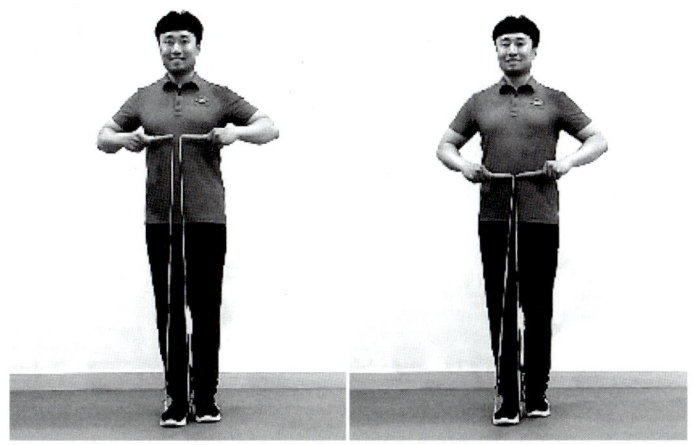

1 초보자: 줄 끝이 명치 근처에 오게 한다.
2 숙련자: 줄 끝이 배꼽 위치에 가깝게 한다.

- 위와 같이 줄 길이를 맞춘 후, 줄을 돌려 보고 줄을 돌리는 자세나 체형에 따라 다시 한 번 줄의 길이를 조절해 주어야 한다.

> **Tip 1**
> 줄 돌리는 손 자세에 따른 맞춤형 줄 길이 조절 방법

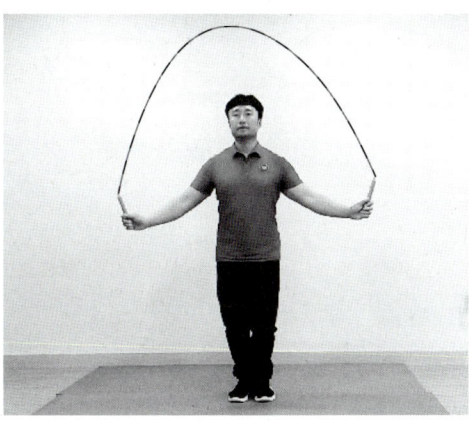

줄을 넘을 때 손잡이가 몸에서 멀리 떨어진 경우

- 줄이 돌아갈 때 그리는 포물선 모양이 옆으로 퍼져 줄 길이가 짧아지는 효과가 있으므로 일반적인 경우보다 줄의 길이를 더욱 늘려주면 줄 넘는 사람이 줄에 걸릴 확률이 줄어든다.

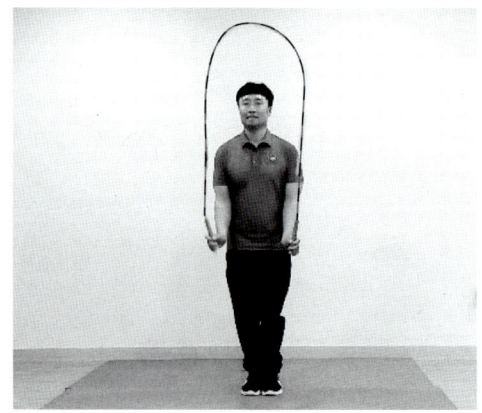

손잡이 사이의 거리가 지나치게 가까운 경우

- 줄이 돌아갈 때 그리는 포물선 모양이 위아래로 길어져 줄이 바닥을 맞고 튀어 올라 걸릴 확률이 높아지므로 일반적인 경우보다 줄의 길이를 살짝 더 줄여준다.
- 줄이 머리 위를 넘어갈 때 손바닥 정도 간격이 있는 것이 좋다.

> **Tip 2**
> 돌아가는 줄이 그리는 원의 중심점에 따른 맞춤형 줄 길이 조절법

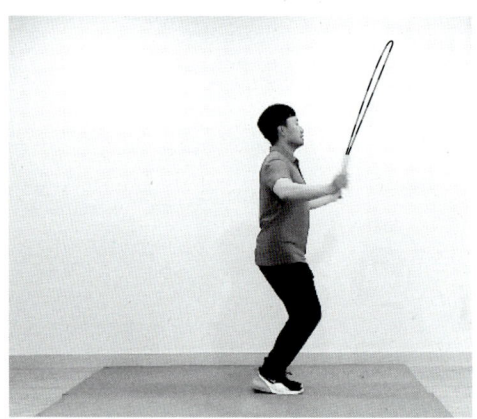

줄이 그리는 중심이 명치 높이인 경우

- 줄을 한 발로 밟아서 위로 끌어 올렸을 때 명치 높이까지 맞추면 좋다.

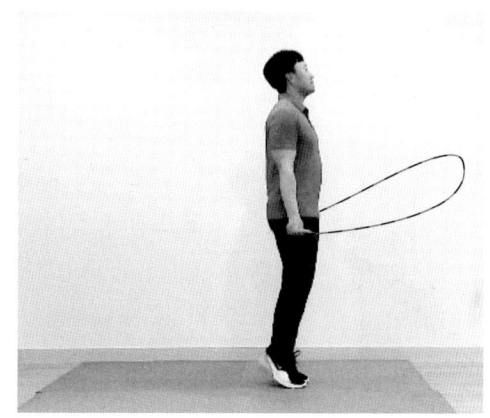

줄이 그리는 중심이 허리 아래인 경우

- 위의 경우에도 줄이 아래에서 위로 올라올 때 줄이 짧아져 뒤통수에 걸릴 확률이 높으므로 줄을 한 발로 밟아서 위로 끌어 올렸을 때 명치 높이까지 맞추면 좋다.

나) 짝줄의 적당한 길이 조절 방법
- 앞뒤로 나란히 뛰는 경우에는 줄을 한 발로 밟아 위로 올렸을 때 손잡이의 길이를 제외하고 명치 정도 길이가 적당하다.
- 옆으로 나란히 뛰는 경우에는 줄이 어깨 부분까지 닿을 정도가 적당하다.
- 앞뒤로 나란히 뛰는 동작과 옆으로 나란히 뛰는 동작을 섞어서 할 경우에는 줄을 어깨 부분까지 닿을 정도로 조절하면 편리하다(앞뒤로 나란히 뛰기를 하다가 옆으로 나란히 뛰기를 할 때 줄 길이를 바로 다시 조절하며 넘을 수 없기 때문이다).

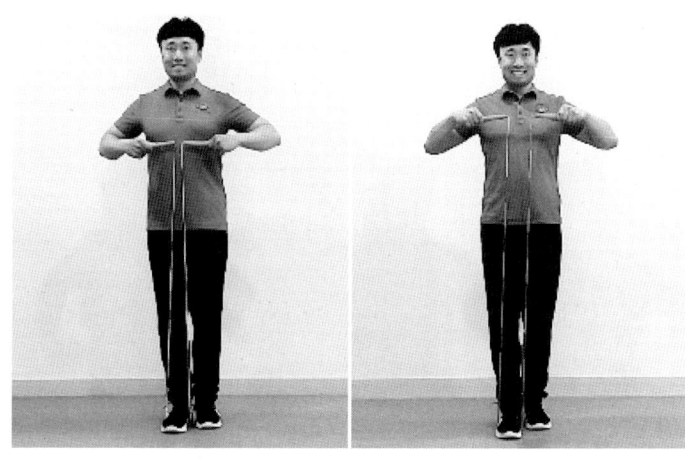

1 앞뒤로 나란히 뛰기만 하는 경우

2 옆으로 나란히 뛰기를 하는 경우 - 어깨 높이

나. 줄넘기 활동 시 주의할 점

1. 일반 줄넘기의 경우 손잡이 부분이, 구슬 줄넘기일 경우 구슬 부분과 손잡이 부분이 둥근 모양이기 때문에 바닥에 놓여 있을 때 학생이 밟으면 미끄러져 안전사고 우려가 있으므로 주의해야 한다. 그래서 줄을 넘지 않을 때에는 지면보다 높은 곳에 손잡이를 올려놓고 줄을 가지런히 모으면 손잡이의 무게 덕분에 줄이 아래로 떨어지지 않고, 학생들이 줄을 밟아서 미끄러지는 일도 예방할 수 있다.
2. 줄넘기 수업을 모래가 깔려 있는 운동장에서 할 경우, 줄을 넘을 때 모래가 튀어 올라와 눈이나 기타 신체 부위에 상해를 입을 수 있으므로 주의해야 한다.
3. 신발은 무릎과 발목의 충격을 완화시켜 주기 위해 반드시 바닥의 쿠션이 좋은 것으로 착용해야 한다.

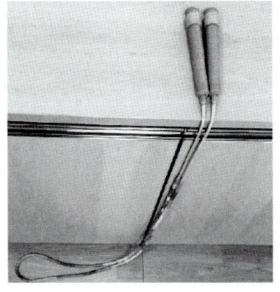

줄을 넘지 않을 때 줄넘기 거치 방법
(밟아서 미끄러지는 것을 방지)

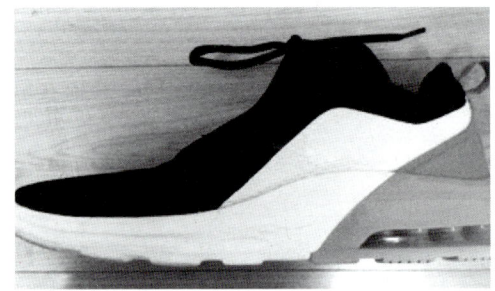

줄넘기에 적합한 운동화 예시

4. 줄을 넘을 때에는 앞, 옆 사람과 충분한 공간을 확보한다. 특히 앞사람과 일자로 줄을 맞춰서 서지 않고 앞사람들 사이에 맞춰 서면 여럿이서 줄을 넘을 때 앞사람 줄에 본인 줄이 걸리지 않는 여유 있는 공간 확보가 가능하다.

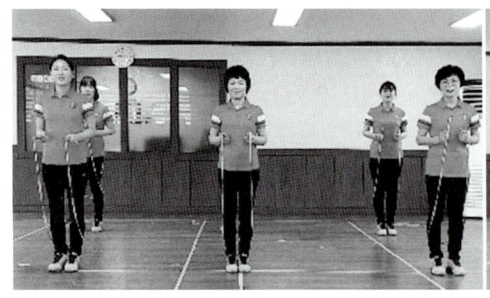

앞사람과 줄을 맞춰 선 경우

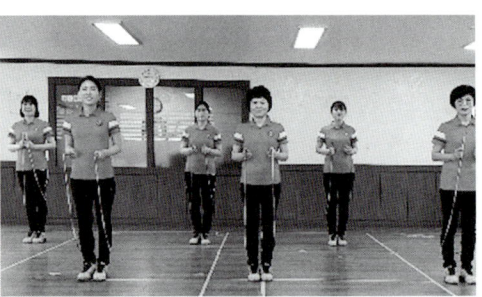

앞사람들 사이에 맞춰 선 경우

다. 줄 파지법 알아보기

※ 줄 파지법이란?
- 줄을 넘지 않고 댄스, 에어로빅 동작 등을 할 때 줄이 동작을 할 때 방해가 되지 않도록 줄을 몸에 지니고 있는 방법을 의미한다.

1 목걸이 파지
- 줄을 넘지 않고 스텝 연습할 때, 줄템박스 스텝 동작을 하거나 율동 동작 등을 할 때 적합하다.
- 줄을 반으로 접어서 목에 걸고 두 줄의 양 끝 높이를 같게 한다.

2 이 분의 일 파지
- 목걸이 파지법과 마찬가지로 줄을 넘지 않고 스텝 동작을 하거나 율동 동작을 할 때 적합하다.
- 왼손으로 줄넘기 손잡이를 잡고 들어 올려 오른손 엄지손가락을 줄 가운데 부분에 끼워 들어 올려 줄을 반으로 접은 후, 손잡이가 없는 방향 줄이 접힌 공간에 왼손 검지손가락을 끼워 줄을 가슴 앞에 놓는다.

3 가방줄 파지
- 주로 쉬거나 이동할 때 적합하다.
- 줄을 넘지 않을 때에는 줄을 덜렁덜렁 가지고 있기보다는 줄을 반으로 접어 어깨로부터 반대쪽 허리 방향의 대각선으로 줄을 매고 두 줄 사이에 손잡이를 집어넣은 후 상의에 주머니가 있을 경우, 주머니에 두 손잡이를 넣으면 깔끔하게 파지할 수 있다.

4 밸트 파지
- 줄을 바닥에 내려놓지 않고 동적인 스트레칭을 할 때 사용한다.
- 줄을 허리에 한 번 감아 옆구리 쪽에 매듭을 짓고 손잡이를 바지 주머니에 넣어 준다.

5 투명줄 파지
- 주로 줄 없이 스텝 연습을 하거나 체조 동작을 할 때 사용한다.
- 줄넘기 줄을 1~2바퀴 정도 손에 감아 팔을 살짝 들어 올려 줄이 땅에 닿지 않게 한다.

● **다양한 줄 파지법**

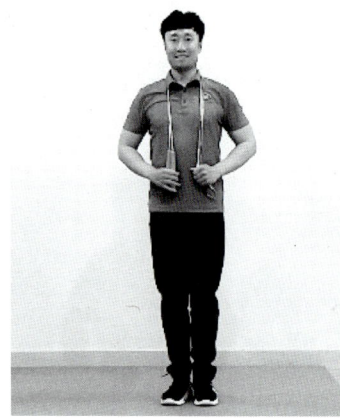 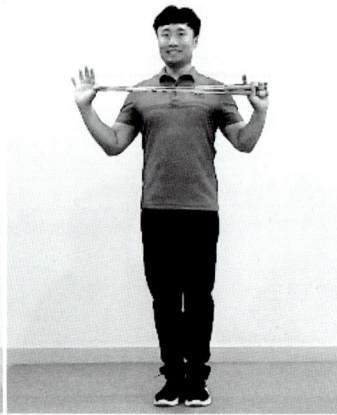

1 목걸이 파지
2 이 분의 일 파지

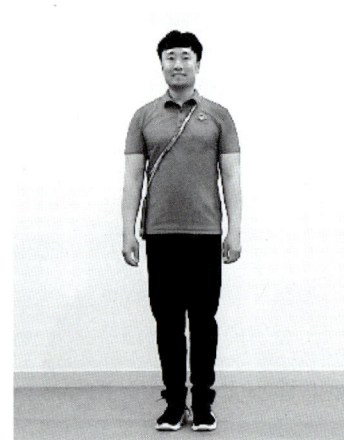 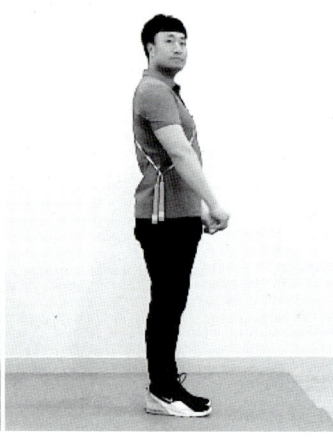

3 가방줄 파지(정면)
4 가방줄 파지(측면)

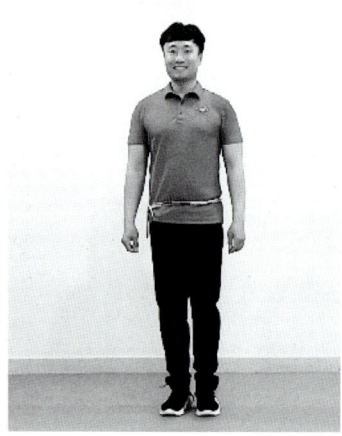 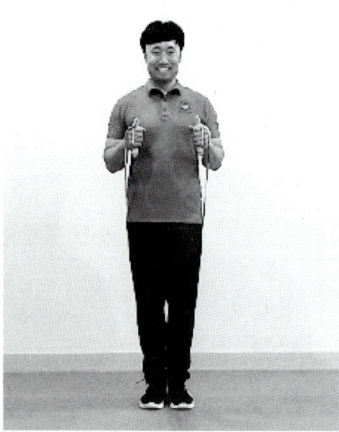

5 벨트 파지
6 투명줄 파지

2장 준비운동

동적인 스트레칭

※ 운동 중 상해를 예방하기 위하여 운동 전후 준비운동은 필수적이다.

- 정적인 스트레칭이나 본 운동 실시 전 부상의 위험이 적은 간단한 동작을 활용해 움직여 주면 심장으로 가는 혈액의 양을 늘리고 근육에 에너지를 공급하여 운동을 하기 최적의 상태를 만들어 준다.
- 티니클링 기본 스텝들을 조합하여 준비운동을 실시한다.

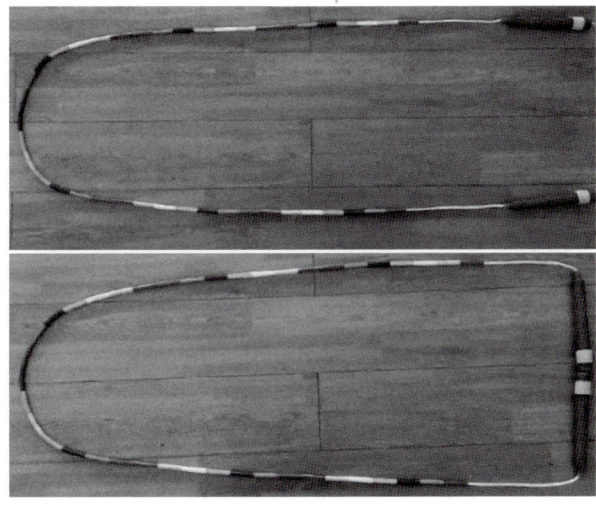

1 줄을 땅에 아치형으로 놓는다.
2 손잡이 부분이 맞닿게 하여 완성한다.

> **Tip**
> 학생들이 바닥에 놓은 줄 부분을 밟고 미끄러져 넘어져 다칠 우려가 있으므로 개인줄 티니클링 시작 전에 학생들에게 이 부분을 주지시켜 안전사고를 예방할 수 있도록 한다.

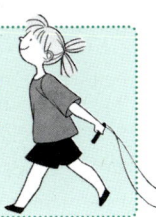

제1부 ── 줄넘기 시작하기

- 발 모았다가 벌려 뛰기(8박자)

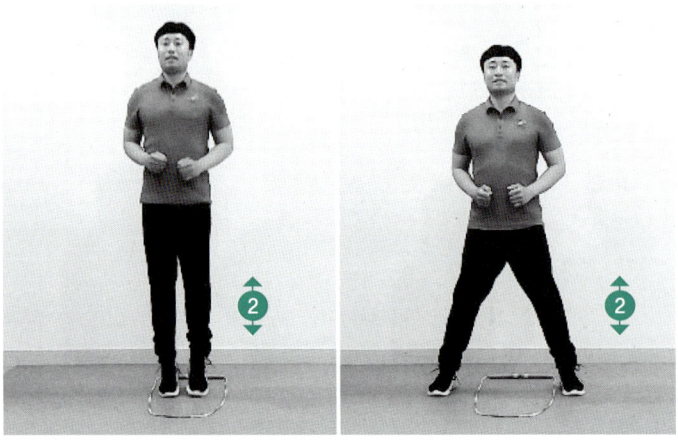

1. 양발로 제자리에서 2번 점프한다.
2. 양발을 벌려 2번 점프한다.

위의 동작을 한 번 더 반복한다.

- 양줄 번갈아 벌려 뛰기(8박자)

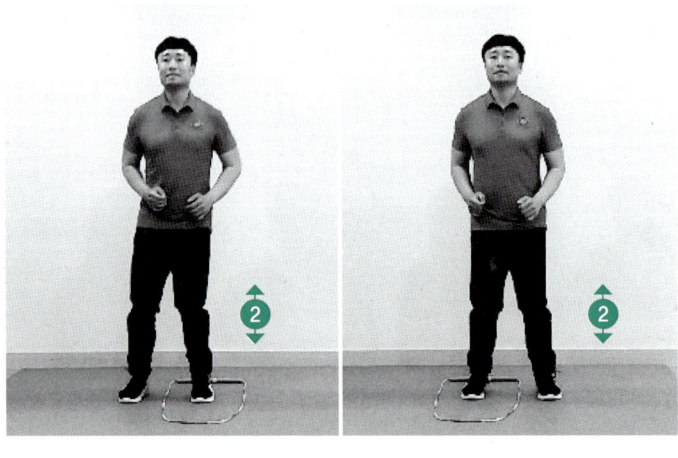

1. 왼쪽 줄 부분이 두 발 사이에 오게 양발을 벌려 2번 점프한다.
2. 오른쪽 줄 부분이 두 발 사이에 오게 양발을 벌려 2번 점프한다.

● 양발 번갈아 뛰기(왼발부터, 8박자)

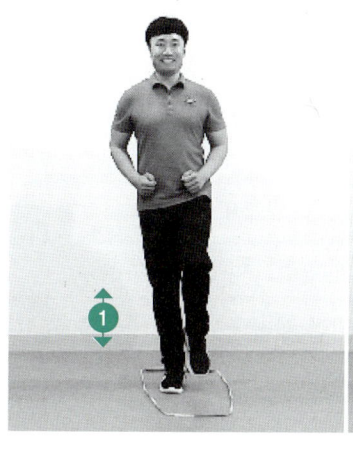 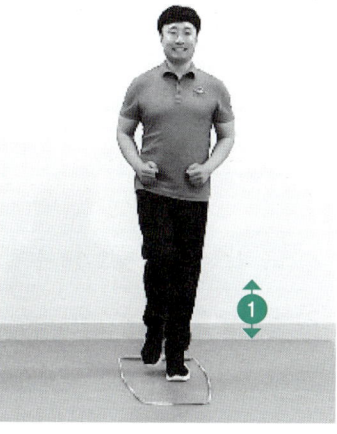

1 줄 안쪽에서 왼발로 점프한다.

2 줄 안쪽에서 오른발로 점프한다.

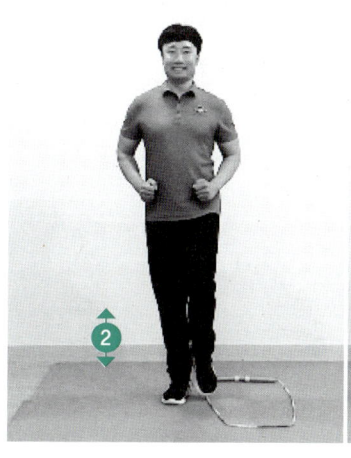 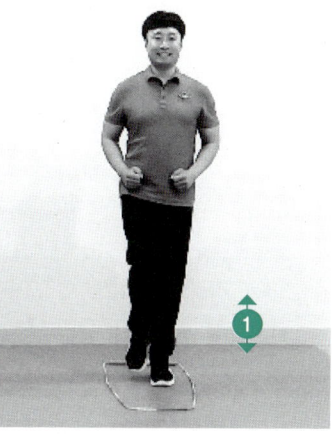

3 줄 왼쪽에서 왼발로 2번 점프한다.

4 줄 안쪽에서 오른발로 점프한다.

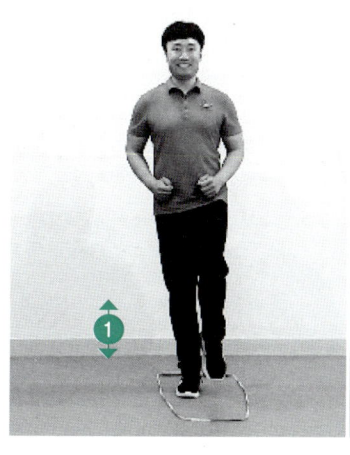 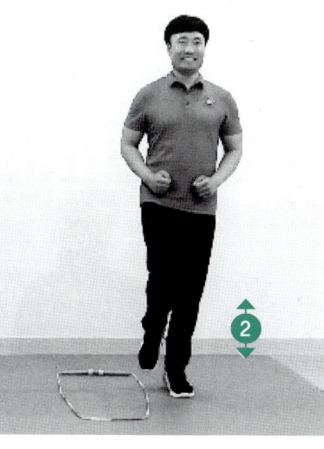

5 줄 안쪽에서 왼발로 점프한다.

6 줄 오른쪽에서 오른발로 2번 점프한다.

- 개인줄 티니클링 안무

학교 종

창작: 주종민

파트	박자	티니클링 동작
전주	16	줄 안에서 제자리 걸으며 준비하기
노래 1절	8	발 모았다가 벌려 뛰기
	8	발 모았다가 벌려 뛰기
	8	양줄 번갈아 벌려 뛰기
	8	양줄 번갈아 벌려 뛰기
간주	16	리듬을 타며 줄 안에서 제자리 걷기
노래 2절	8	발 모았다가 벌려 뛰기
	8	발 모았다가 벌려 뛰기
	8	양발 번갈아 뛰기
	8	양발 번갈아 뛰기
후주	2	줄 안에 들어와 마무리하기

QR코드 스캔
음악에 맞추어 티니클링 동작을 익혀 보세요

● 양발 한 발 뛰기

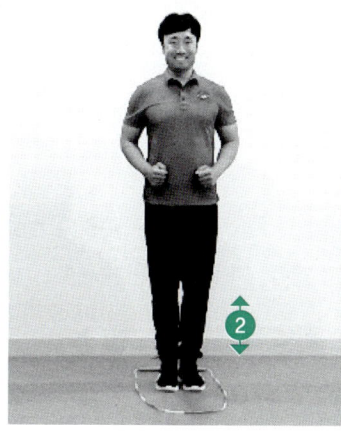 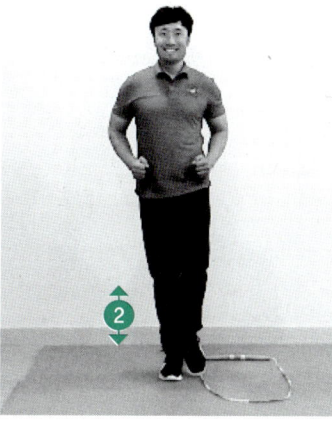 

1 줄 안에서 양발로 2번 점프한다.
2 줄 왼쪽으로 왼발로 2번 점프한다.

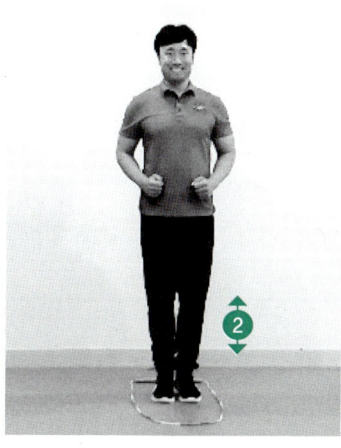 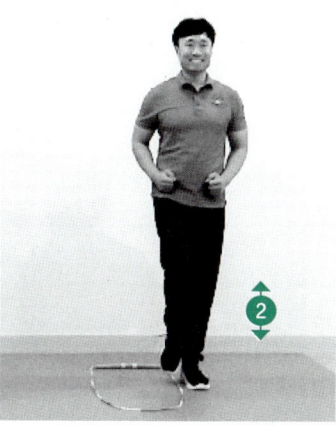

3 줄 안에서 양발로 2번 점프한다.
4 줄 오른쪽에서 오른발로 2번 점프한다.

● 모아 뛰고 돌기(왼쪽이나 오른쪽으로 돌기)

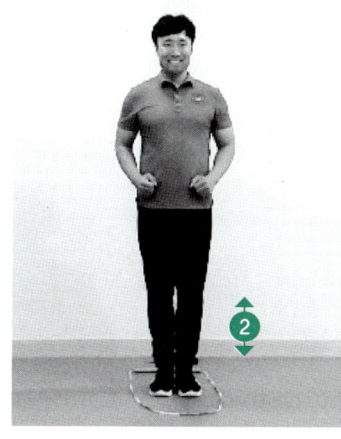 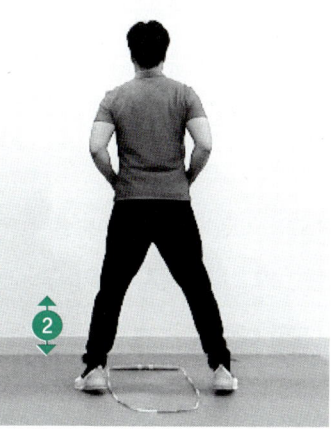 

1 양발로 2번 점프한다.
2 왼쪽으로 180도 돌며 양발을 벌려 2번 점프한다.

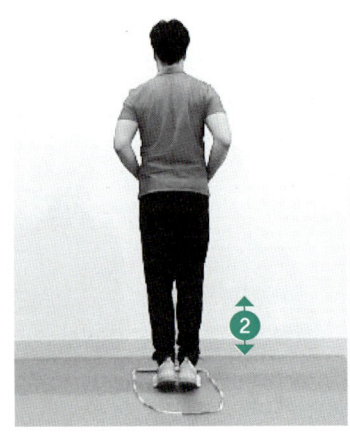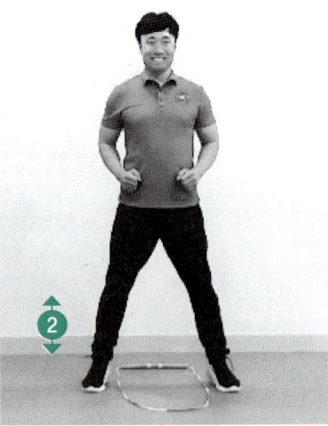

3 줄 안에서 양발을 모아 2번 점프한다.

4 오른쪽으로 180도 돌며 양발을 벌려 2번 점프한다.

PICK ME

창작: 주종민

파트	박자	티니클링 동작
전주	32	리듬 타기
노래	32	2도약으로 발 모았다가 벌려 뛰기
	16	2도약으로 양줄 번갈아 벌려 뛰기
	16	2도약으로 양발 한 발 뛰기
	16	2도약으로 모아 뛰고 돌기(왼쪽으로 돌고, 제자리로 돌아오고)
	16	2도약으로 모아 뛰고 돌기(오른쪽으로 돌고, 제자리로 돌아오고)
	8	1도약으로 양줄 번갈아 벌려 뛰기 (왼, 오, 왼, 왼 오, 왼, 오, 오)
	8	1도약으로 양줄 번갈아 벌려 뛰기
	8	1도약으로 양줄 번갈아 벌려 뛰기 (왼, 오, 왼, 왼, 오, 왼, 오, 오)
	8	1도약으로 양줄 번갈아 벌려 뛰기
후주	6	2도약으로 발 모았다가 벌려 뛰기로 마무리

02 정적인 스트레칭 (한 장면당 16박씩 실시하면 적당하다.)

- 동작 설명(노래의 길이에 맞추어 스트레칭 내용을 조정하면 좋다.)

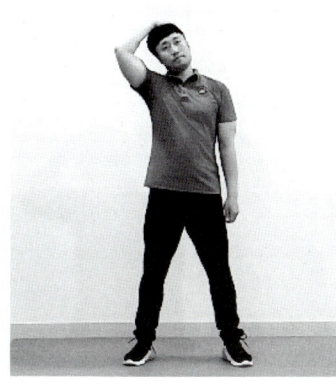 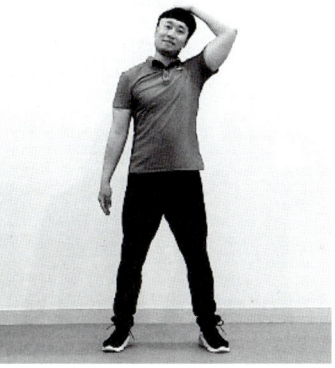 

1. 목을 왼쪽으로 지그시 당겨 준다.
2. 목을 오른쪽으로 지그시 당겨 준다.

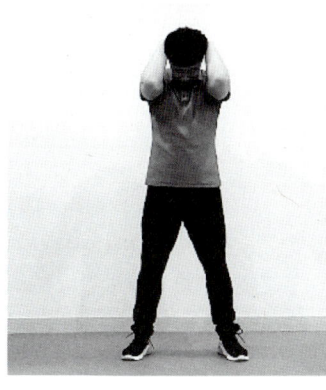 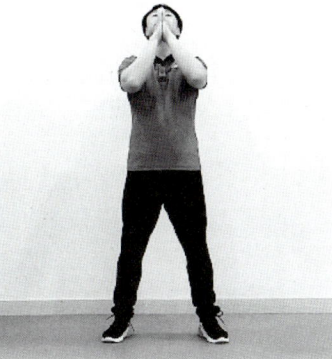

3. 목을 아래쪽으로 지그시 당겨 준다.
4. 목을 위쪽으로 지그시 밀어 준다.

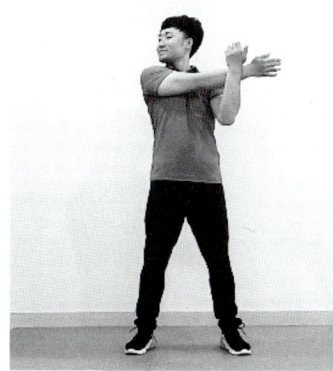 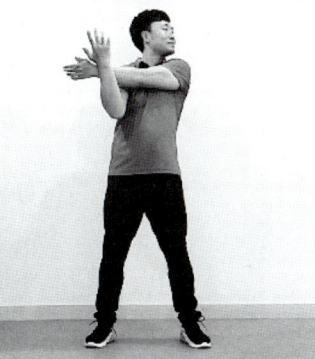

5. 오른손으로 왼팔을 당겨 지그시 눌러 준다.
6. 왼손으로 오른팔을 당겨 지그시 눌러 준다.

제1부 ─── 줄넘기 시작하기

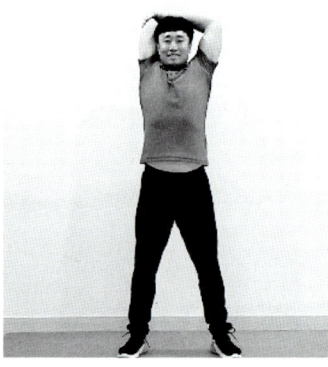
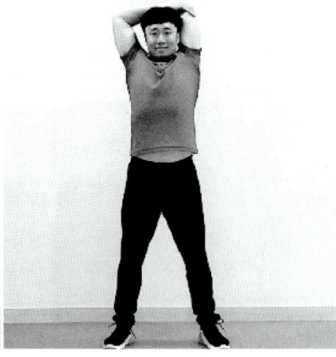

7 오른손으로 왼쪽 팔꿈치를 아래로 당겨 준다.

8 왼손으로 오른쪽 팔꿈치를 아래로 당겨 준다.

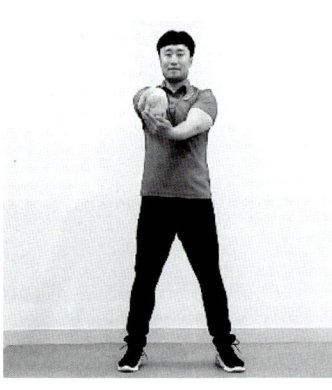
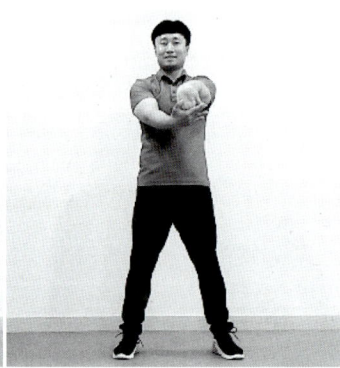

9 왼쪽 손목을 오른손으로 지그시 당겨 준다.

10 오른쪽 손목을 왼손으로 지그시 당겨 준다.

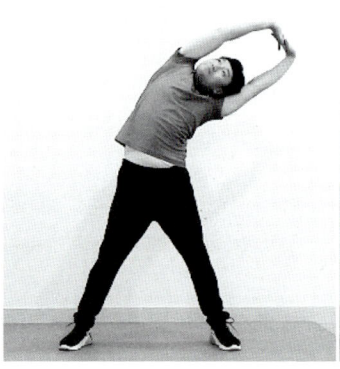
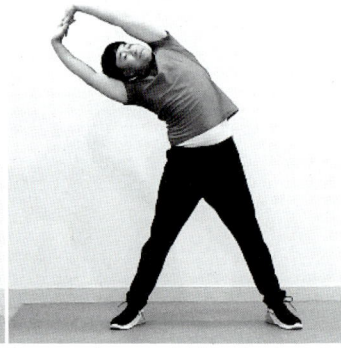

11 깍지를 끼고 왼쪽 옆구리를 늘려 준다.

12 깍지를 끼고 오른쪽 옆구리를 늘려 준다.

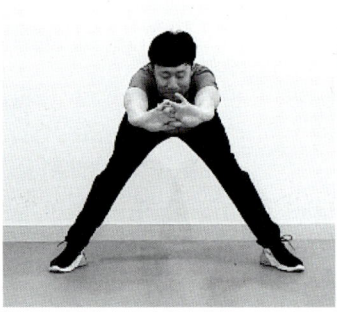
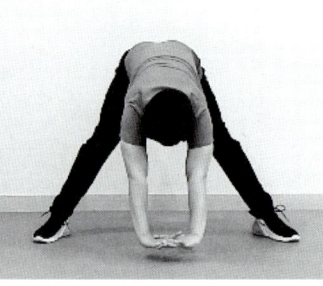

13 햄스트링을 늘려 준다 (손바닥 정면 방향).

14 햄스트링을 늘려 준다 (손바닥 지면 방향).

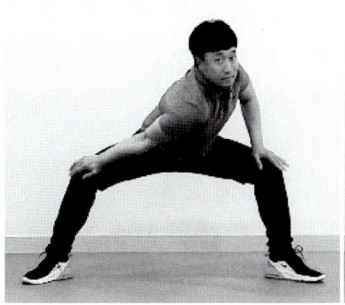 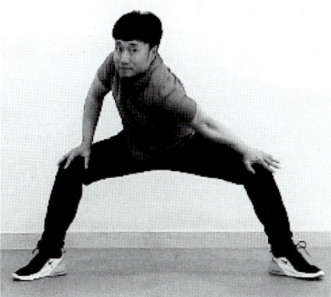

15 양발을 벌리고 왼쪽 어깨를 눌러 준다.

16 양발을 벌리고 오른쪽 어깨를 눌러 준다.

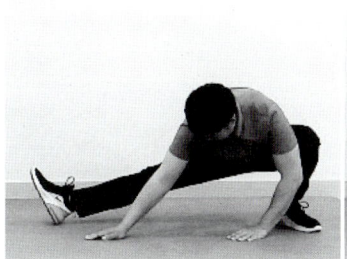 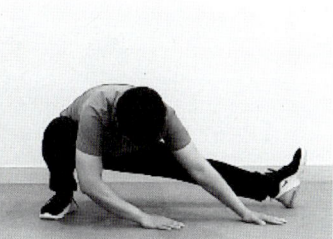

17 왼쪽 다리를 길게 늘려 준다.

18 오른쪽 다리를 길게 늘려 준다.

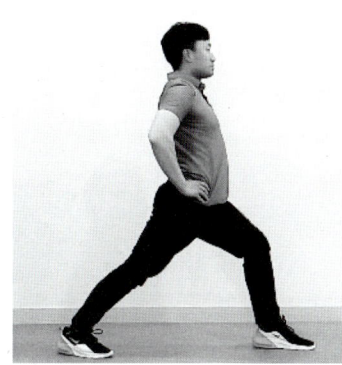 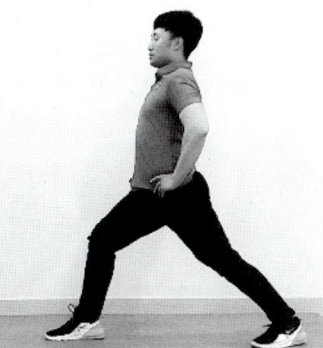

19 두 다리를 일직선으로 놓은 상태에서 오른쪽 무릎은 구부리고 왼쪽 다리는 쭉 펴서 왼쪽 장딴지를 늘려 준다.

20 두 다리를 일직선으로 놓은 상태에서 왼쪽 무릎은 구부리고 오른쪽 다리는 쭉 펴서 오른쪽 장딴지를 늘려 준다.

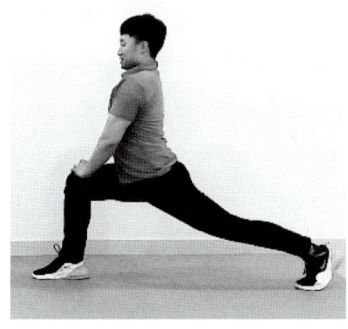 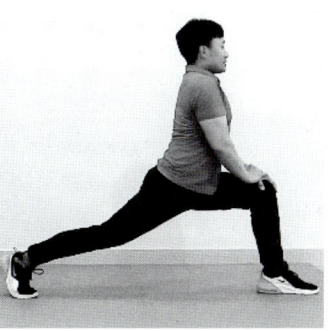

21 왼쪽 건을 늘려 준다.

22 오른쪽 건을 늘려 준다.

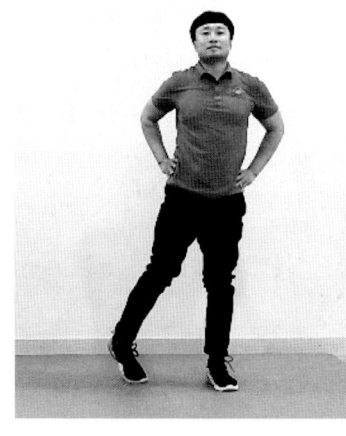 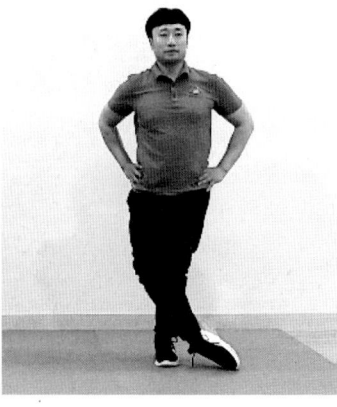

23 왼쪽 발목을 돌려 준다.

24 왼쪽 새끼발가락을 지면에 대고 발목 측면을 지그시 눌러 준다.

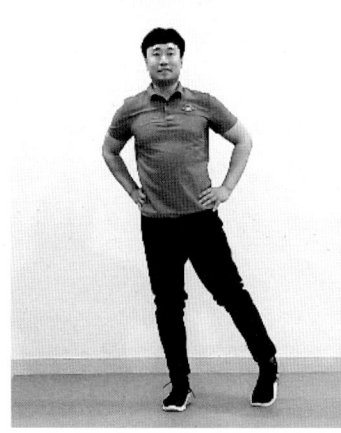 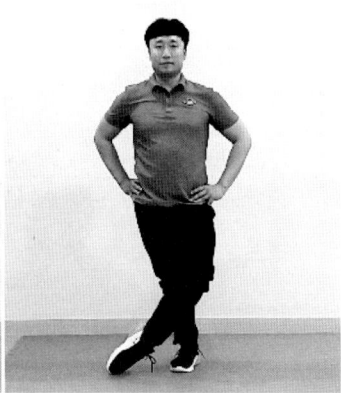

25 오른쪽 발목을 돌려 준다.

26 오른쪽 새끼발가락을 지면에 대고 발목 측면을 지그시 눌러 준다.

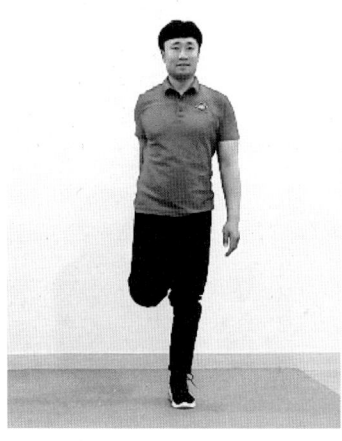 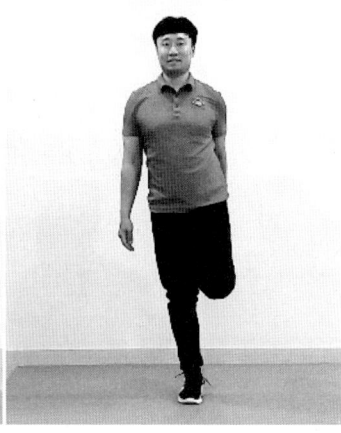

27 왼쪽 허벅지를 늘려 준다.

28 오른쪽 허벅지를 늘려 준다.

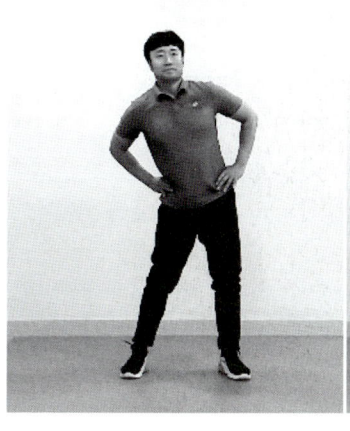 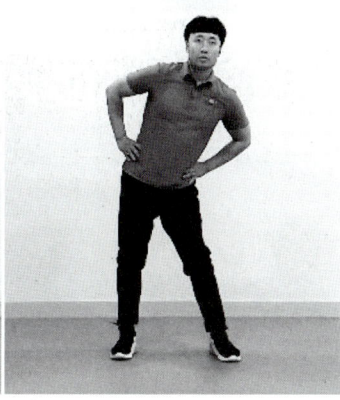

29 시계 방향으로 허리를 돌려 준다.

30 반시계 방향으로 허리를 돌려 준다.

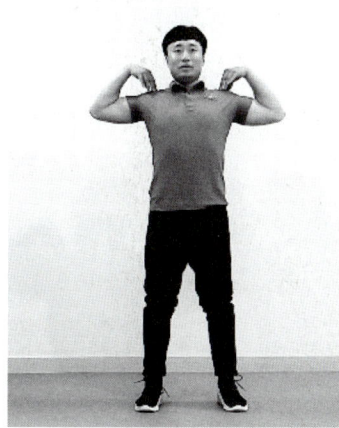 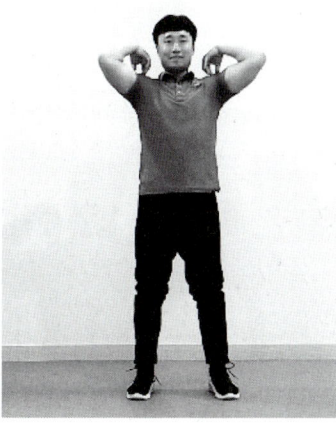

31 팔을 접은 채로 어깨를 아래에서 위쪽 방향으로 돌려 준다.

32 팔을 접은 채로 어깨를 위쪽에서 아래쪽 방향으로 돌려 준다.

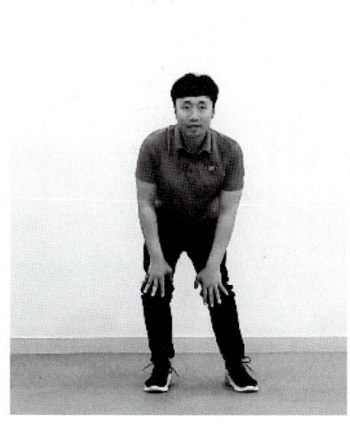 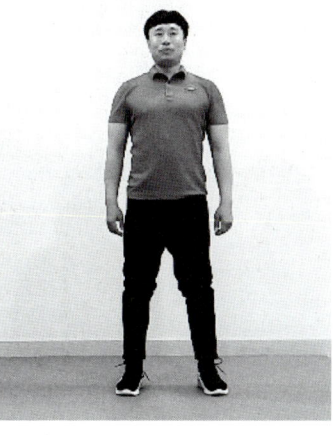

33 무릎을 시계, 반시계 방향으로 돌려 준다.

34 심호흡을 한다.

01

1회선 1도약 양발모아뛰기 지도 방법

가. 뜻
- 줄이 1번 돌아갈 때 1번 점프하여 줄을 넘는 방법이다.

나. 손잡이 잡는 법

1. 일반적인 손잡이: 엄지, 검지, 중지 3개의 손가락을 위주로 하여 손잡이의 뒷부분을 가볍게 잡으며 엄지손가락을 펴서 손잡이를 지그시 눌러 준다. 손가락 전체로 잡거나 손잡이 앞쪽을 잡을 경우 손목의 스냅을 쓰기 어려울 뿐만 아니라 점프도 높이 뛰게 된다.
2. 길이가 짧은 손잡이: 손잡이 길이가 짧은 경우에는 줄 무게가 살짝 무거운 경우가 많기 때문에 손잡이 앞쪽 부분을 잡아 주면 안정적으로 넘을 수 있다.
3. 결론: 줄이 몸에서 20~25㎝ 떨어진 것이 적당하며, 편하게 넘는 경우에는 일반적으로 손잡이의 뒷부분을 잡고 줄을 돌린다.
4. 손목을 지나치게 정면으로 틀지 않도록 한다. 45도~90도 사이의 편안한 각도로 살짝 틀어 주어 편안한 자세로 줄을 돌린다.
5. 손목을 지나치게 몸 쪽으로 붙이려는 생각에 손목을 너무 많이 꺾지 않도록 한다.

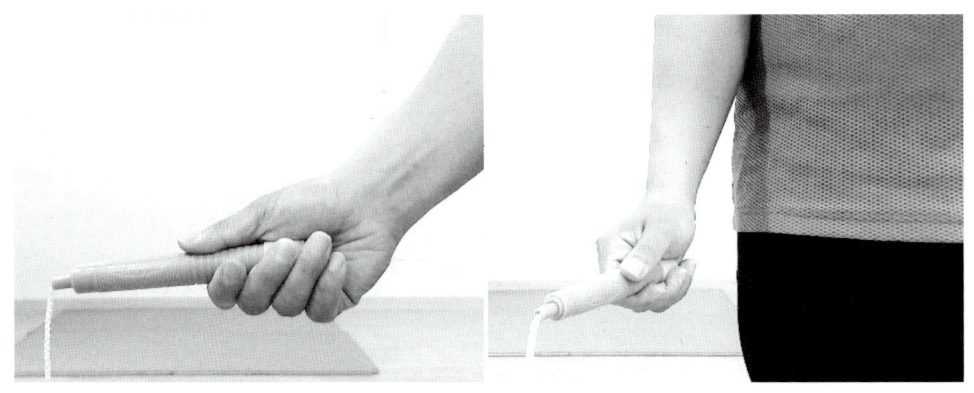

일반적인 길이의 손잡이 잡는 법(측면)　　　일반적인 길이의 손잡이 잡는 법(정면)

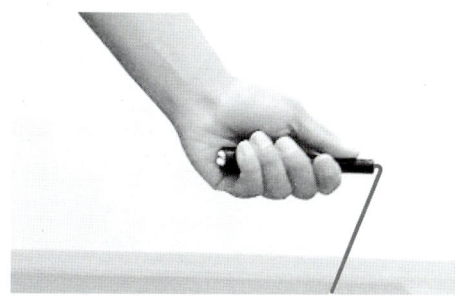 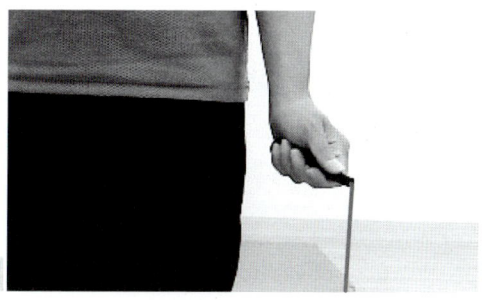

길이가 짧은 손잡이 잡는 법(측면)   길이가 짧은 손잡이 잡는 법(정면)

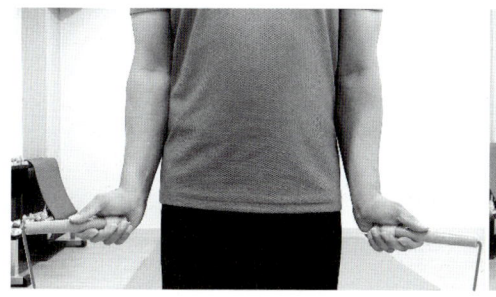 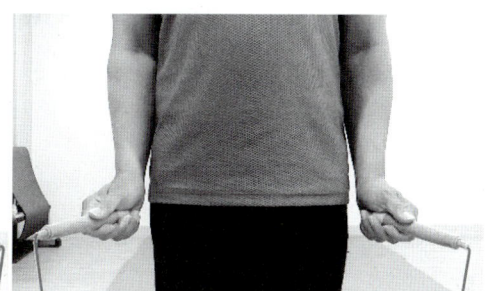

손목을 지나치게 정면으로 한 자세(X)   손목을 지나치게 몸에 붙여 꺾은 자세(X)

6 손잡이의 위치

- 손잡이를 잡고 몸에 힘을 빼고 편안하게 섰을 때 손의 위치는 약간 앞으로 나오게 된다. 이 위치가 바로 손잡이를 편안하게 잡고 줄을 돌릴 수 있는 위치이다.
- 손잡이가 몸보다 살짝 앞에 있어야 엇걸었다 풀어뛰기 등을 할 때 손의 동선을 최대한 줄일 수 있어서 고급기술을 하는 데 효율적이다.
- 손잡이를 허벅지에 최대한 가까이 한다는 느낌으로 잡는다.

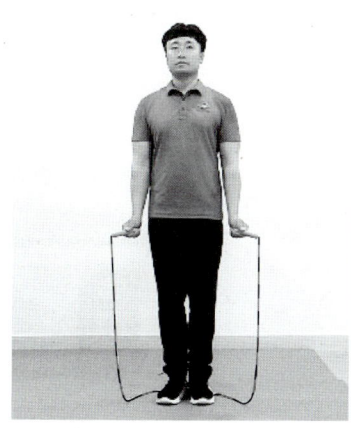 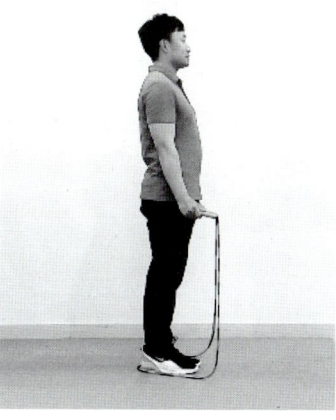

1 바른 손잡이의 위치(정면)
2 바른 손잡이의 위치(측면)

다. 손과 팔의 자세
- 손을 최대한 허벅지에 밀착시키며 팔은 편안한 자세로 한다.

라. 뛰는 자세
1. 양발을 모아 동시에 뛴다.
2. 조깅하듯이 몸을 살짝 기울인 자세로 줄을 넘는다. 왜냐하면 몸을 꼿꼿이 세우고 줄을 넘는 경우에는 무게중심이 점점 뒤로 쏠려 몸이 뒤로 이동하여 같은 자리에서 안정적으로 줄을 넘을 수 없기 때문이다.
3. 뛸 때 충격을 줄이기 위해 발뒤꿈치를 들고 무릎과 발목의 완충 작용을 이용하여 가볍게 뛴다.
4. 구슬 줄의 구슬 직경이 1㎝도 되지 않고, PVC 재질의 줄 같은 경우에는 그보다도 더 직경이 작으므로 점프할 때 줄이 발밑으로 통과할 정도인 2~5㎝ 높이로만 가볍게 점프하면 된다.
5. 시선은 편안하게 앞을 바라본다.
6. 발로 땅을 쿵쿵 찍는다는 느낌보다는 위로 밀어 올린다는 느낌으로 점프를 한다.

마. 줄 돌리는 방법
1. 줄을 돌릴 때에는 팔꿈치 이하의 부분, 즉 손목 위주로 돌려야 한다.
2. 손목을 너무 과도하게 쓰지 않도록 한다. 손목이 원 모양을 그리며 돌아간다고 했을 때 아래쪽 반원 부분만 손목을 써 주고 위쪽 반원 부분은 줄이 돌아가는 원심력과 팔과 팔꿈치를 이용한 약간의 완력을 이용해야 한다. 즉, 줄이 아래로 내

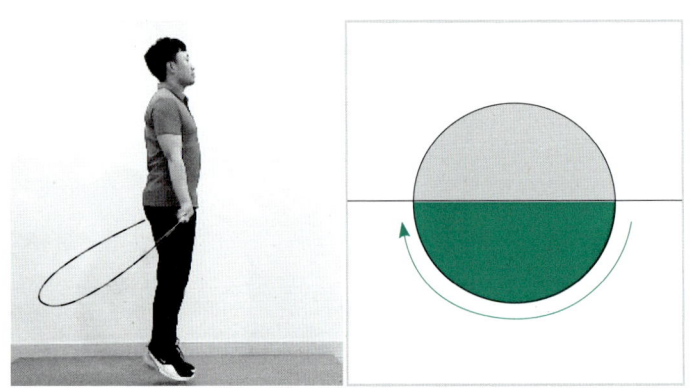

1 손목을 이용하여 줄을 돌리는 모습
2 손목이 그리는 원 모양을 반으로 잘랐을 때 아래쪽 원 부분만 손목의 힘을 써줌

려갈 때에만 손목을 써 주고 나머지는 줄이 넘어오는 힘과 팔의 힘을 적절히 사용해야 한다.

3. 줄을 넘을 때 줄을 땅에 내리치기보다는 바닥을 살짝 쓸어내듯이 줄을 넘어야 한다. 왜냐하면 줄을 바닥에 치면 튀어 올라와 걸릴 확률이 높아지기 때문이다.

바. 다리 자세

1. 점프할 때 무릎을 뒤로 구부리거나 발을 앞으로 내밀지 않도록 한다.
2. 힘을 주어 줄을 넘기게 되면 복근에 힘이 들어가며 따라서 상체가 앞으로 기울어지고 발을 앞으로 내민 것처럼 된다. 그렇기 때문에 줄을 돌릴 때 너무 힘을 주지 않도록 주의한다.

● 팔, 다리, 허리 등과 관련된 잘못된 자세들

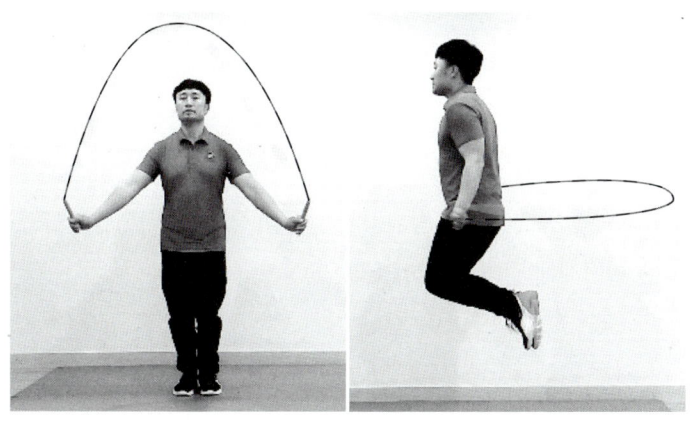

1 팔을 지나치게 벌리고 넘는 경우(X)
2 무릎을 접는 경우(X)

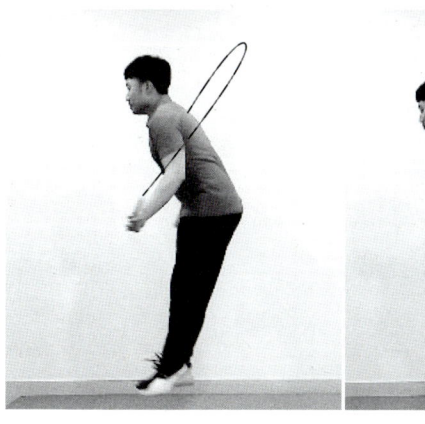
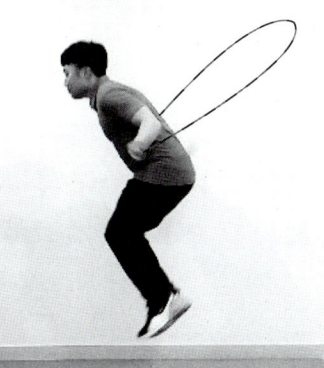

3 허리를 숙이는 경우(X)
4 무릎을 접으며 허리를 숙이는 경우(X)

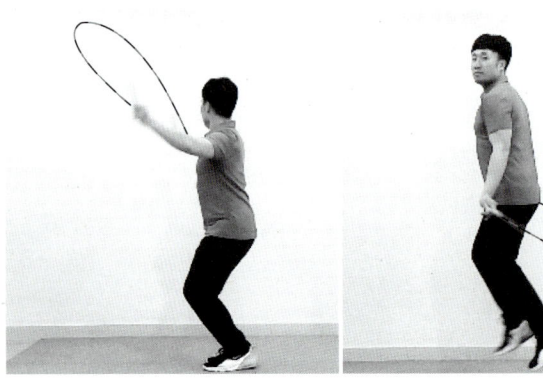

5 팔 전체로 줄을 돌리는 경우(X)

6 양발을 짝발로 넘는 경우(X)

사. 줄을 넘다가 멈추는 방법

1 앞멈춤

- 한 발을 앞으로 내밀고 발뒤꿈치를 땅에 댄 후, 줄을 발뒤꿈치가 닿아 있는 발아래에 걸어 줄을 멈추는 방법이다. 이때, 발을 너무 위로 들면 줄이 발바닥을 타고 미끄러져 위로 튕겨 올라오므로 발을 많이 들지 않도록 유의해야 한다.
- 여럿이서 어울려 개인줄넘기를 넘다가 줄에 걸렸을 때에는 줄을 들어 올려 뒤로 보내지 말고 줄에 걸려 자신의 앞에 있는 줄을 건너가 줄이 뒤에 위치하도록 지도한다. 왜냐하면 이렇게 하지 않으면 뒤에 있는 사람이 줄에 맞아 상해를 입을 수 있기 때문이다.

2 뒷멈춤

- 한 발을 뒤로 내밀고 발앞꿈치를 땅에 댄 후 발뒤꿈치를 들어 앞에서 뒤로 넘어오는 줄을 발앞꿈치가 닿아 있는 발아래에 걸어 줄을 멈춘다.

3 준비멈춤

- 줄을 넘고 마지막에 힘을 빼고 줄을 처음 준비 자세로 보낸다.

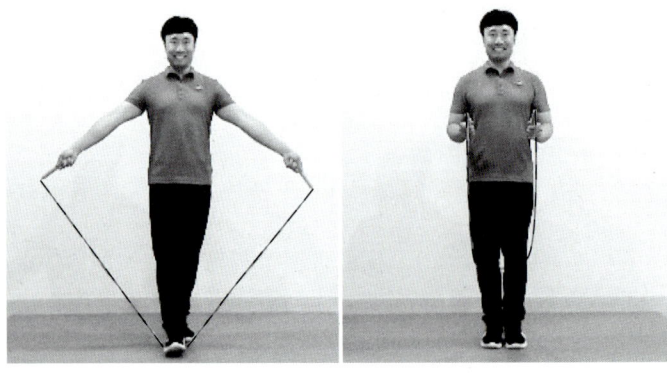

1 앞멈춤

2 준비멈춤

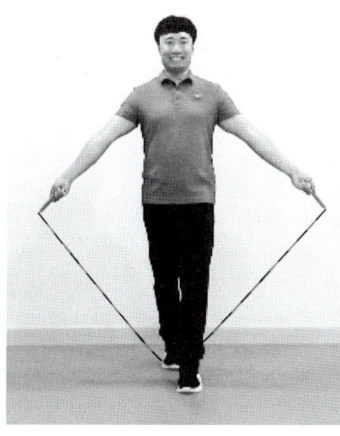
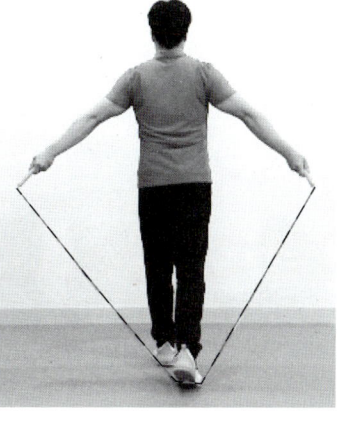

3 뒷멈춤(앞모습)
4 뒷멈춤(뒷모습)

4 기타 멈춤

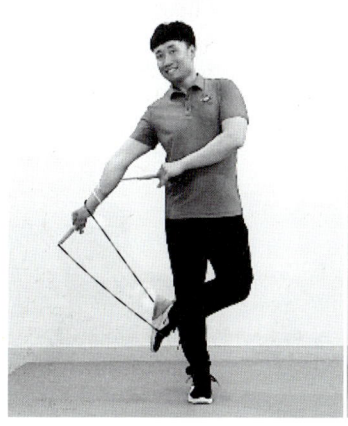
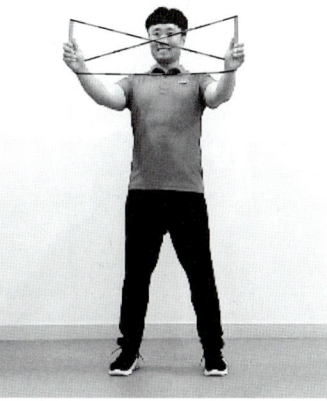

1 팔에 감아 멈춤
2 거미줄 멈춤

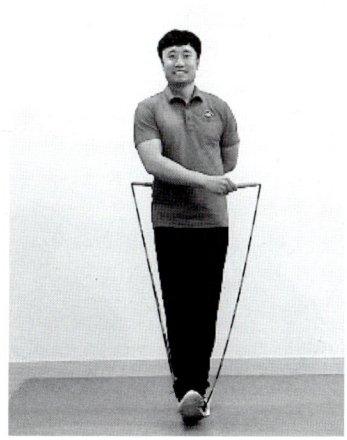
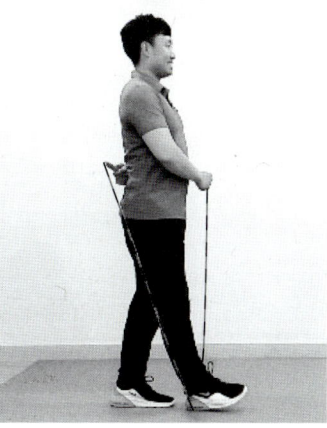

3 되돌려 멈춤(정면)
4 되돌려 멈춤(측면)

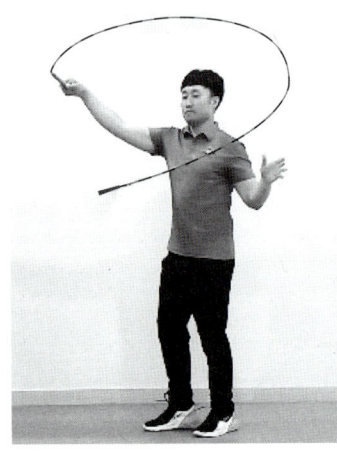 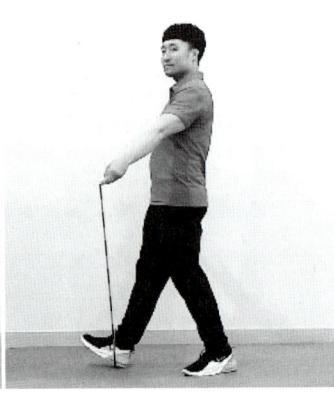

5 릴리즈 앞멈춤 1단계(손잡이 놓고, 3바퀴 돌리기)
6 릴리즈 앞멈춤 2단계(손잡이 잡아 마무리하기)

● 거미줄 멈춤 하는 법

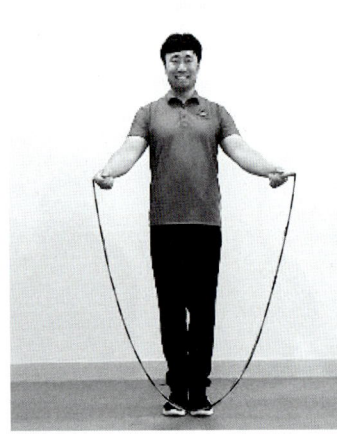 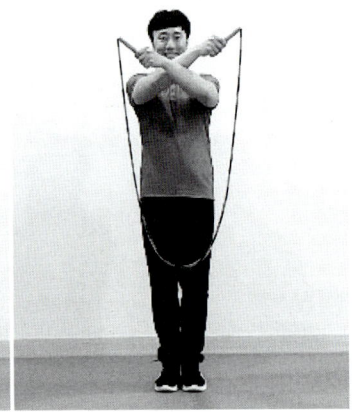 

1 줄을 몸 앞에 놓는다.
2 오른손이 앞으로 오게 두 손을 교차한다.

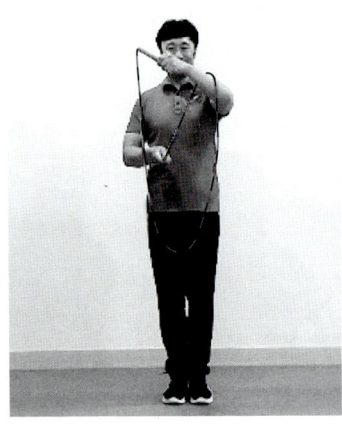 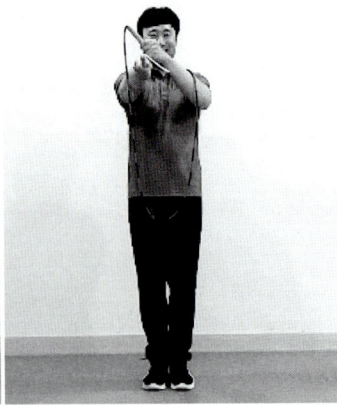

3 왼쪽 손잡이를 아래로 끌어 내린다.
4 왼쪽 손잡이를 줄 안의 공간에 넣는다.

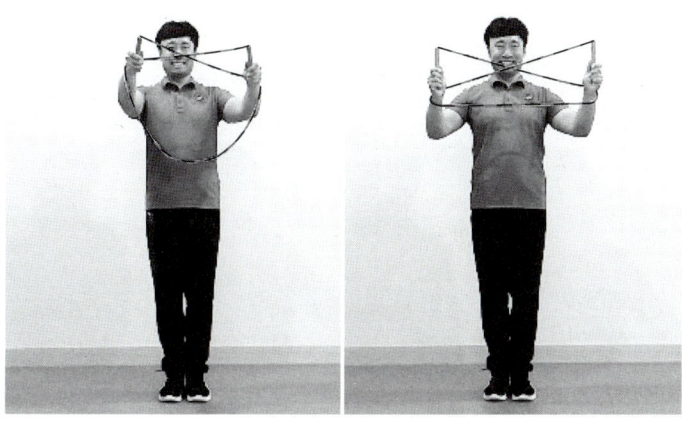

5 왼쪽 손잡이를 왼쪽으로 팽팽히 당겨 준다.

6 왼쪽과 오른쪽 손잡이의 위치가 균형이 맞게 자세를 정돈한다.

아. 양발모아뛰기가 되지 않는 경우의 단계별 지도 방법

1 일반적인 지도 방법

- 1단계: 한 손에 줄을 모아 잡고 줄 돌리는 연습을 한다.

  Tip 1 팔꿈치는 몸 쪽으로 최대한 가까이 붙이고 줄이 바닥을 스치듯이 돌린다.

  Tip 2 줄을 자연스럽게 돌릴 수 있도록 양쪽을 번갈아 가며 충분히 연습한다.

- 2단계: 점프하며 줄을 돌린다.

  Tip 10번은 제자리에서 줄을 돌리고, 10번은 점프하면서 줄을 돌리며 리듬감을 익힌다.

- 3단계: 줄을 앞뒤로 보내는 연습을 한다

  Tip 줄을 몸 앞쪽으로 던진다는 느낌으로 줄을 앞쪽으로 보낸다.

- 4단계: 앞에 넘어온 줄을 넘는 연습을 한다.

  Tip 하나에 줄을 앞에 위치시키고, 둘에 개울을 건너가듯이 넘는다.

- 5단계: 줄을 앞에 위치시키고 넘는 것을 한 동작으로 연습한다.

  Tip 줄을 넘고 바로 줄을 몸 앞쪽으로 보내 준다.

- 6단계: 줄을 앞으로 보내고 넘은 후, 연결하여 다시 줄을 앞으로 보내고 넘는다.

- 7단계: 줄을 앞으로 보낸 후 줄을 멈추지 않고, 두 번 넘는다.

- 8단계: 줄을 연속으로 넘기 위하여 양손에 각각 줄 한 개씩을 모아 잡고 돌리며 점프한다.

  Tip 1 꼭 줄이 먼저 앞으로 온 후 점프를 한다는 타이밍을 알려 준다.

  Tip 2 줄을 넘는 타이밍은 줄이 내 발보다 한 발 앞에서 바닥에 닿을 때라는 것을 알려 주며 동작을 세련되게 다듬는다.

Tip 3 1도약으로 넘지 못하고 2도약으로 넘는 경우 줄을 한 번 돌리고 빠르게 다시 한 번 돌려 주는 연습을 한다.

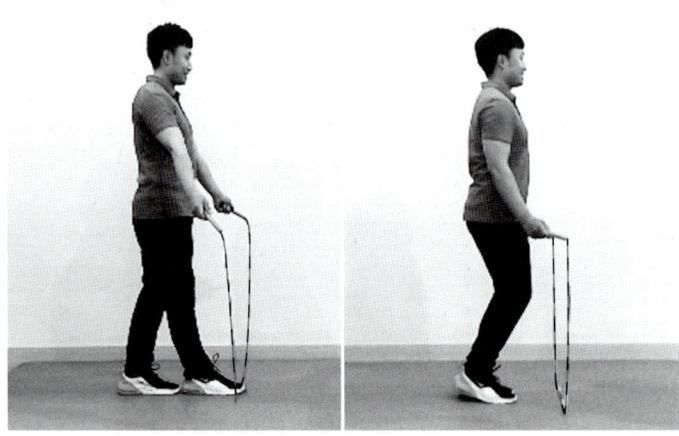

1 점프하는 타이밍 때 줄의 위치(한 발 앞)
2 줄이 한 발 앞에서 바닥에 닿을 때 점프한다.

● 양발모아뛰기가 잘 되지 않는 경우의 단계별 지도 방법(PVC 재질의 줄로 연습하면 좋다)

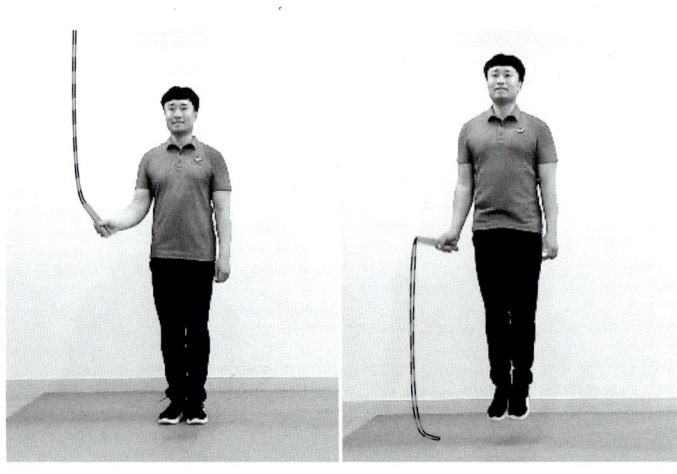

1 1단계: 제자리에서 한 손에 손잡이 잡고 돌리기
2 2단계: 점프하며 한 손에 손잡이 잡고 돌리기

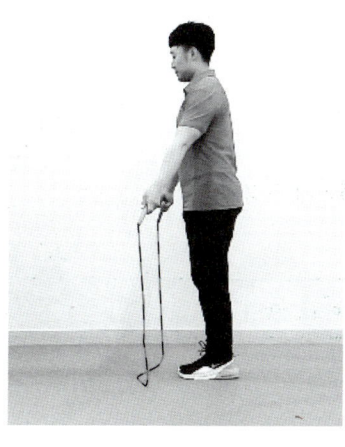 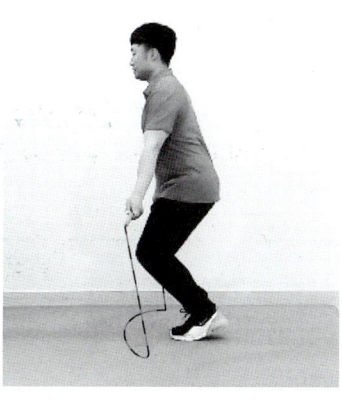

3 3단계: 줄 앞뒤로 보내기

4 4단계: 앞에 넘어온 줄 넘는 연습하기

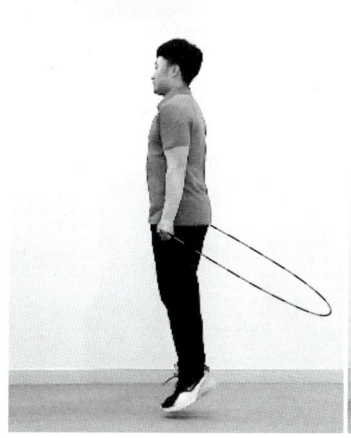 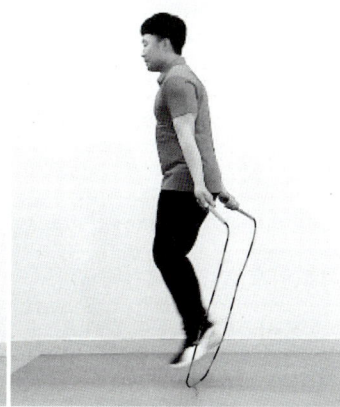

5 5단계: 줄 앞으로 보내고 넘는 동작을 한 동작에 하기

6 6단계: 줄을 앞으로 넘고 바로 줄을 앞으로 보내기

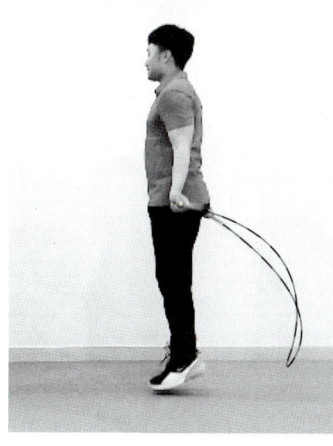 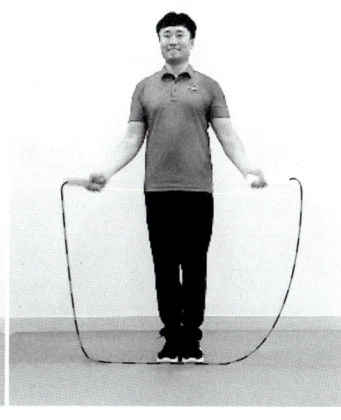

7 7단계: 줄을 앞으로 보낸 후 2번 넘기

8 8단계: 양손에 줄 잡고 돌리기

제1부 ──── 줄넘기 시작하기

- 줄 돌리는 동작 숙달을 위한 안무

ONE THING
(양쪽 손잡이를 한 손에 잡고, 줄 돌리기 연습)

창작: 주종민

파트	박자	줄 돌리기 동작
전주	8	리듬 타기
노래 1절 (왼손)	16	2도약으로 돌리기
	16	1도약으로 돌리기
	16	2도약으로 왼쪽 4번씩 오른쪽 4번씩 돌리기
	16	1도약으로 왼쪽 4번씩 오른쪽 4번씩 돌리기
	16	2도약으로 왼쪽 2번씩 오른쪽 2번씩 돌리기
	16	1도약으로 왼쪽 2번씩 오른쪽 2번씩 돌리기
	16	2도약으로 왼쪽 1번씩 오른쪽 1번씩 돌리기
	16	1도약으로 왼쪽 1번씩 오른쪽 1번씩 돌리기
간주	16	손잡이를 오른손으로 바꾸어 잡기
노래 2절 (오른손)	16	2도약으로 돌리기
	16	1도약으로 돌리기
	16	2도약으로 왼쪽 4번씩 오른쪽 4번씩 돌리기
	16	1도약으로 왼쪽 4번씩 오른쪽 4번씩 돌리기
	16	2도약으로 왼쪽 2번씩 오른쪽 2번씩 돌리기
	16	1도약으로 왼쪽 2번씩 오른쪽 2번씩 돌리기
	16	2도약으로 왼쪽 1번씩 오른쪽 1번씩 돌리기
	16	1도약으로 왼쪽 1번씩 오른쪽 1번씩 돌리기
후주	16	1,2,3(1도약 박자) 이중, 1,2,3(1도약 박자) 타이밍으로 돌리기

QR코드 스캔
음악에 맞추어
줄 돌리기 동작을
익혀 보세요

● 두 손에 줄을 잡고 하는 트레이닝 방법

2 뛰는 동작이 안 되는 경우의 지도 방법
- 제자리 양발모아 1회선 2도약을 줄 없이 뛰는 연습을 한다.
- 제자리 양발모아 1회선 1도약을 줄 없이 뛰는 연습을 한다.
- 선생님과 함께 손을 잡고 연습한다.

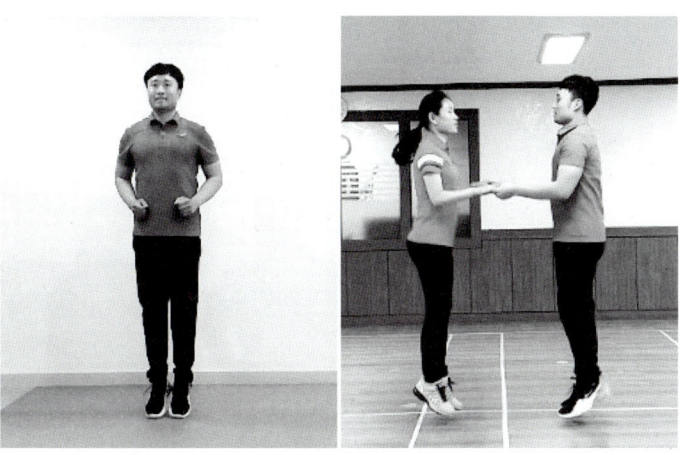

1 줄 없이 뛰는 연습 장면
2 지도자의 손을 잡고 연습하는 장면

3 줄을 돌리는 동작이 안 되는 경우
- 앞멈춤 후 앞으로 나가며 연결하는 연습을 한다.

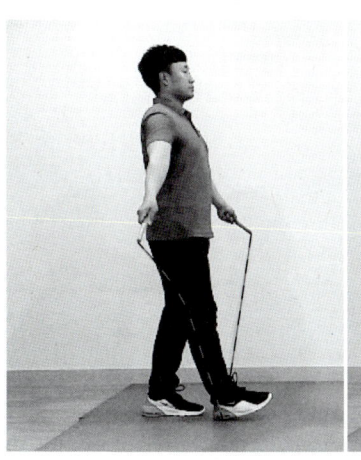 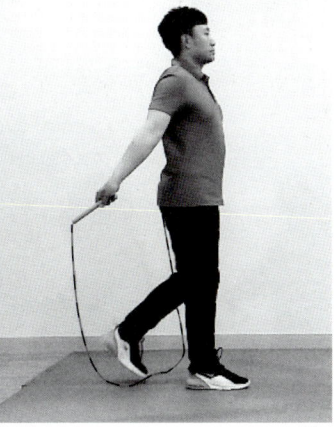

1 앞멈춤을 한다.
2 앞멈춤 한 줄을 뒤로 보낸다.

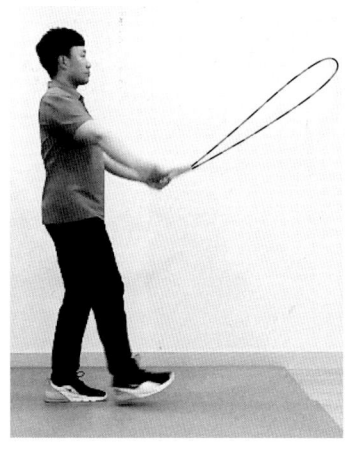
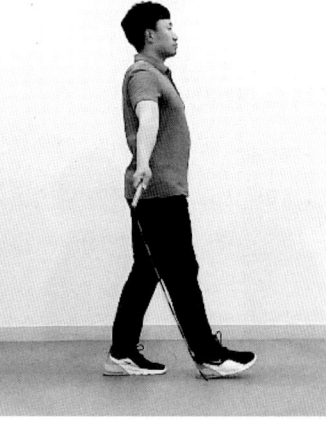

3 뒤에 있는 줄을 앞으로 보낸다.

4 앞멈춤 후 앞으로 나가는 연습을 반복한다.

- 좌우 중 한쪽은 교사가 잡고 다른 쪽 줄넘기는 학생이 잡아 줄 돌리는 기능을 익힐 수 있도록 한다(양쪽을 동일하게 연습한다).
- 줄의 길이와 무게를 이용해서 줄이 돌아갈 수 있도록 유도하기 위하여 줄 길이를 늘이거나 짝줄넘기를 이용하여 줄을 넘도록 해 본다.

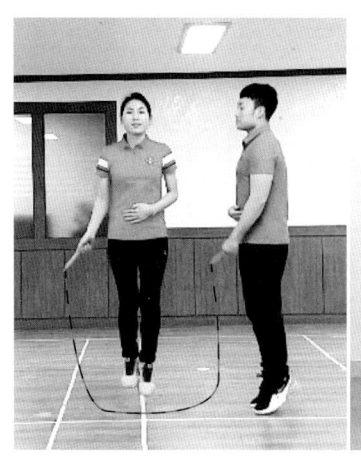
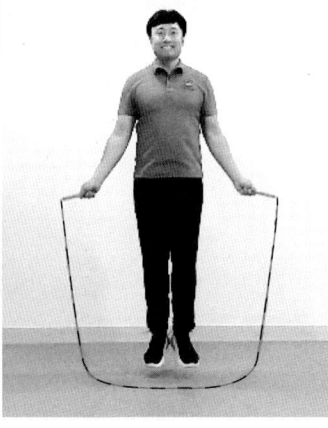

1 한쪽은 교사가, 다른 쪽은 학생이 잡고 연습하는 장면

2 짝줄을 이용하여 줄 돌리는 연습하기

자. 학생 지도 팁

1. 다른 사람들과 비교하며 경쟁하기보다는 매 활동 시간마다 줄 넘는 자세를 확인하고 자신의 자세가 나아지는 모습을 확인하도록 하는 것이 인성교육 측면에서 바람직하다.

2. 잘못된 줄넘기 자세로 줄을 장시간 넘으면 상해의 위험이 있으므로 무작정 개수만 많이 넘으려고 하는 학생들에게 바른 자세로 줄을 넘는 것의 중요성을 강조하고, 자세를 교정해 주도록 노력해야 한다. 왜냐하면 올바르지 않은 자세로 오래 줄을 넘으면 몸에 무리가 가기 때문이다.

3. 매 체육시간마다 양발모아뛰기를 본 운동 전에 실시하면 기량 향상에 도움이 되는데 10번 넘고 앞멈춤 및 휴식, 20번 넘고 앞멈춤 및 휴식, 30번 넘고... 이런 방식으로 100번까지 넘도록 지도(Thined Schedule Teaching Method)하면 학생들이 지루하지 않게 자기 성취감을 느끼며 활동에 참여할 수 있다.

02

1회선 2도약 양발모아뛰기 지도 방법

가. 뜻
줄이 한 번 넘어갈 때 두 번 점프하여 줄을 넘는 방법이다.

나. 1회선 1도약과 줄 넘는 방법의 차이점

1. 1회선 1도약은 손잡이의 위치가 허벅지 근처였기 때문에 팔꿈치가 많이 구부러지지 않았지만 1회선 2도약은 팔꿈치를 구부려서 줄을 컨트롤해야 하므로 손잡이의 위치가 다르다.
2. 팔 동작을 크게 하는데, 그렇다고 해서 팔꿈치를 몸에서 떨어뜨려서 뛰는 것이 아니라 줄이 앞을 지나갈 때 팔꿈치는 겨드랑이에 붙이고 뛴다.

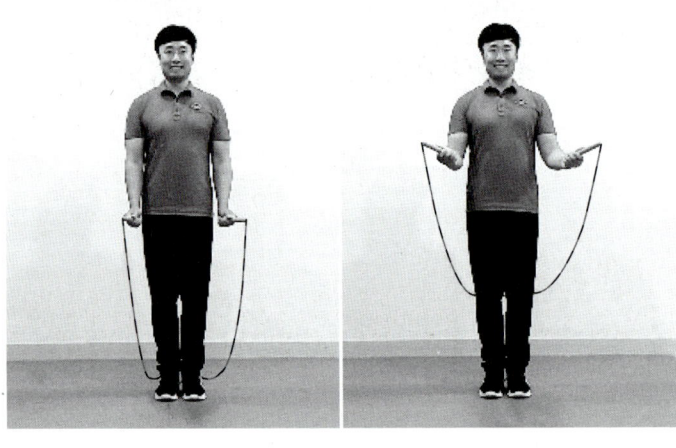

1. 1회선 1도약 손잡이의 위치
2. 1회선 2도약 손잡이의 위치

다. 학생 지도 팁

1. 1회선 2도약의 개념을 어려워하는 학생들은 바닥에 줄을 알맞은 간격으로 3~4개 평행이 되게 깔아 놓고 양발을 모아 점프하여 개울을 건너가듯이 줄을 건너가게 한 후 건너가서 2번씩 점프해 보도록 하면 쉽게 이해시킬 수 있다.
2. 홀수 박에는 줄이 넘어가고 짝수 박에는 줄이 머리 위에 있다는 사실을 학생들에게 알려 준다.

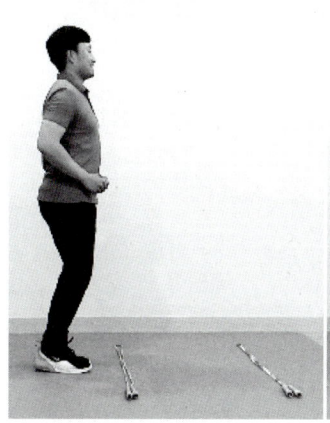

1 2도약 넘는 박자로 줄 건너갈 준비를 한다.

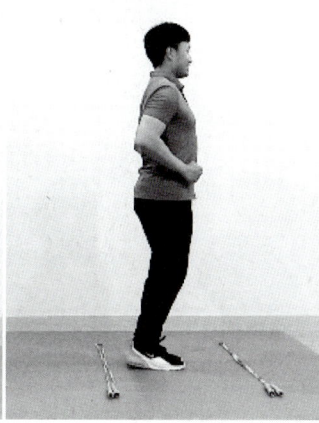

2 첫 번째 줄을 점프하여 건너간 후 제자리에서 점프한다(점프 횟수가 총 2회임).

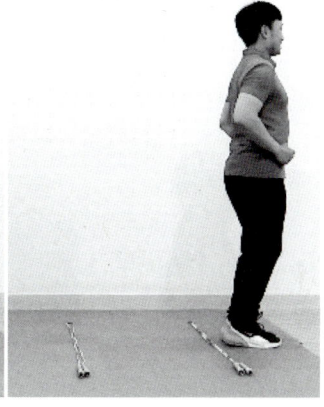

3 두 번째 줄을 점프하여 건너간 후 제자리에서 점프한다(점프 횟수가 총 2회임).

라. 음악을 이용한 1회선 1도약과 1회선 2도약 지도 방법

1. 지도하는 학년의 음악교과에 있거나 친숙한 동요를 선택한다.
2. 너무 긴 가요는 오래 뛰어야 하므로 첫 시간 수업은 뛰는 시간이 짧은 동요를 활용하는 것이 학생들이 힘들어하지 않아 적합하다.
3. 1회선 2도약 4번, 1회선 1도약 8번을 한 세트로 하여 노래가 끝날 때까지 반복하여 뛰면 대부분의 동요에 어울리는 간단한 음악줄넘기가 손쉽게 탄생한다.
4. 패턴을 다양하게 하여 1회선 2도약 2번, 1회선 1도약 4번을 한 세트로 하는 등 다양하게 변형하여 활용 가능하다.

- 1회선 2도약과 1회선 1도약을 조합한 안무 예시

산토끼

창작: 주종민

파트	박자	티니클링 동작
전주	16	리듬을 타며 준비하기
노래 1절	8	1회선 2도약 4번 넘기
	8	1회선 1도약 8번 넘기
	8	1회선 2도약 4번 넘기
	8	1회선 1도약 8번 넘기
간주	16	리듬을 타며 준비하기
노래 2절	8	1회선 2도약 2번 넘기 1회선 1도약 4번 넘기
	8	1회선 2도약 2번 넘기 1회선 1도약 4번 넘기
	8	1회선 2도약 2번 넘기 1회선 1도약 4번 넘기
	8	1회선 2도약 2번 넘기 1회선 1도약 4번 넘기
후주	16	리듬을 타며 마무리하기

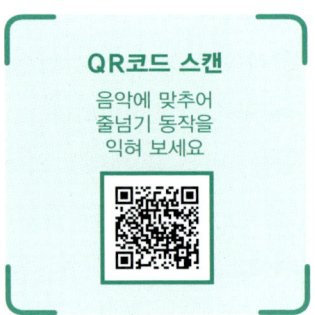

마. 학생 지도 팁

1 뒤에 나올 긴줄 안에서 개인줄을 활용한 동작 등에 많이 활용되는 등 활용성이 큰 동작인 데다 긴줄넘기와 짝줄 기초 동작에 활용될 스텝이기 때문에 후속되는 다양한 줄넘기 학습을 위해 꼭 완전학습이 이루어져야 한다.

2 줄을 넘을 때 팔이 허벅지에서 과도하게 떨어져 있는 학생 지도 방법
- 교사는 줄을 몸 앞에 놓고 손잡이를 허벅지에 가깝게 놓은 상태로부터 점점 허벅지에서 손잡이가 멀어지게 하여 점점 줄이 위로 올라가는 모습을 보여 준다.
- 손잡이가 허벅지로부터 멀어지게 되면 그만큼 점프를 더 뛰어야 하는 것임을 보여 주는 이러한 방법을 이용하면, 학생들이 줄넘기 손잡이를 허벅지에 가깝게 가져가야 하는 이유를 잘 이해하게 된다.

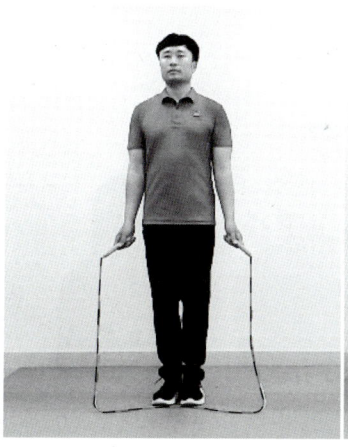
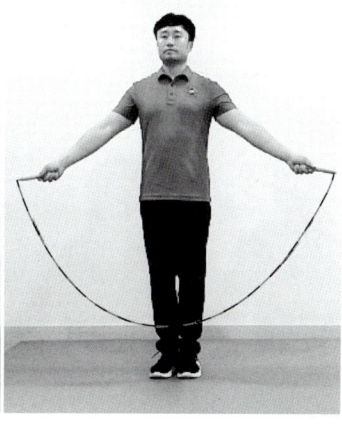

1 손잡이가 허벅지에서 가까울 때
2 손잡이가 허벅지에서 멀어질 때

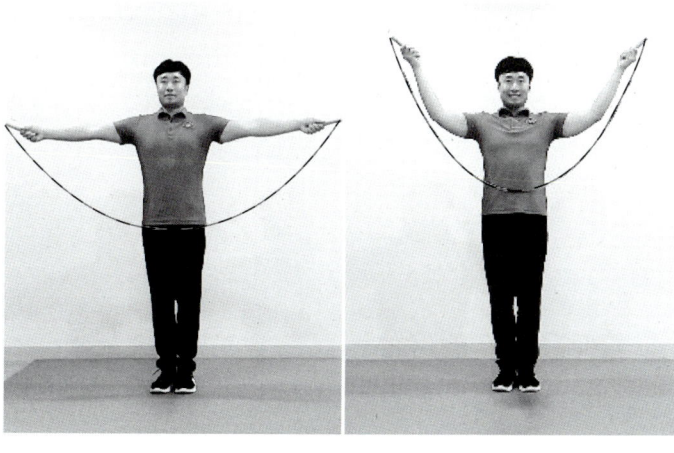

3 손잡이가 허벅지에서 더 멀어질 때
4 손잡이가 허벅지에서 아주 멀어질 때

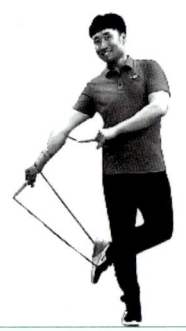

'운동신경이 아무리 없는 사람일지라도
줄넘기만은 넘을 수 있다.'

– 주종민 –

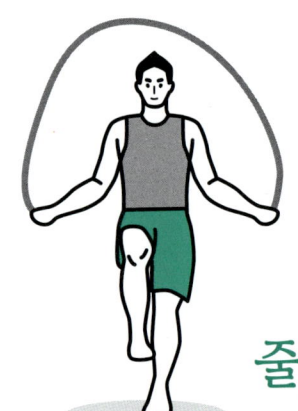

쉽다! 재밌다!
줄이 술술 넘어간다!

제2부
개인줄넘기 지도법

제1장 • **넘지 않는 줄넘기 지도법**
제2장 • **기본스텝 지도법**
제3장 • **되돌려옆흔들어뛰기 지도법**
제4장 • **방향전환 지도법**
제5장 • **다양한 줄넘기 기술 지도법**
제6장 • **개인줄 음악줄넘기 창작 지도법**
제7장 • **줄텔박스 지도법**

01
넘지 않는 줄넘기 동작

가. 뜻
주로 줄을 넘지 않고 활동성 휴식(운동 강도를 줄였지만 운동의 효과는 그대로 유지되도록 하는 것)을 취하기 위한 목적으로 줄을 멈추지 않고 돌리는 동작을 말한다.

나. 종류

1 8자돌리기류 기술
- 1회선 2도약 넘기 박자로 8자돌리기(8자돌리기 느리게)
- 1회선 1도약 넘기 박자로 8자돌리기(8자돌리기 빠르게)
- 제자리에서 걸으며 8자돌리기

2 8자더블돌리기류 기술
- 8자더블돌리기
- 옆내밀어 8자더블돌리기
- 다리 들고 8자더블돌리기
- 어깨 위로 8자더블돌리기

3 팔에 줄 감고 풀기류 기술
- 8박자 팔에 줄 감고 풀기
- 4박자 팔에 줄 감고 풀기
- 2박자 팔에 줄 감고 풀기

다. 넘지 않는 줄넘기 지도에 대한 경험담

1. 줄을 잘 넘지 못하는 학생들 중에 넘지 않는 줄넘기 동작을 잘하는 학생이 간혹 있는데, 이 학생들은 평소 줄넘기에 흥미를 느끼지 못하다가 넘지 않는 줄넘기 동작에 성공하면서 다른 줄넘기 활동에서도 자신감 있게 참여하는 모습을 많이 보아 왔다.
2. 가끔 고등학생 형제자매가 있는 초중학생들이나 고등학생들은 8자돌리기의 줄 돌아가는 모양과 비슷한 ∞(무한대) 표시를 반복적으로 이야기하며 학습에 큰 흥미를 보이기도 하였다.
3. 양팔을 같이 돌려야 줄이 돌아가는 모양이 예쁘다.
4. 쌍절곤을 배우는 태권도 학원에 다니는 학생들에게 쌍절곤 8자돌리기를 예로 들며 8자돌리기의 원리를 설명하면 수업하기가 한결 수월하였다.

02

8자돌리기

가. 1회선 2도약 넘기 박자로 8자돌리기(8자돌리기 느리게) 지도 방법

1 뜻
- 줄이 몸 앞에서 누운 8자 모양으로 움직이므로 '8자돌리기'라 한다.
- 2박자마다 줄을 바닥에 한 번씩 치게 된다.

2 손잡이 잡는 법
- 두 손바닥이 마주 보게 손잡이를 잡는다.
- 두 손잡이를 가볍게 붙여서 잡는다. 왜냐하면 두 손잡이 사이의 거리가 멀리 떨어지게 되면 8자돌리기가 예쁜 모양으로 되기 어렵기 때문이다.

3 손잡이의 위치
- 줄을 넘는 동작과 다르게 배꼽 위치이다.

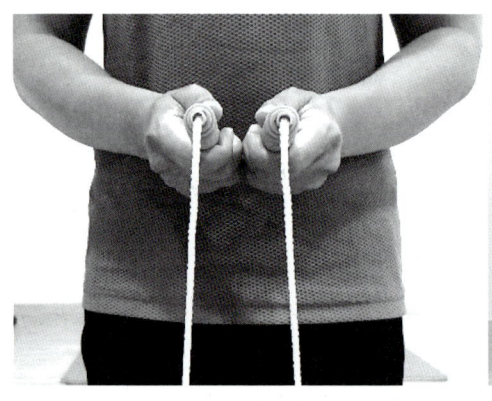

8자돌리기의 손잡이 잡는 법 및 손잡이의 위치
(배꼽 위치임)

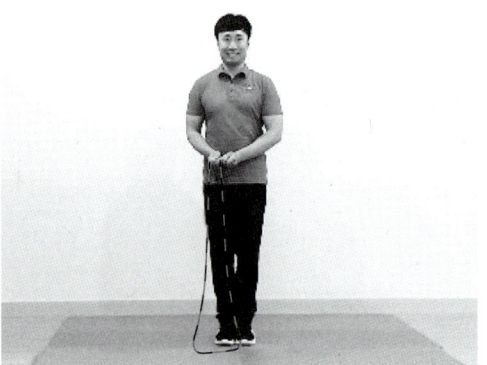

손잡이 위치(왼쪽 8자돌리기 할 때)

4 방법
- 줄이 돌아갈 때 어깨를 중심으로 줄이 몸의 가운데를 지나가게 한 후, 하나에 왼쪽 바닥을 치고 나서 올라간 줄을 오른쪽 바닥에 쳐 준다.
- 방향을 바꿔 주는 타이밍(짝수박임)은 줄이 위에 있을 때이다.

- 줄이 바닥을 칠 때마다 무릎에 반동을 주면 리듬감을 더욱 살릴 수 있다.
- 8자돌리기를 할 때 팔을 너무 위로 들지 않도록 주의해야 한다.

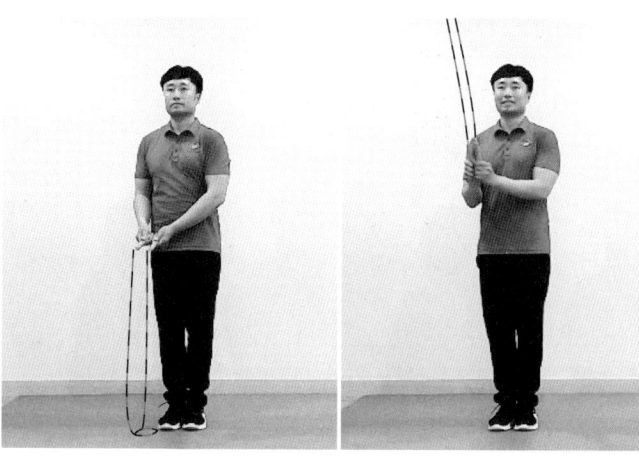

1 바닥을 스치듯이 줄을 왼쪽으로 보낸다.
2 왼쪽으로 보낸 줄을 원심력을 이용해 정점까지 보내 준다.

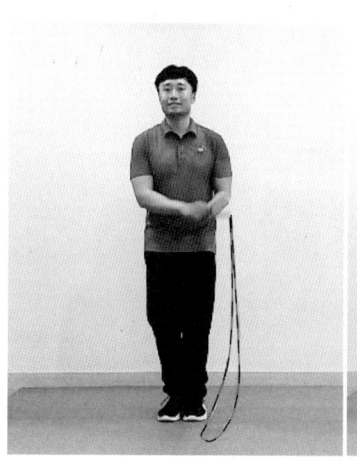 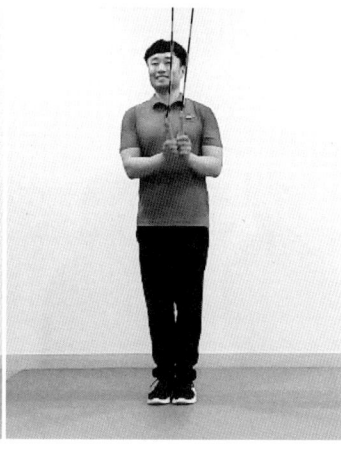

3 줄이 정점에 오면 바닥을 스치듯이 줄을 오른쪽으로 보낸다.
4 오른쪽으로 보낸 줄을 원심력을 이용해 정점까지 보내 준다.

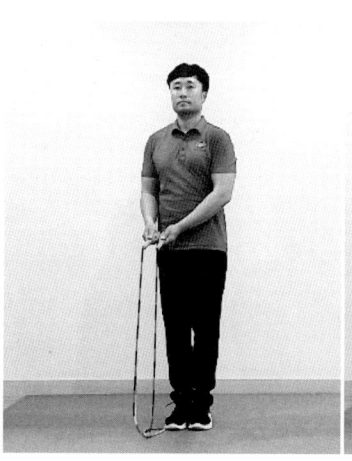 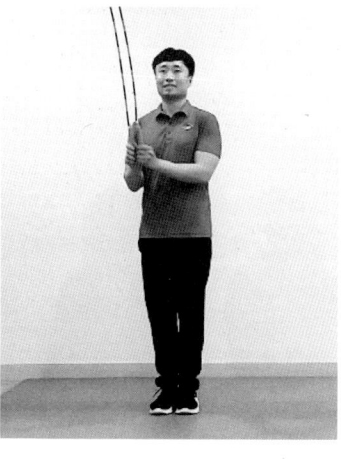

5 바닥을 스치듯이 줄을 왼쪽으로 보낸다.
6 왼쪽으로 보낸 줄을 원심력을 이용해 정점까지 보내 준다.

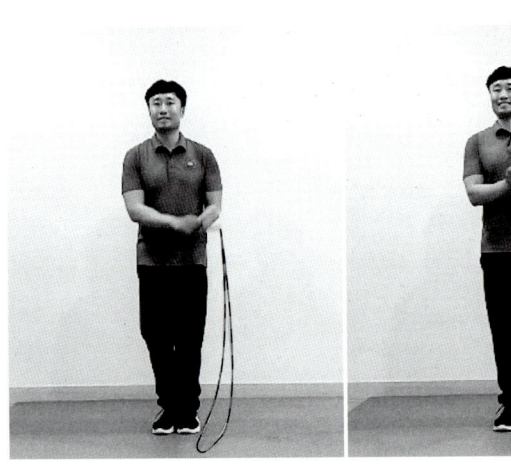

7 바닥을 스치듯이 줄을 왼쪽으로 보낸다.

8 오른쪽으로 보낸 줄을 원심력을 이용해 정점까지 보내 준다.

5 학생 지도 팁

1회선 2도약 넘기 박자로 8자돌리기가 잘 안 되는 학생의 경우, 줄넘기를 왼손이나 오른손에 손잡이 두 개를 모아 잡고 줄을 돌려 보며 8자돌리기 동작의 원리를 익힌다.

- 1단계: 왼손에 손잡이를 모아 잡고 왼쪽으로 8번 돌려 본다.
- 2단계: 왼손으로 손잡이를 모아 잡고 오른쪽으로 8번 돌려 본다.
- 3단계: 왼쪽과 오른쪽을 연결한다.

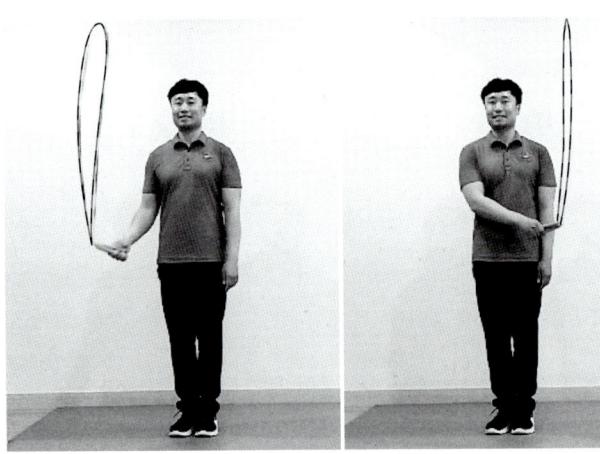

1 1단계: 왼쪽으로 8번 돌리기

2 2단계: 오른쪽으로 8번 돌리기

나. 1회선 1도약 넘기 박자로 8자돌리기(8자돌리기 빠르게) 지도 방법

1 1회선 2도약 넘기 박자로 8자돌리기와의 차이점
- 1회선 1도약 넘기 박자로 8자돌리기는 1회선 2도약 넘기 박자로 8자돌리기와는 달리 빠르게 줄을 돌려야 하므로 손목의 스냅을 주로 이용한다.

2 학생 지도 팁
- 얼굴이나 몸에 줄을 맞거나 팔이나 몸에 줄이 감기는 이유는 8자돌리기를 할 때 줄이 한 바퀴를 다 돌 때까지 기다리지 않고 방향을 급하게 바꾸기 때문이다.
- 몸에서 줄 끝이 멀어지면 줄이 사선으로 돌아가기 때문에 몸에서 줄 끝이 멀어지지 않도록 유의한다.

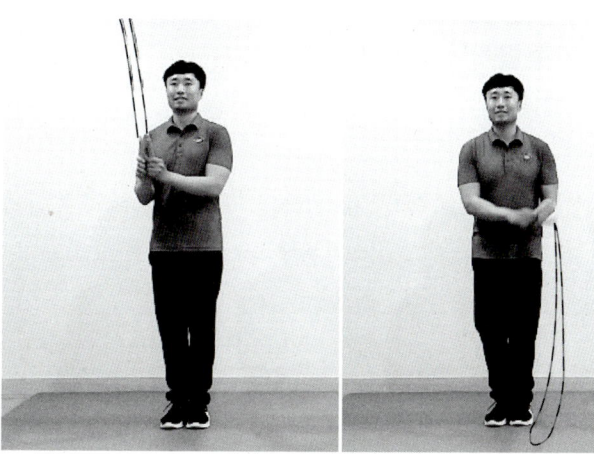

1. 줄의 방향을 바꾸어주는 타이밍
2. 몸에서 줄 끝이 가깝게 함

다. 제자리에서 걸으며 8자돌리기 지도 방법
- 처음 시작할 때 바닥을 치는 줄 쪽의 다리를 구르며 시작하면 자연스럽다.

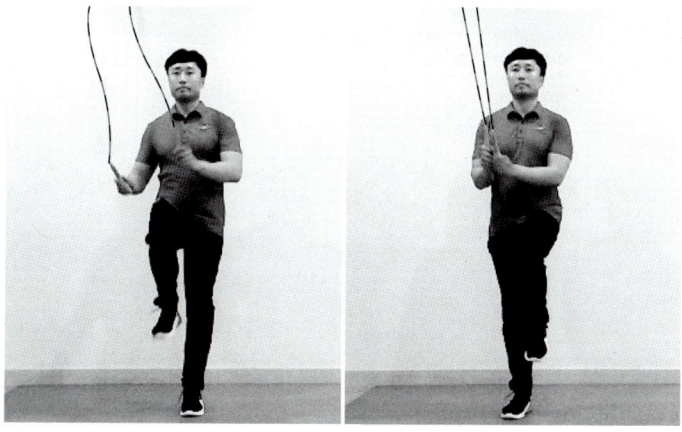

1. 바닥을 치는 줄 쪽의 다리 구르기로 시작하기
2. 제자리 걸으며 8자돌리기

03

8자더블돌리기

가. 8자더블돌리기 지도 방법

1. 8자돌리기를 하는데 1회선 1도약 박자로 한쪽당 2번씩 돌리는 방법이다.
2. 손목의 스냅을 이용하여 줄을 돌려 준다.
3. 두 손바닥이 마주 보도록 손잡이를 잡는다.
4. 손잡이 사이의 거리가 가깝도록 한다.
5. 학생 지도 팁
   - 줄을 무서워하거나 급하게 줄을 돌리는 경우 2바퀴를 완전히 다 돌리고 줄의 방향을 바꾸도록 지도한다.

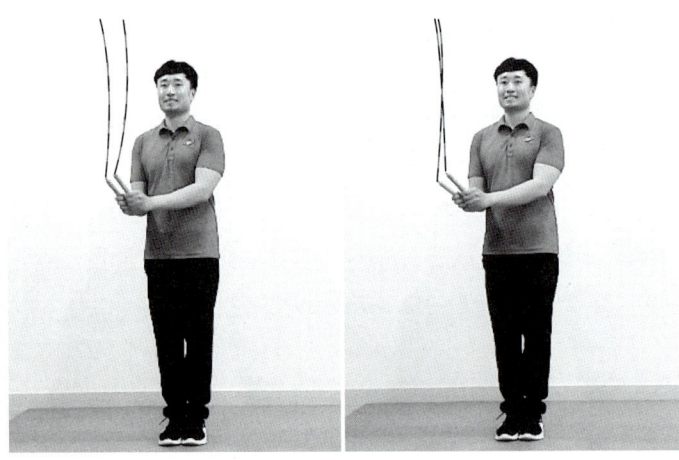

1 8자더블돌리기 첫 번째 회전
2 8자더블돌리기 두 번째 회전

– 좌우로 이동하며 8자더블돌리기를 할 수도 있다.

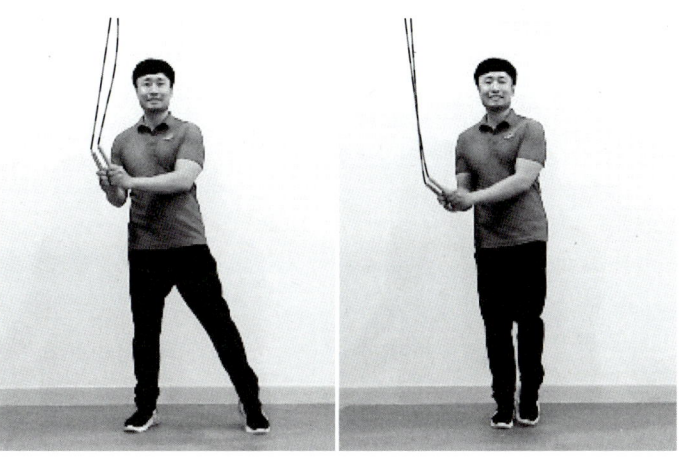

1 좌로 이동하며 8자더블돌리기
2 좌로 이동하며 8자더블돌리기

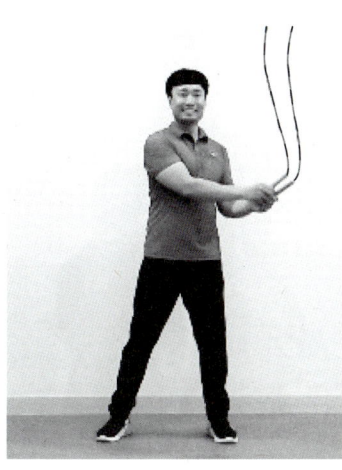 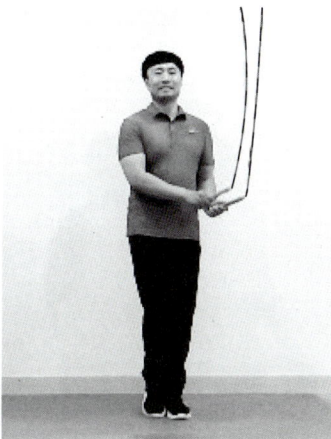

3 우로 이동하며 8자더블돌리기
4 우로 이동하며 8자더블돌리기

나. 옆내밀어 8자더블돌리기 지도 방법

1. 8자더블돌리기 방법으로 줄을 돌릴 때 줄을 돌리는 반대쪽 발을 옆으로 내밀어 엄지발가락 부분을 찍어 주는 동작이다.
2. 반대쪽으로 줄을 돌릴 때 발을 바꾸어 찍어 주는데, 발을 바꿀 때 살짝 점프를 하며 발을 바꿔 주면 리듬감을 좀 더 살릴 수 있다.
3. 왼쪽부터 8자더블돌리기를 할 때 왼발을 내밀면 줄에 걸리므로 오른발부터 옆내밀어 찍어 준다는 것을 학생들에게 설명해 준다.

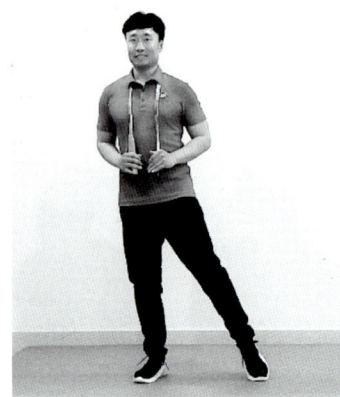
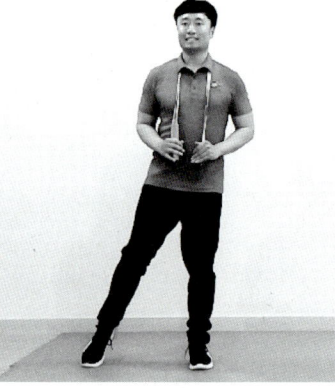

1 발동작1 연습(오른발)

2 발동작2 연습(왼발)

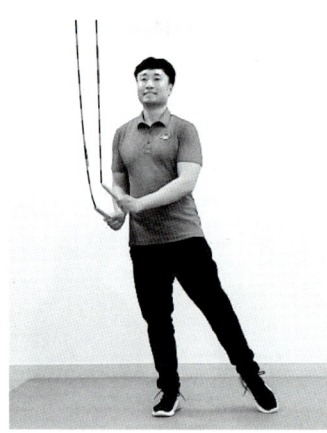
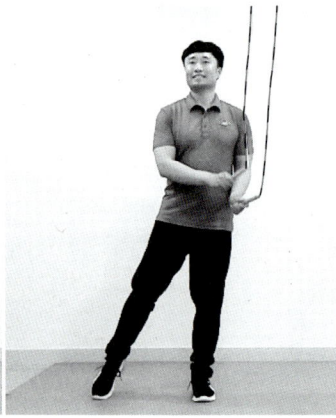

3 팔+발동작1

4 팔+발동작1

다. 다리 들고 8자더블돌리기 지도 방법

1. 8자더블돌리기 방법으로 줄을 돌릴 때 줄을 돌리는 반대쪽 발을 펴서 들어 준다.
2. 디디고 있는 발은 8자돌리기를 한 바퀴씩 돌릴 때마다 한 번씩 가볍게 점프를 해 주면 된다.
3. 처음부터 다리를 90도 이상 펴서 들기는 어려우므로 점차적으로 다리를 드는 각도를 늘리도록 한다.

> **Tip**
> 다리 드는 각도를 수월하게 늘려 주는 지도 방법: 드는 발의 발끝을 바깥쪽으로 살짝 틀게 하여 허벅지를 들어 올린다는 느낌으로 발을 들어 올리면 다리가 수월하게 위로 올라감.

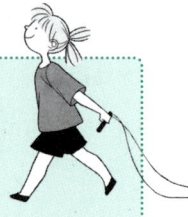

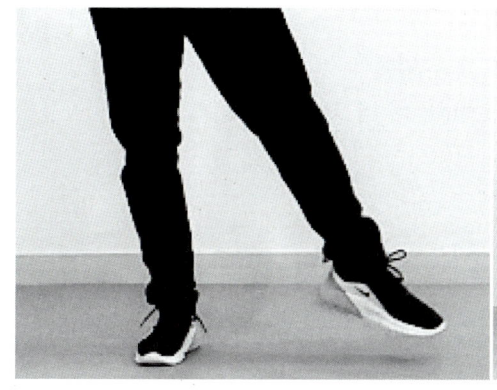
발끝을 바깥쪽으로 틀기

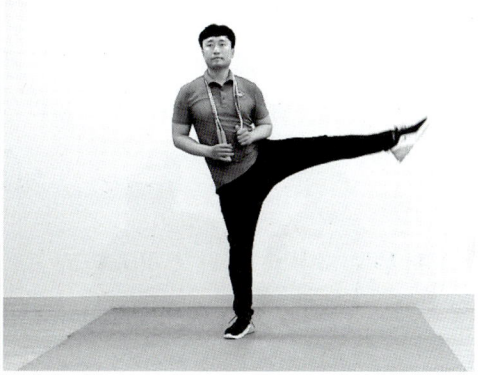
허벅지를 들어 올리는 느낌으로 들어 올리기

4 팔 동작과 다리 동작을 각각 연습하고 난 후 이를 결합하는 방법으로 연습한다.

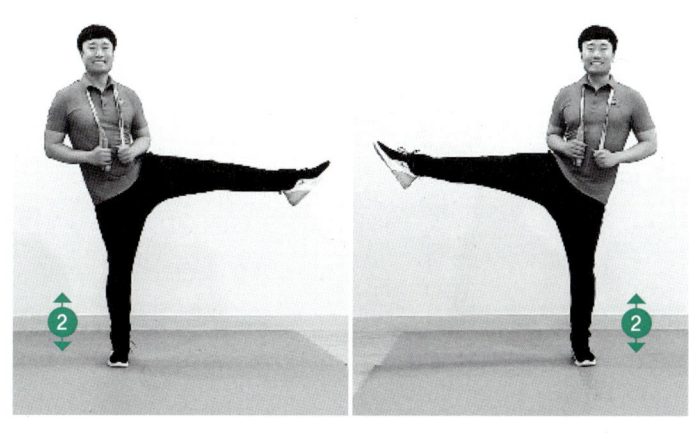

1 발동작1 연습: 2번 점프 하며 오른발 들기
2 발동작2 연습: 2번 점프 하며 왼발 들기

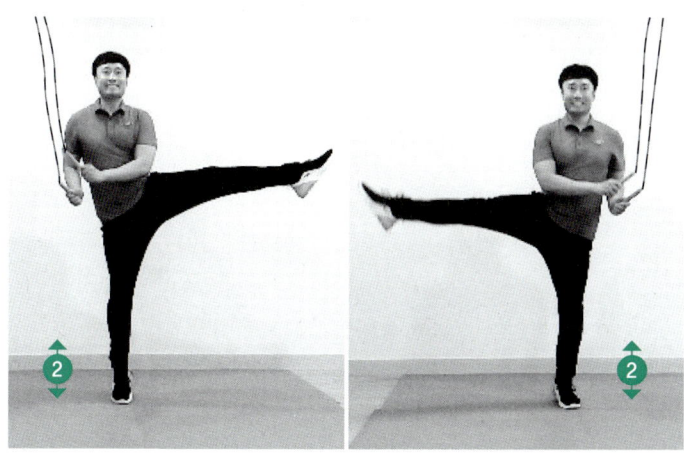

3 팔+발동작1
4 팔+발동작1

5 학생 지도 팁
- 다리를 들 때 반대쪽으로 몸이 기울지 않도록 유의한다.
- 숙달이 잘 안 되는 경우에는 줄 없이 연습을 충분히 실시한 후 해 본다.

라. 어깨 위로 8자더블돌리기 지도 방법

1 손잡이를 잡고 어깨 높이에서 8자더블돌리기를 하면서 반대쪽 발을 옆으로 내밀어 발끝을 찍어 주는 것을 반복하는 동작이다.

2 학생 지도 팁
- 8자돌리기를 정확하게 2번씩 돌리고 난 후 방향을 바꾸어 주도록 지도한다.
- 내밀지 않는 발을 주로 이용하여 균형을 잡도록 한다.

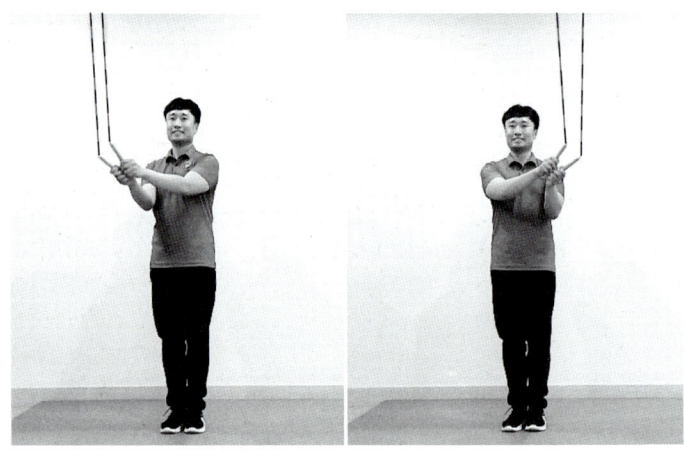

1 팔동작1 연습: 왼쪽 어깨 위 2번씩 돌리기
2 팔동작2 연습: 오른쪽 어깨 위 2번씩 돌리기

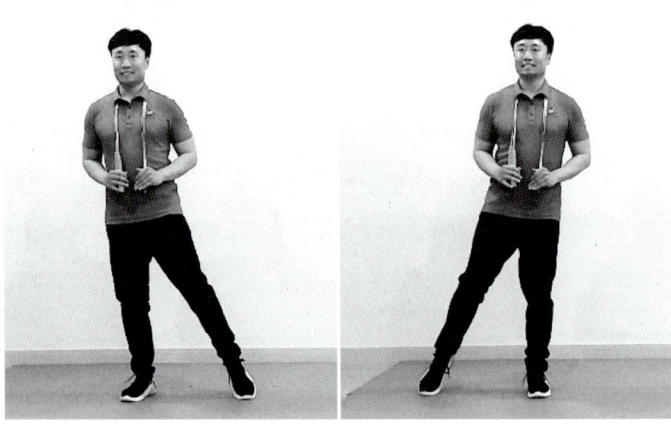

3 발동작1 연습
4 발동작2 연습

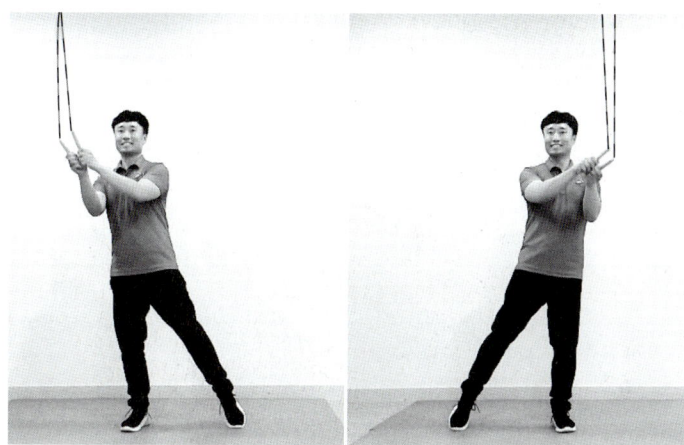

5 팔동작 1 + 발동작 1

6 팔동작 2 + 발동작 2

> **Tip**
> 교사와 16박자 주고받기로 동작을 숙달시킨다.

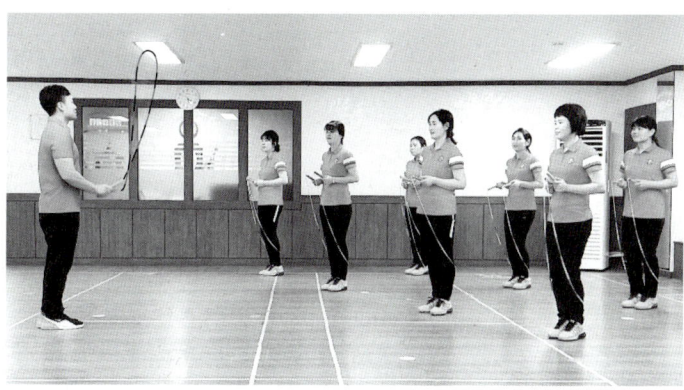

교사가 먼저 16박자 시연

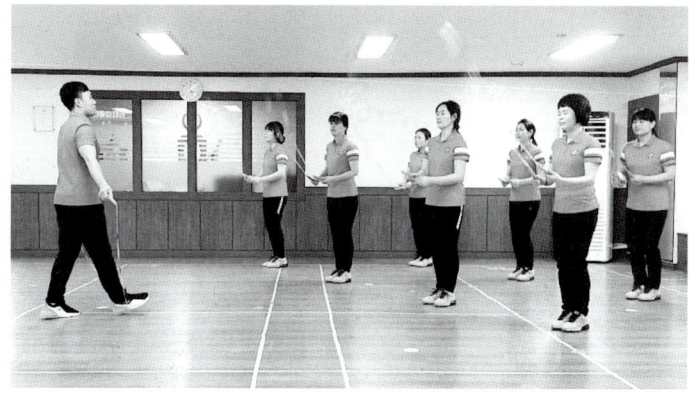

학습자가 16박자 따라서 시연

플롯

(16박자 주고받기 교수법, 교수자와 학습자가 각각 16박자를 시연함)

창작: 주종민

파트	박자	줄돌리기 동작	
		① 교수자	② 학습자
전주	16	리듬을 타며 준비하기	
1절	16	8자돌리기 느리게 8자돌리기 빠르게	교수자 따라 하기
	16	8자돌리기 느리게 8자더블돌리기	교수자 따라 하기
	16	8자돌리기 느리게 다리 들고 8자더블돌리기	교수자 따라 하기
	16	8자돌리기 느리게 어깨 위 8자더블돌리기	교수자 따라 하기
2절	16	8자돌리기 느리게 8자돌리기 빠르게	교수자 따라 하기
	16	8자돌리기 느리게 8자더블돌리기	교수자 따라 하기
	16	8자돌리기 느리게 다리 들고 8자더블돌리기	교수자 따라 하기
	16	8자돌리기 느리게 어깨 위 8자더블돌리기	교수자 따라 하기

※ ①이 먼저 16박자 줄을 넘은 후 앞멈춤 하고 다음 16박자에 ②가 16박자 줄을 넘는 방식으로 진행함

QR코드 스캔
음악에 맞추어
8자돌리기 동작을
익혀 보세요

04

팔에 줄 감고 풀기

가. 8박자 팔에 줄 감고 풀기(도입 동작)

1. 왼팔을 왼쪽으로 펴서 들고 8자돌리기 하는 방식으로 왼쪽 바닥에 줄을 치며 오른쪽 손잡이를 왼팔 팔꿈치에 갖다 대고 8박자에 줄을 감은 후 그 자리에서 풀고, 오른팔에 8박자 감고 그 자리에서 풀어 준다.
2. 4박자와 2박자 팔에 줄 감고 풀기를 배우기 전에 줄이 팔에 감기는 원리를 익히는 동작이므로 자세에 너무 신경 쓰지 않도록 한다.
3. 참고 위의 QR코드에 나온 동작은 완성된 8박자 팔에 줄 감고 풀기 동작이며 한쪽 팔씩 나누어 줄 감기를 시도해 본다.'

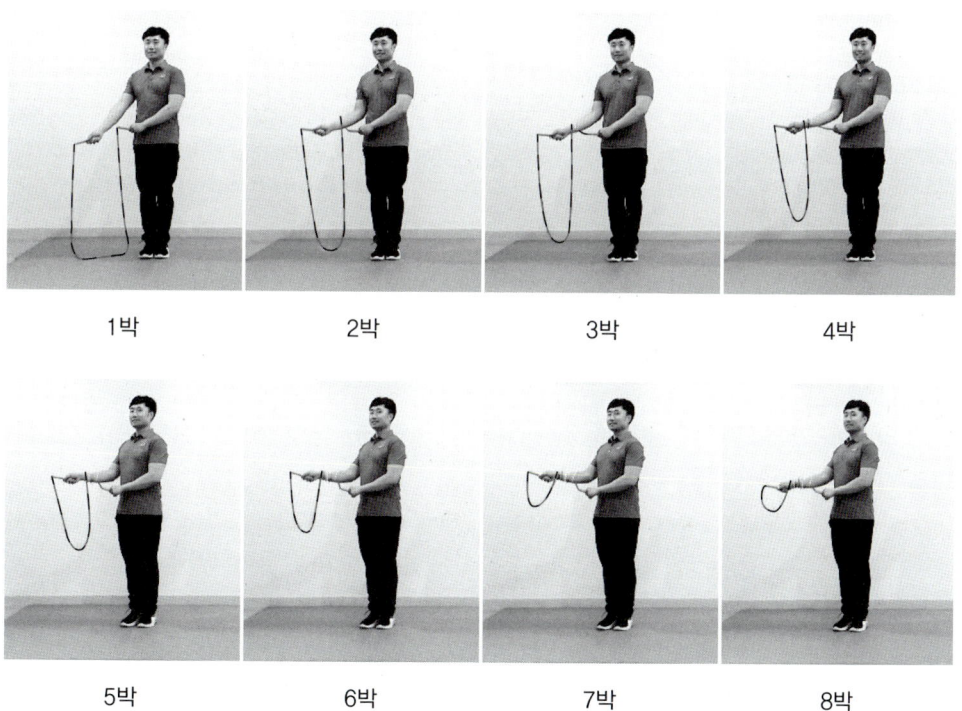

1박   2박   3박   4박

5박   6박   7박   8박

나. 4박자 팔에 줄 감고 풀기

1 먼저 왼쪽부터 시작하는 것을 기준으로 설명한다.
- 1박에 양팔을 왼쪽으로 펴서 들며(왼팔이 바깥쪽) 8자돌리기 하는 방식으로 왼쪽 바닥을 친다.
- 2박, 3박, 4박에 줄을 왼팔에 3번 감아 준다.
  - **Tip 1** 이때, 왼팔 팔꿈치를 살짝 구부려 주고, 오른쪽 손잡이의 위치는 손잡이의 안쪽 끝이 팔꿈치 아래 근처에 오도록 한다.
  - **Tip 2** 오른쪽 손잡이 안쪽 끝의 위치가 줄이 감기기 시작하는 위치이므로 이를 고려하여 위치 선정을 한다.
- 5박에 줄을 풀기 위해 왼팔을 오른쪽으로 향하게 한다.
- 6박, 7박, 8박에 줄을 왼팔에서 풀어준다.

2 반대쪽
- 1박에 양팔을 오른쪽으로 펴서 들며(오른팔이 바깥쪽으로 오게 바꾸어 준다) 8자돌리기 하는 방식으로 오른쪽 바닥을 친다.
- 나머지는 왼쪽과 동일하게 실시하면 된다.

● 4박자 팔에 줄 감고 풀기 왼쪽부터

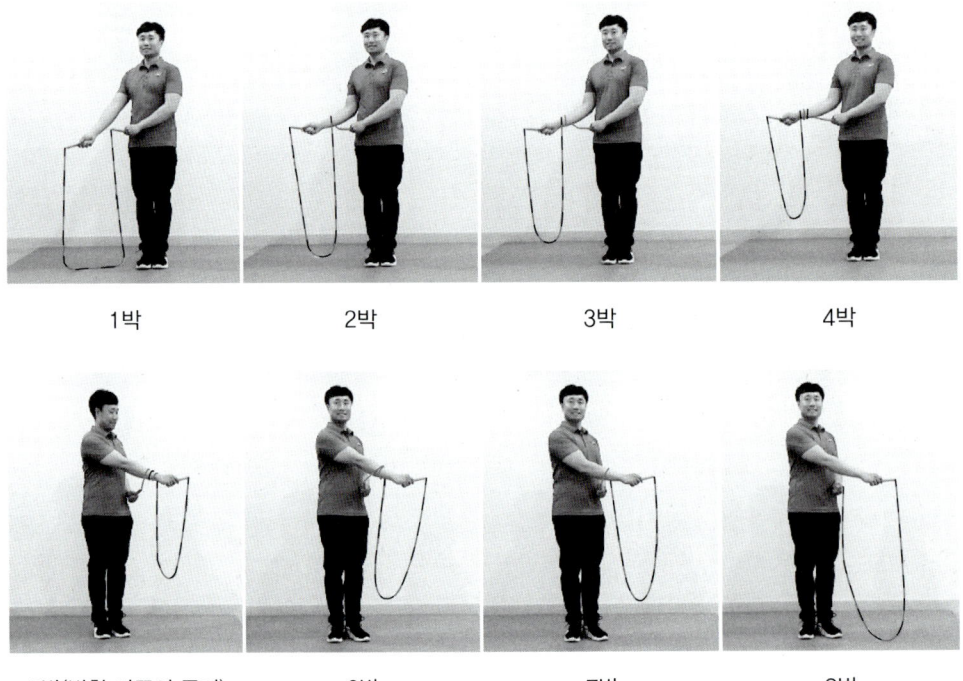

1박   2박   3박   4박

5박(방향 바꾸어 주기)   6박   7박   8박

- 4박자 팔에 줄 감고 풀기 오른쪽부터

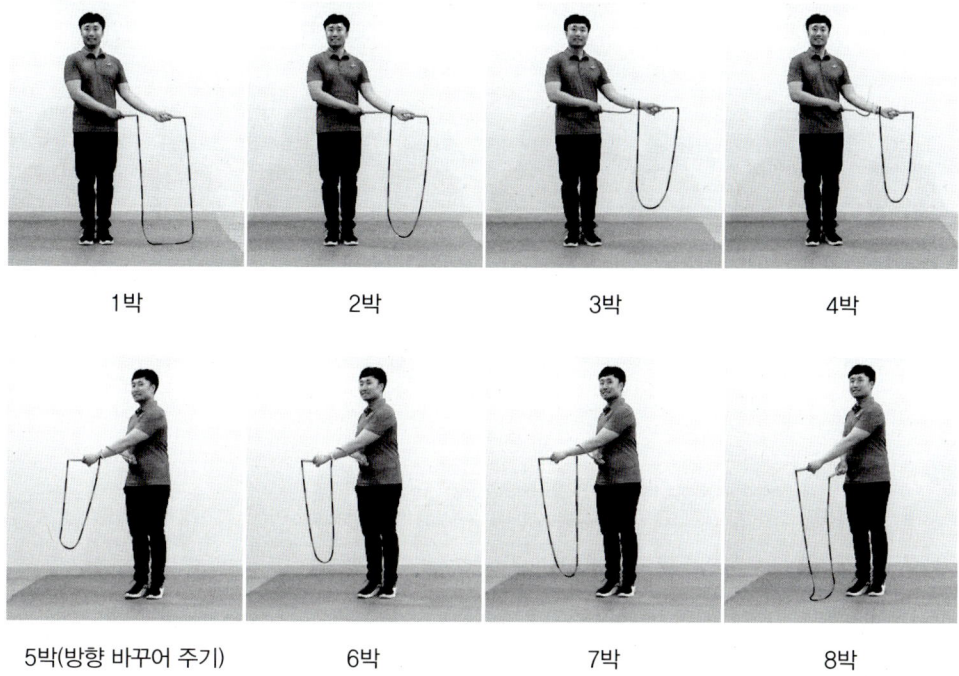

1박   2박   3박   4박

5박(방향 바꾸어 주기)   6박   7박   8박

다. 2박자 팔에 줄 감고 풀기

1. 4박자 팔에 감고 풀기와 하는 요령은 동일하며 줄을 1번만 감고 풀어 준다는 데에 차이가 있다.

- 2박자 팔에 줄 감고 풀기 왼쪽부터

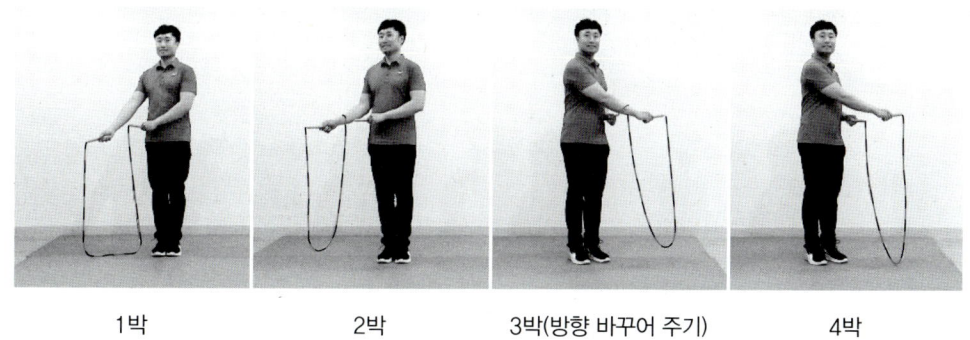

1박   2박   3박(방향 바꾸어 주기)   4박

- 2박자 팔에 줄 감고 풀기 오른쪽부터

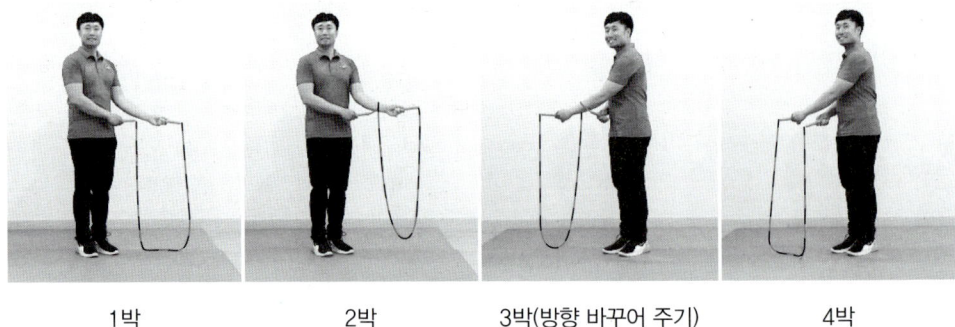

1박　　　2박　　　3박(방향 바꾸어 주기)　　　4박

2 학생 지도 팁

- 줄 넘을 때와 마찬가지로 줄을 최대한 허벅지(몸)와 가까이 한다.
- 줄이 감기는 부분이 손목과 팔꿈치 사이(상박)가 되도록 하면 줄을 컨트롤하기가 용이하고 동작을 예쁘게 시연할 수 있다.
- 제자리에서 걸으며 팔에 줄 감고 풀기를 하면 리듬감을 더할 수 있다.
- 학생들을 지도하다 보면 줄을 팔의 뒤에서 앞으로 감아야 하는데 반대 방향으로 감는 학생들이 많이 있다. 이때 교사는 학생들과 마주 보지 않고 학생의 옆에 나란히 서서 같은 방향을 바라보며 시범을 보여 주면 지도가 용이하다.
- 줄의 동작이 끝나기까지 항상 기다린다는 마음으로 돌려야지, 줄의 동작을 마치기도 전에 다음 동작을 하면 동작이 잘 되지 않음을 학생들에게 지도하면 좋다.

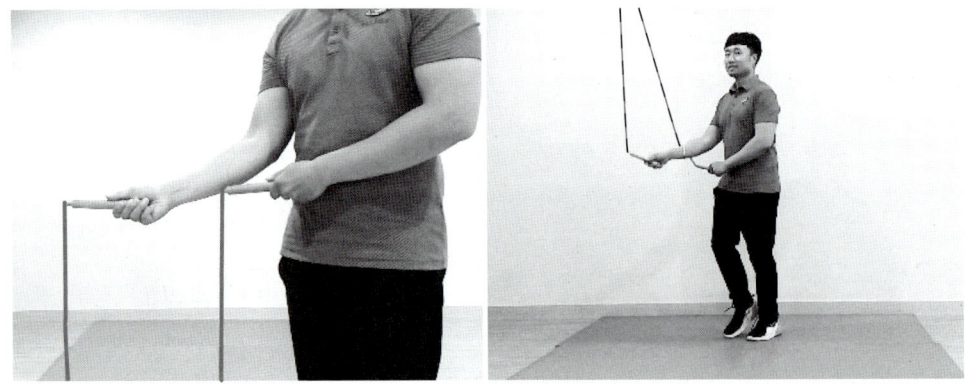

줄 감기 시작하는 위치(손목과 팔꿈치 사이)　　　제자리에서 걸으며 팔에 줄 감고 풀기

- 4박자와 2박자 팔에 줄 감고 풀기 연습 안무

작은 동물원

창작: 주종민

파트	박자	줄넘기 동작
전주	16	리듬을 타며 준비하기
노래 1절	16	4박자 팔에 감고 풀기 왼쪽, 오른쪽
	8	2박자 팔에 감고 풀기 왼쪽, 오른쪽
	8	되돌리기 좌우
	16	4박자 팔에 감고 풀기 왼쪽, 오른쪽
	8	2박자 팔에 감고 풀기 왼쪽, 오른쪽
	8	되돌리기 좌우
간주	16	리듬을 타며 준비하기
노래 2절	16	4박자 팔에 감고 풀기 왼쪽, 오른쪽
	8	2박자 팔에 감고 풀기 왼쪽, 오른쪽
	8	되돌리기 좌우
	16	4박자 팔에 감고 풀기 왼쪽, 오른쪽
	8	2박자 팔에 감고 풀기 왼쪽, 오른쪽
	8	되돌리기 좌우
후주	16	리듬을 타며 마무리하기

QR코드 스캔
음악에 맞추어
줄 감기 동작을
익혀 보세요

3 응용 방법
- 뒤로 팔에 감고 풀기

● **8박자 뒤로 왼팔에 줄 감고 풀기 왼쪽부터(감기 동작)**
- 줄이 몸의 앞에 있는 상태에서 줄을 뒤로 보내며 시작한다.

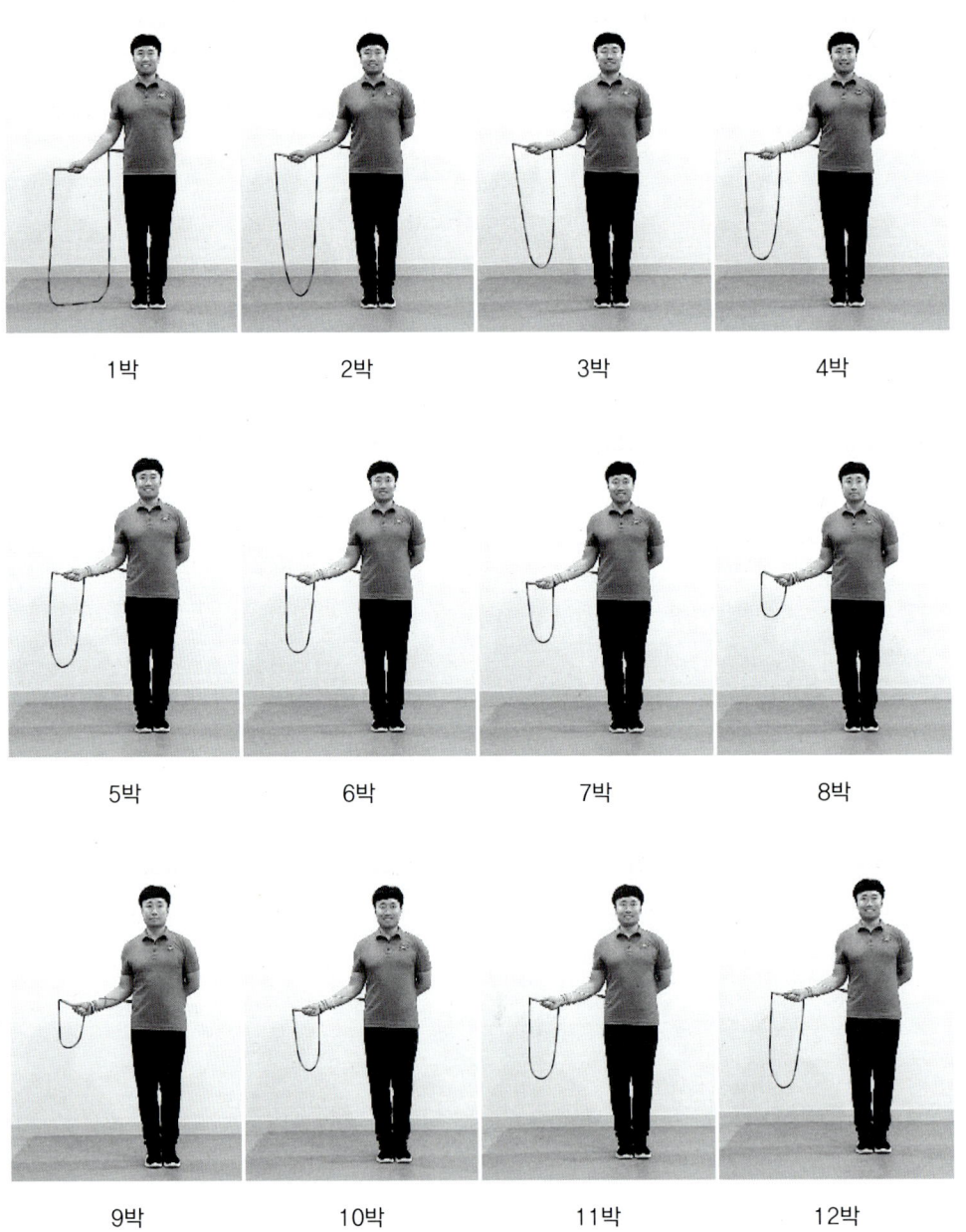

1박 2박 3박 4박

5박 6박 7박 8박

9박 10박 11박 12박

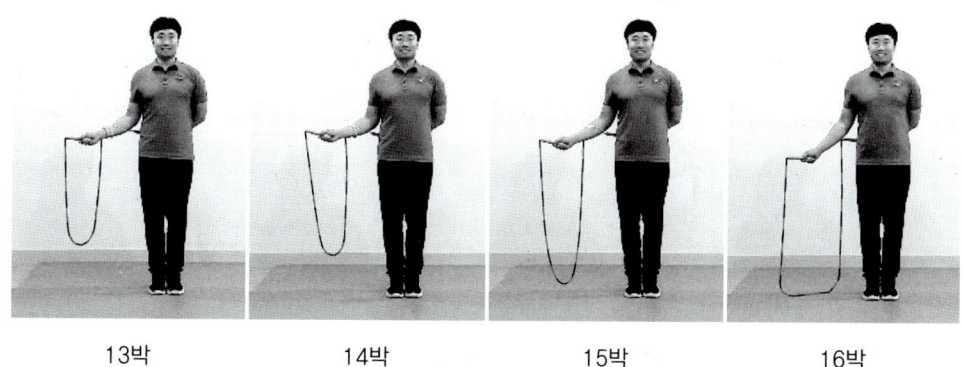

| 13박 | 14박 | 15박 | 16박 |

- 8박자 뒤로 오팔에 줄 감고 풀기 오른쪽부터 (감기 동작)
  - 줄이 몸의 앞에 있는 상태에서 줄을 뒤로 보내며 시작한다.

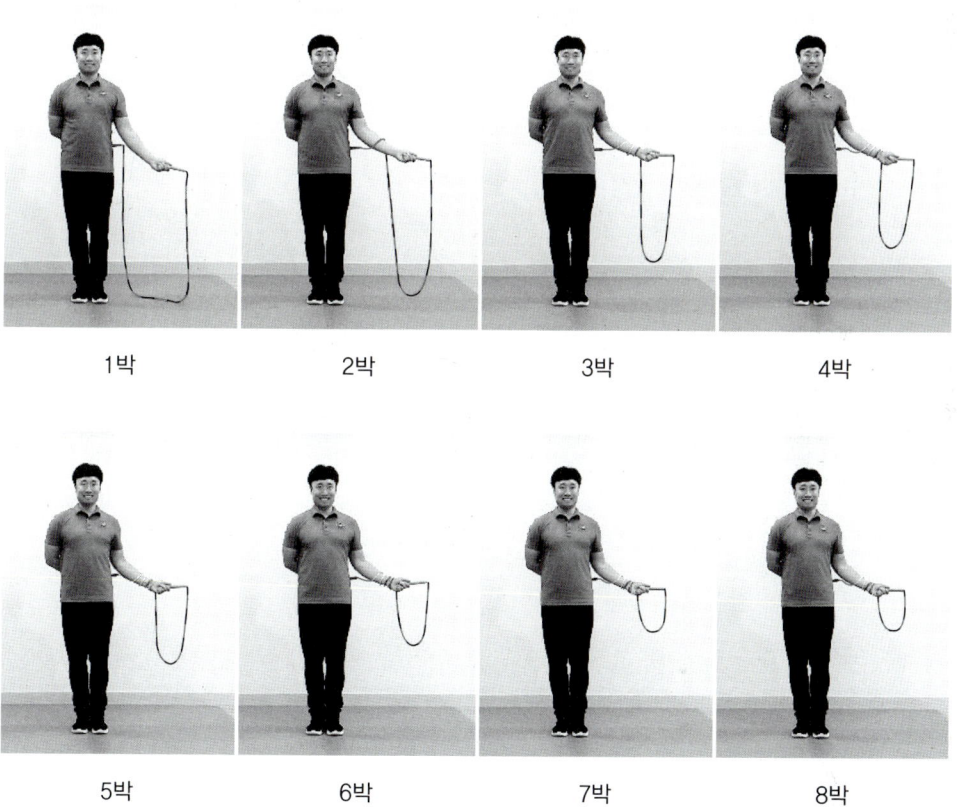

| 1박 | 2박 | 3박 | 4박 |
| 5박 | 6박 | 7박 | 8박 |

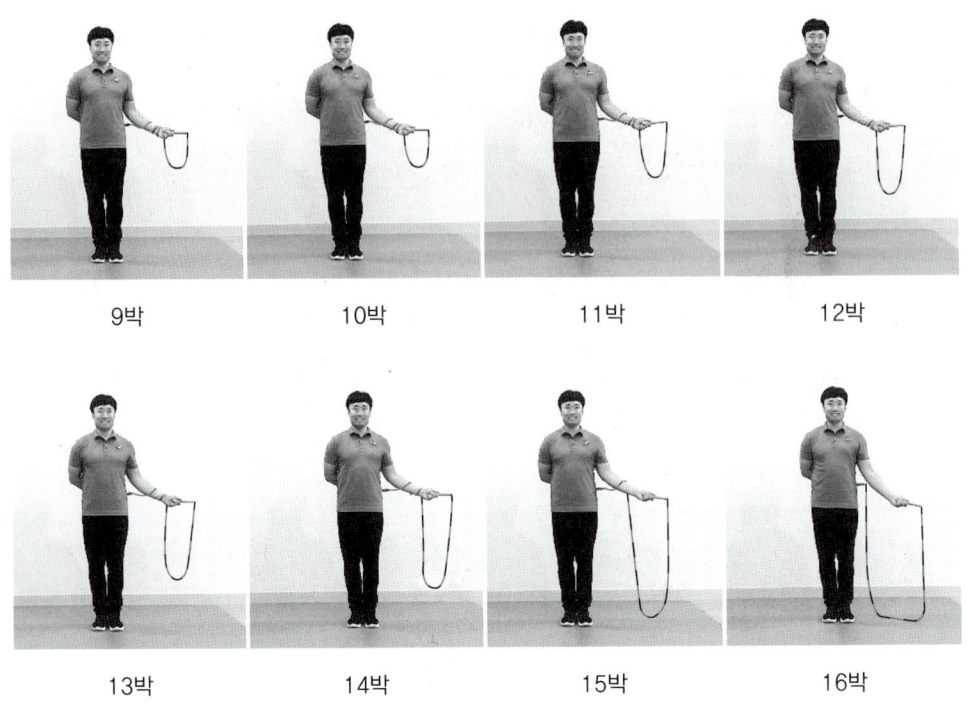

9박　10박　11박　12박

13박　14박　15박　16박

- 4박자 뒤로 팔에 줄 감고 풀기 왼쪽부터

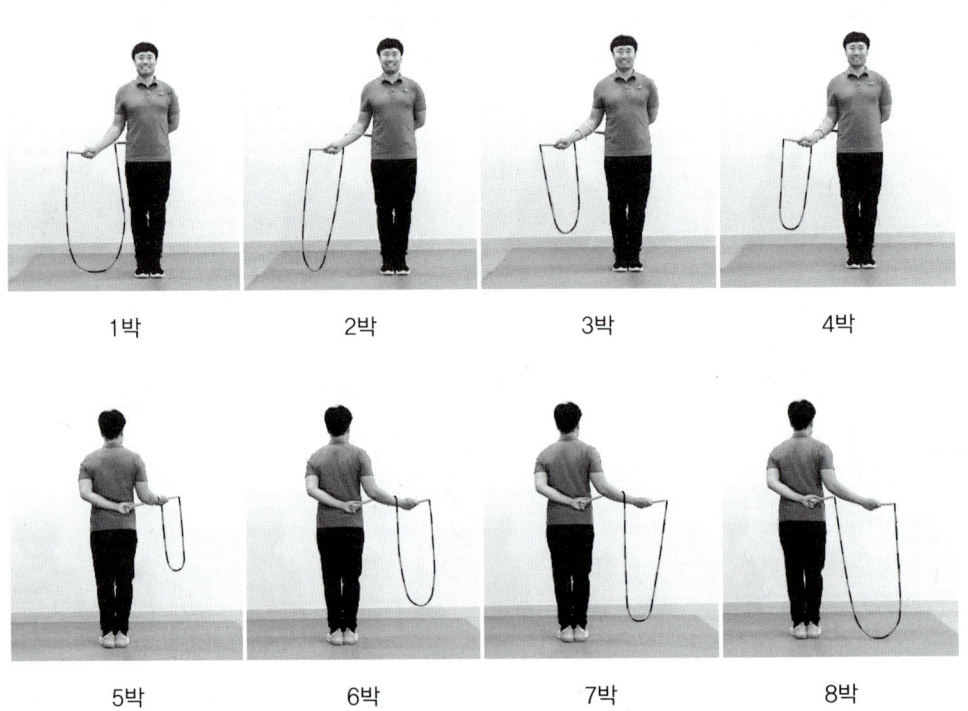

1박　2박　3박　4박

5박　6박　7박　8박

- 4박자 뒤로 팔에 줄 감고 풀기 오른쪽부터

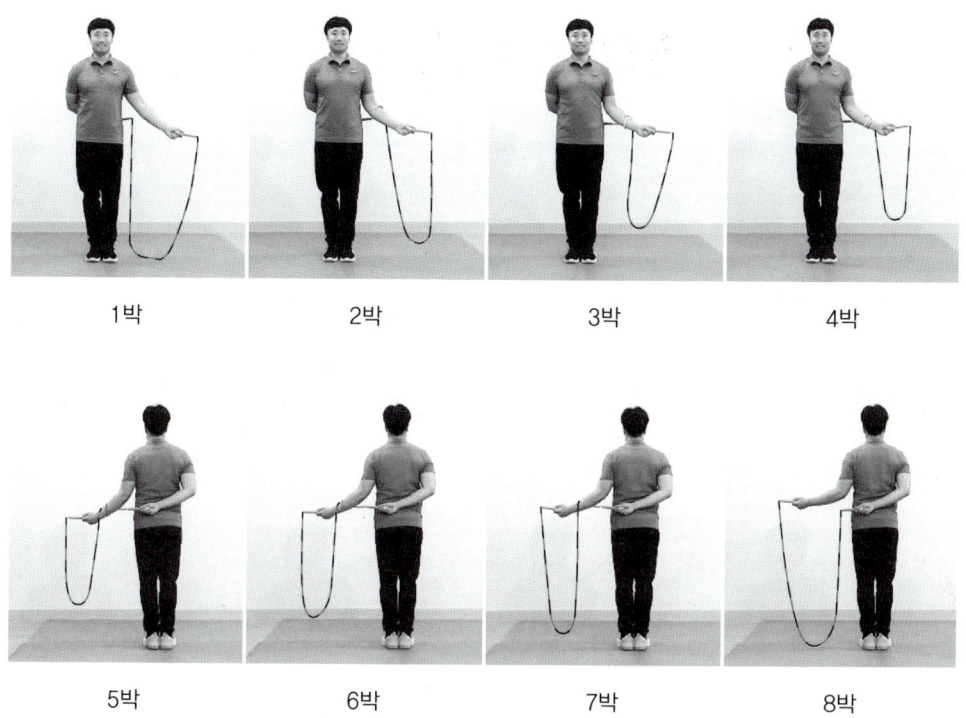

1박　　　2박　　　3박　　　4박

5박　　　6박　　　7박　　　8박

2장 기본스텝 지도법

기본스텝 지도의 기본 원리

가. 스텝의 단계별 지도 방법

1. 1단계: 줄 없이 스텝만 익히기
2. 2단계: 한 손에 줄을 잡고 돌리며 스텝 익히기(오른쪽, 왼쪽 골고루 실시)
3. 3단계: 양손에 줄을 각각 1개씩 잡고 스텝 익히기(줄 2개가 필요함)
4. 4단계: 줄을 넘으며 스텝 반복 숙달하기

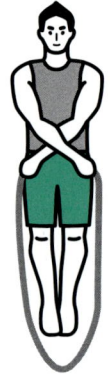 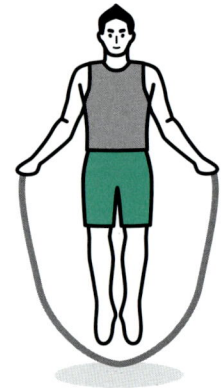

02
기본스텝의 종류별 지도 방법

가. 번갈아스텝

1 스텝 설명

- 제자리에서 조깅하듯이 양발을 번갈아 가면서 뛰는 방법이다.
- 왼발부터 점프하며 오른발은 무릎을 살짝 든다는 느낌으로 들고 오른발을 왼발의 복숭아뼈에 갖다 댄다는 느낌으로 가져간다.
- 들고 있는 발의 발 끝이 지면을 향하도록 한다.
- 한 발씩 점프할 때마다 줄을 한 번씩 돌려 줘야 한다.

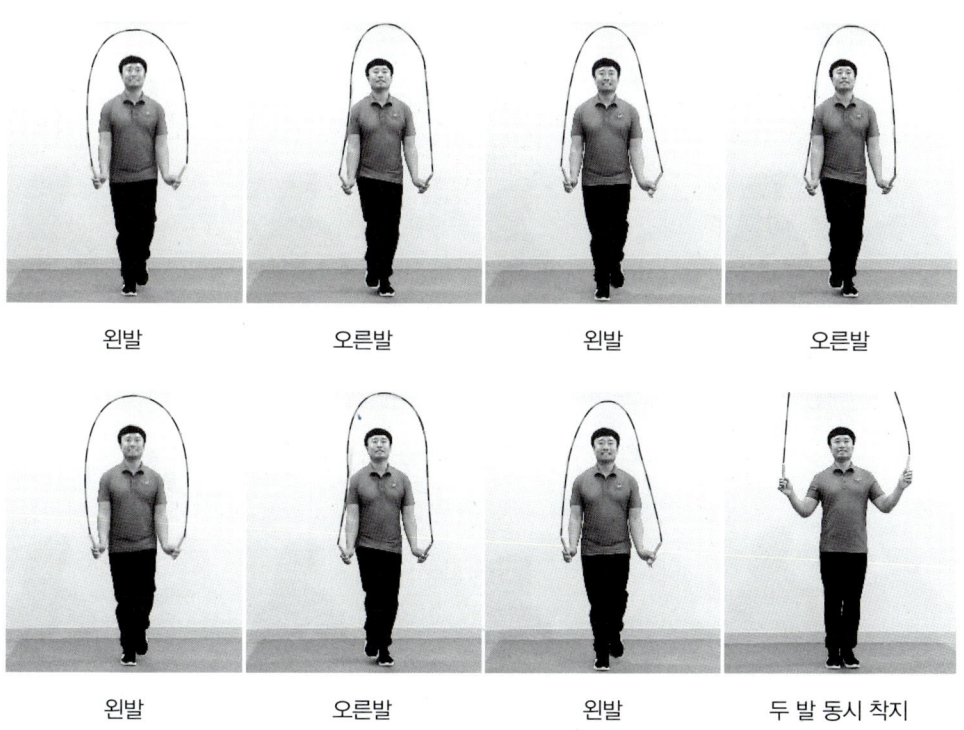

| 왼발 | 오른발 | 왼발 | 오른발 |
| 왼발 | 오른발 | 왼발 | 두 발 동시 착지 |

Tip

8박 기준이며 다른 박자로 뛸 경우에는 마지막 박자에 두 발을 동시에 착지하며 마무리해 준다.

2 지도 방법

– 양발모아뛰기를 하다가 번갈아스텝을 시도하도록 한다. 바로 번갈아스텝을 하는 것보다 양발모아뛰기를 넘고 난 후 번갈아스텝을 시도하면 평소 익숙한 스텝인 양발모아뛰기 자세가 그대로 유지되어 안정된 팔, 다리, 몸의 자세 그대로 번갈아스텝을 할 수 있기 때문이다. 처음부터 번갈아스텝부터 지도하면 다리 동작에 신경을 쓰느라 팔의 자세가 좋지 않게 된다(초보자의 경우 해당됨).

● 양발모아뛰기+번갈아스텝 연습용 안무(16박자 주고받기 교수법)

IF I HAD YOU

창작: 주종민

파트	박자	줄넘기 동작	
		① 교수자	② 학습자
전주	16	리듬을 타며 준비하기	
노래	16	양발모아뛰기 2박자+번갈아스텝 2박자	교수자 따라 하기
		양발모아뛰기 2박자+번갈아스텝 2박자	
		양발모아뛰기 2박자+번갈아스텝 2박자	
		양발모아뛰기 2박자+번갈아스텝 2박자	
	16	양발모아뛰기 4박자+번갈아스텝 4박자	교수자 따라 하기
		양발모아뛰기 4박자+번갈아스텝 4박자	
	16	양발모아뛰기 8박자+번갈아스텝 8박자	교수자 따라 하기
	16	번갈아스텝 16박자 후 앞멈춤 마무리	교수자 따라 하기

※ ①이 먼저 16박자 줄을 넘은 후 앞멈춤 하고 다음 16박자에 ②가 16박자 줄을 넘는 방식으로 진행함

QR코드 스캔
음악에 맞추어 16박자 주고받기 동작을 익혀 보세요

3 번갈아스텝 지도의 필요성
- 양발모아뛰기보다 좋은 점은 양발모아뛰기는 두 발이 항상 긴장해 있지만 번갈아스텝은 두 발이 번갈아 가며 쉴 수 있기 때문에 몸에 무리가 덜 간다는 점이다. 따라서 장시간 뛰기에 적합하다.

4 번갈아스텝의 단계별 연습법
- 줄 없이 연습, 한 손에 줄 잡고 연습, 두 손에 줄 한 개씩 잡고 연습, 스텝 완성의 순서로 숙달시킨다.

● 번갈아스텝의 단계별 연습법

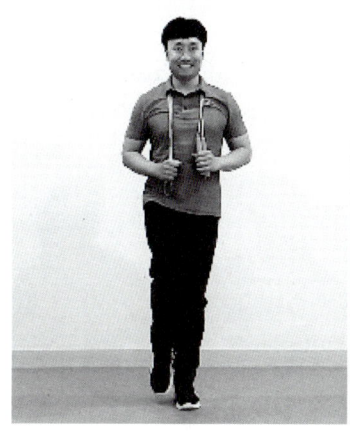 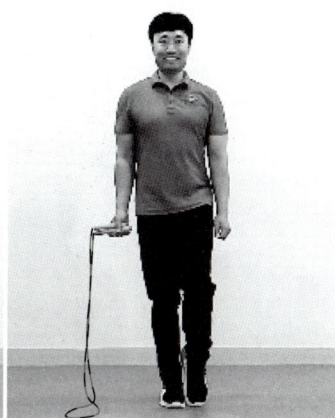 

1 단계 줄 없이 발동작만 연습
2 왼손 줄 돌리며 발동작 연습(오른손도 동일)

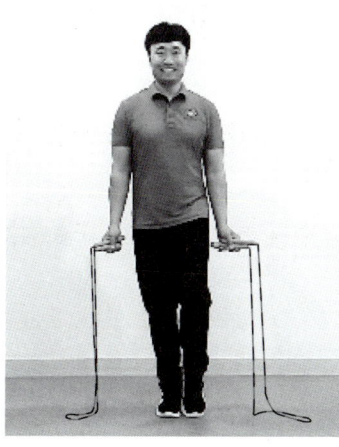 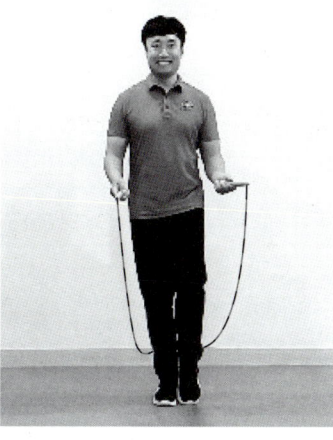

3 양손 줄 돌리며 발동작 연습
4 번갈아스텝 완성

- 번갈아스텝의 단계별 연습법을 음악과 결합한 안무

GOOD TIME

(번갈아스텝을 예로 한 안무, 다른 스텝에도 적용 가능,
'①' 부분을 한 단계의 모두 같은 동작으로 구성하여 연습할 수도 있음)

창작: 주종민

파트	박자	스텝동작
전주	16	리듬을 타며 준비하기
노래	16	목걸이 파지한 상태로 줄 없이 번갈아스텝 ①
	16	제자리 걷기
	16	목걸이 파지한 상태로 줄 없이 번갈아스텝 ①
	16	제자리 걷기
	16	왼손에 손잡이 모아 잡고 줄 돌리며 번갈아스텝 ①
	16	제자리 걷기
	16	왼손에 손잡이 모아 잡고 줄 돌리며 번갈아스텝 ①
	16	제자리 걷기
	16	오른손에 손잡이 모아 잡고 줄 돌리며 번갈아스텝 ①
	16	제자리 걷기
	16	오른손에 손잡이 모아 잡고 줄 돌리며 번갈아스텝 ①
	16	제자리 걷기
	16	줄을 넘으며 번갈아스텝 ①
	16	제자리 걷기
	16	줄을 넘으며 번갈아스텝 ①
	16	제자리 걷기

5 학생 지도 팁
- 번갈아스텝으로 줄을 넘으며 전진하면서 친구를 만나면 "안녕" 하고 서로 인사하며 손뼉 마주치기 활동을 할 수도 있다.
- 줄 넘으며 전진하는 활동을 할 때, 학생들에게 양발모아뛰기로 전진하는 모습과 번갈아스텝으로 전진하는 모습을 보여 주어 어느 게 더 안정적인지 설명하며 번갈아스텝을 배워야 하는 필요성을 느끼게 한다.
- 줄 가지고 번갈아스텝이 안 되는 경우의 지도 방법

1단계: 왼발 4번뛰기 후 앞멈춤을 한다.
2단계: 오른발 4번뛰기 후 앞멈춤을 한다.
3단계: 왼발 오른발 4번씩 연결하여 뛰기 후 앞멈춤을 한다.
4단계: 왼발 2번 뛰기 후 앞멈춤을 한다.
5단계: 오른발 2번 뛰기 후 앞멈춤을 한다.
6단계: 왼발 오른발 2번씩 연결하여 뛰기 후 앞멈춤을 한다.
7단계: 번갈아스텝을 시도해 본다.

나. 번갈아두박자스텝

1 스텝 설명
- 한 발에 두 번씩 점프하며 뛰는 방법이다.
- 기본적인 자세는 번갈아스텝과 동일하다.
- 줄이 한 번 돌아갈 때마다 한 번씩 점프를 해야 한다.
- 장시간 줄넘기를 뛰는 데 가장 적합한 스텝이다.
- 직접 킥복싱을 배워 본 경험에 따르면 킥복싱이나 복싱 수련자들이 1라운드 3분간 뛸 체력을 만들기 위하여 본 운동 전 주로 번갈아두박자스텝을 이용하여 보강운동을 한다.

2 지도 방법
- 안정된 자세로 줄을 넘기 위하여 양발모아뛰기를 하다가 번갈아스텝을 시도하도록 한다.

- 양발모아뛰기+번갈아두박자스텝 연습용 안무(16박자 주고받기 교수법)

IF I HAD YOU

창작: 주종민

파트	박자	줄넘기 동작	
		① 교수자	② 학습자
전주	16	리듬을 타며 준비하기	
노래	16	양발모아뛰기 2박자 +(왼발)번갈아두박자스텝 2박자	교수자 따라 하기
		양발모아뛰기 2박자 +(오른발)번갈아두박자스텝 2박자	
		양발모아뛰기 2박자 +(왼발)번갈아두박자스텝 2박자	
		양발모아뛰기 2박자 +(오른발)번갈아두박자스텝 2박자	
	16	양발모아뛰기 4박자 +번갈아두박자스텝 4박자	교수자 따라 하기
		양발모아뛰기 4박자 +번갈아두박자스텝 4박자	
	16	양발모아뛰기 8박자 +번갈아두박자스텝 8박자	교수자 따라 하기
	16	번갈아두박자스텝 16박자	교수자 따라 하기

※ ①이 먼저 16박자 줄을 넘은 후 앞멈춤 하고 다음
   16박자에 ②가 16박자 줄을 넘는 방식으로 진행함

QR코드 스캔
음악에 맞추어
16박자 주고받기
동작을 익혀 보세요

다. 십자스텝

1 스텝 설명
- 번갈아두박자스텝을 응용한 스텝으로 왼쪽 2번, 오른쪽 2번, 위쪽 2번, 아래쪽(시작할 때 서 있던 자리) 2번씩 이동하는 스텝이다.

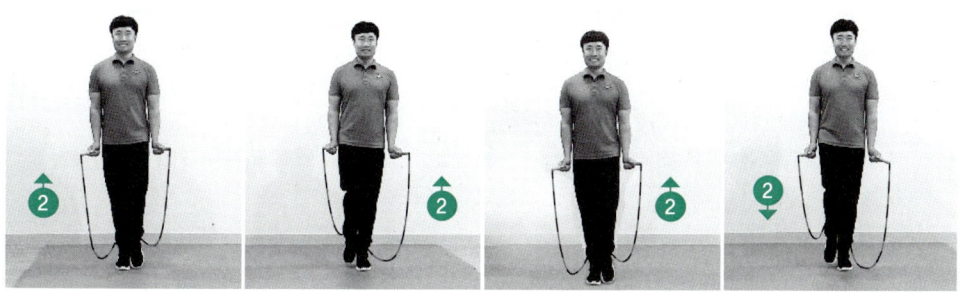

| 왼쪽 2번 점프 | 오른쪽 2번 점프 | 위쪽 2번 점프 | 아래쪽 2번 점프 |

- 반드시 줄이 지나가고 난 후에 이동을 해야 줄에 걸리지 않는다. 발의 보폭이 달라지거나 이동하는 스텝의 경우에도 마찬가지다.
- 이동할 때는 너무 많이 이동하면 줄에 걸리거나 스텝 자세가 예쁘지 않게 되기 때문에 자신의 운동 능력 범위 내에서 조금씩만 이동해야 한다.

2 지도 방법
- 스텝을 분석해 보면 십자스텝은 좌우로 이동하는 번갈아두박자스텝과 위아래로 이동하는 번갈아두박자스텝이 결합된 것임을 알 수 있다.
- 따라서 좌우 번갈아두박자스텝과 위아래 번갈아두박자스텝을 각각 숙달시킨 후, 두 가지를 결합하여 실시한다.
- 처음에는 좌우 번갈아두박자스텝 부분을 하지 말고 제자리에서 번갈아두박자 스텝 후 앞뒤 번갈아두박자스텝을 실시하면 완성도가 높아진다.

3 학생 지도 팁
- 발동작을 어려워할 경우 줄 없이 또는 줄넘기 손잡이 두 개를 한 손으로 잡고 줄을 돌리면서 스텝을 하는 연습을 시킨 후 실시한다.

라. 가위바위보스텝

1 스텝 설명
- 발을 이용하여 가위바위보 놀이를 하는 모양과 비슷하여 붙여진 이름이다.
- 하나에 어깨너비로 두 발을 벌리고(보) 둘에 모으고(바위) 셋에 왼발은 앞으로 오른발은 뒤로(가위) 넷에 모으고(바위), 그다음 네 박자는 동일하나 셋에 앞으로 내미는 발과 뒤로 내미는 발만 바꾸어서 동작을 한다.

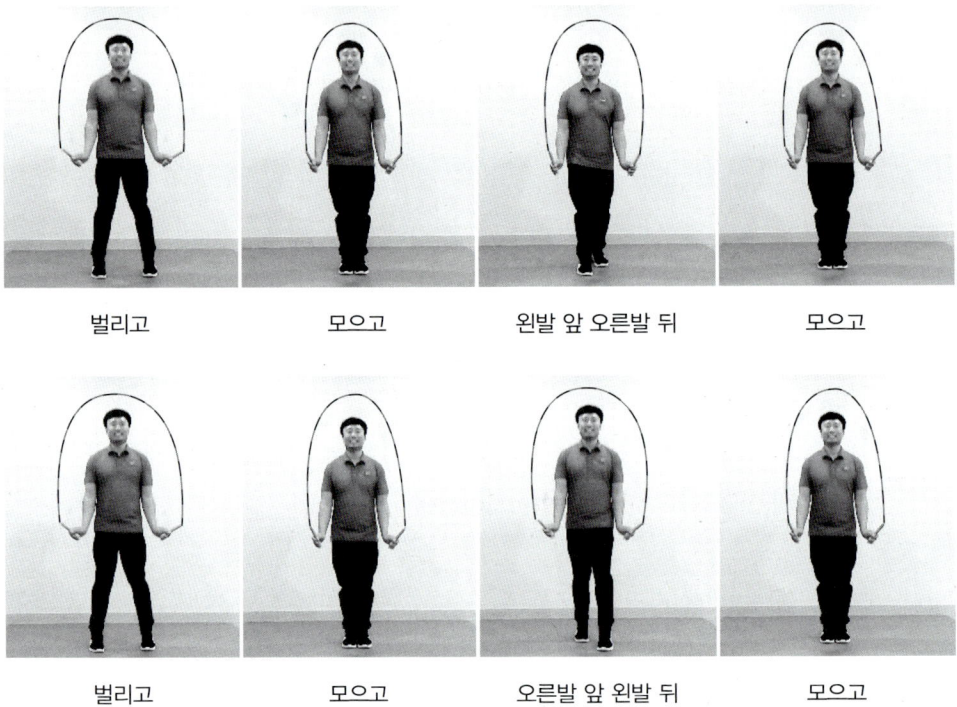

벌리고　　　모으고　　　왼발 앞 오른발 뒤　　　모으고

벌리고　　　모으고　　　오른발 앞 왼발 뒤　　　모으고

- 반드시 줄이 넘어간 후 스텝 모양을 바꾸어야 줄에 걸리지 않는다.
- 발은 어깨너비 정도로만 벌리며 지나치게 많이 벌리지 않는다.

2 지도 방법
- 다른 스텝에 비하여 초반에 성공 확률이 높아 완성도가 높은 스텝이다.
- 안정된 자세로 줄을 넘기 위하여 양발모아뛰기를 하다가 가위바위보스텝을 시도하도록 한다.

- 가위바위보스텝 연습용 안무(16박자 주고받기 교수법)

IF I HAD YOU

창작: 주종민

파트	박자	줄넘기 동작	
		① 교수자	② 학습자
전주	16	리듬을 타며 준비하기	
노래	16	양발모아뛰기 2박자+양옆으로 벌리고 모으고 2박자	교수자 따라 하기
		양발모아뛰기 2박자+양옆으로 벌리고 모으고 2박자	
		양발모아뛰기 2박자+양옆으로 벌리고 모으고 2박자	
		양발모아뛰기 2박자+양옆으로 벌리고 모으고 2박자	
	16	양발모아뛰기 2박자+위아래로 벌리고 모으고 2박자(왼발 위로)	교수자 따라 하기
		양발모아뛰기 2박자+위아래로 벌리고 모으고 2박자(왼발 위로)	
		양발모아뛰기 2박자+위아래로 벌리고 모으고 2박자(왼발 위로)	
		양발모아뛰기 2박자+위아래로 벌리고 모으고 2박자(왼발 위로)	
	16	양발모아뛰기 2박자+위아래로 벌리고 모으고 2박자(오른발 위로)	교수자 따라 하기
		양발모아뛰기 2박자+위아래로 벌리고 모으고 2박자(오른발 위로)	
		양발모아뛰기 2박자+위아래로 벌리고 모으고 2박자(오른발 위로)	
		양발모아뛰기 2박자+위아래로 벌리고 모으고 2박자(오른발 위로)	
	16	양발모아뛰기 8박자+양옆으로+위아래로(왼발 위로)	교수자 따라 하기
		양발모아뛰기 8박자+양옆으로+위아래로(오른발 위로)	

※ ①이 먼저 16박자 줄을 넘은 후 앞멈춤 하고 다음
16박자에 ②가 16박자 줄을 넘는 방식으로 진행함

QR코드 스캔
음악에 맞추어
16박자 주고받기
동작을 익혀 보세요

3 학생 지도 팁
- 발동작을 할 때 양팔이 벌어지지 않도록 생각하며 실시한다.

● 가위바위보스텝의 오시범과 정시범 예시

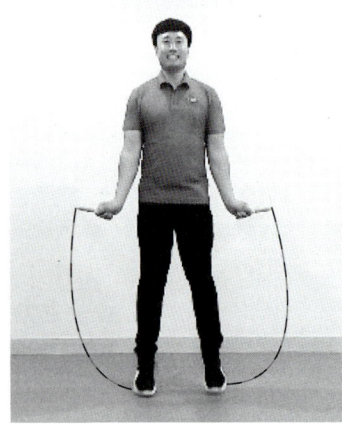
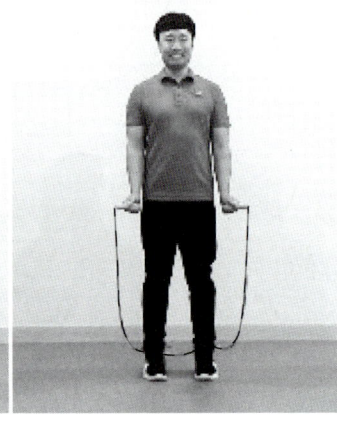

1 적당히 벌린 보폭
2 보폭이 너무 좁은 경우(X)

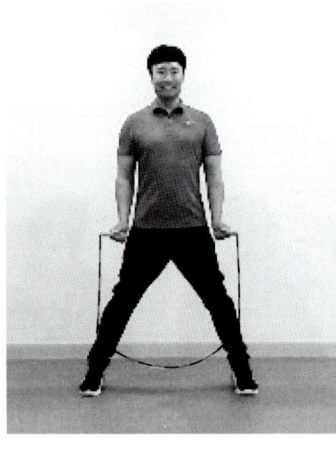
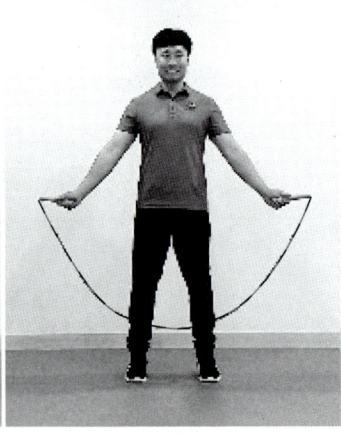

3 보폭이 지나치게 큰 경우(X)
4 양팔이 너무 벌어진 경우(X)

마. 앞흔들어스텝

1 스텝 설명
- 하나에 양발로 점프하며 왼발을 뒤로 엉덩이에 닿을 정도로 깊게 접는다.
- 둘에 오른발로 점프하며 왼발을 살짝 아래로 내려 준다. 이때 왼발은 바닥에 닿지 않은 상태이다.
- 한마디로, 오른발 두 번 뛸 때 왼발을 뒤로 접었다가 내리는 스텝이다.
- 스텝의 명칭이 흔들어스텝이라고 하여 발을 앞으로 차듯이 차면 무릎의 인대에 무리가 가므로 뒤로 접었던 다리를 살짝 내려 주고 발끝은 지면을 향하도록 한다.
- 무릎을 접을 때에는 무릎에 힘을 빼고 접는다(그래야 깊숙이 접힘).

2 지도 방법
- 안정된 자세로 줄을 넘기 위하여 양발모아뛰기를 하다가 앞흔들어스텝을 시도하도록 한다.

● 앞흔들어스텝 연습용 안무 (16박자 주고받기 교수법)

IF I HAD YOU

창작: 주종민

파트	박자	줄넘기 동작	
		① 교수자	② 학습자
전주	16	리듬을 타며 준비하기	
노래	16	양발모아뛰기 2박자+왼쪽 다리 접었다 펴기	교수자 따라 하기
		양발모아뛰기 2박자+오른쪽 다리 접었다 펴기	
		양발모아뛰기 2박자+왼쪽 다리 접었다 펴기	
		양발모아뛰기 2박자+오른쪽 다리 접었다 펴기	
	16	양발모아뛰기 4박자+앞흔들어스텝 4박자	교수자 따라 하기
		양발모아뛰기 4박자+앞흔들어스텝 4박자	
	16	양발모아뛰기 8박자+앞흔들어스텝 8박자	교수자 따라 하기
	16	앞흔들어스텝 16박자	교수자 따라 하기

※ ①이 먼저 16박자 줄을 넘은 후 앞멈춤 하고 다음 16박자에 ②가 16박자 줄을 넘는 방식으로 진행함

QR코드 스캔
음악에 맞추어 16박자 주고받기 동작을 익혀 보세요

3 학생 지도 팁
- 번갈아두박자스텝을 8박 뛴 후 앞흔들어스텝의 성공 확률이 높아진다.

● 측면

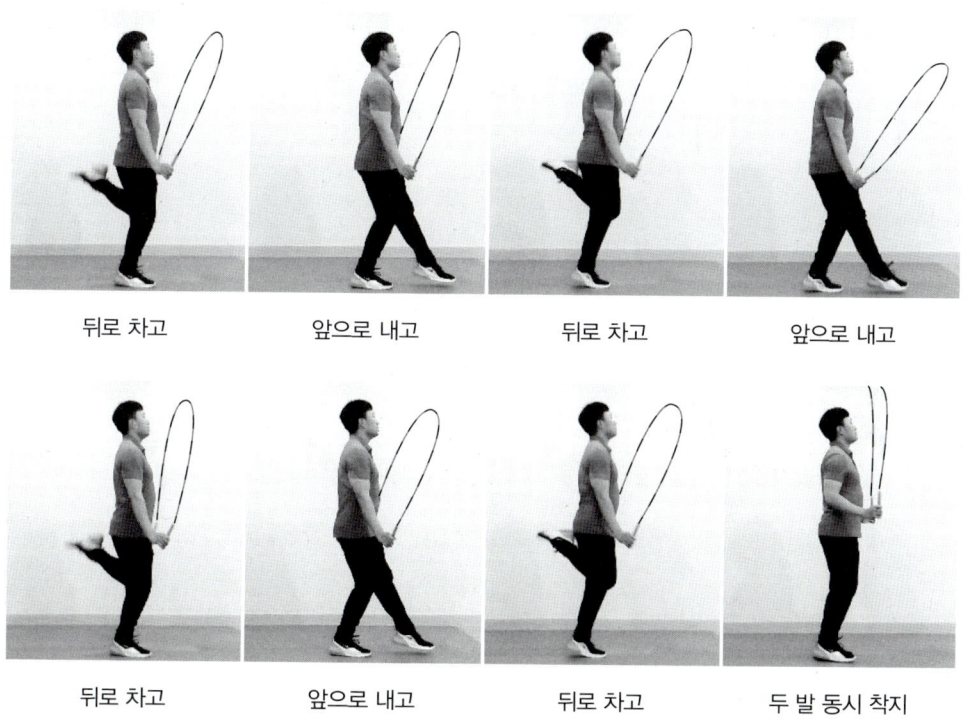

● 정면

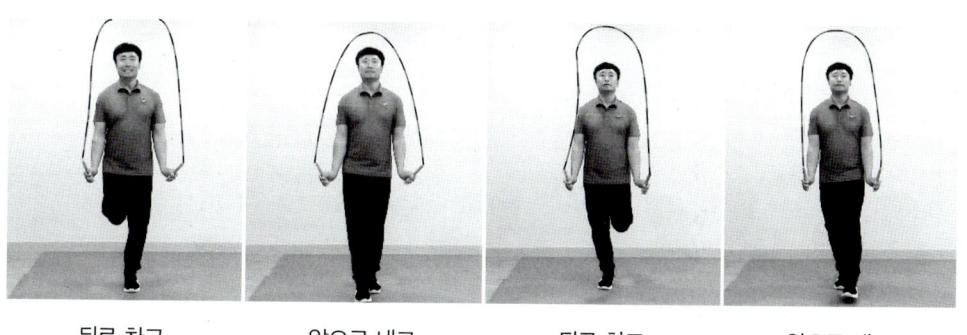

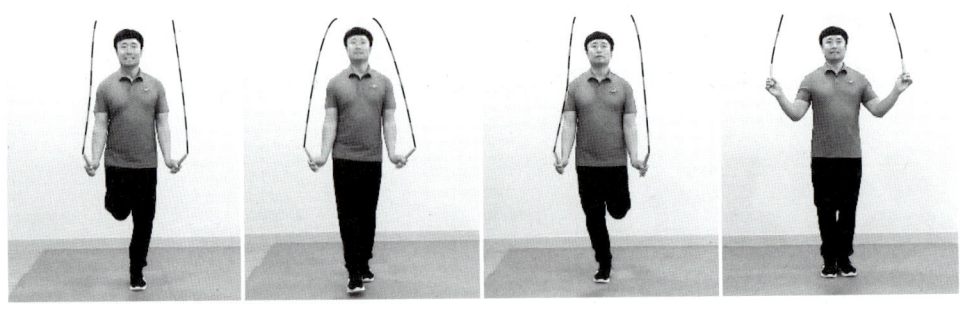

| 뒤로 차고 | 앞으로 내고 | 뒤로 차고 | 두 발 동시 착지 |

바. 뒤들어모아스텝

1 스텝 설명

- 하나에 양발로 점프하며 왼발을 엉덩이에 닿을 정도로 무릎을 접어 준다.
- 둘에 왼발을 내려놓으며 양발로 착지한다.
- 발은 뒤로 엉덩이가 닿을 정도로 깊게 접는다.
- 무릎을 접을 때에는 무릎에 힘을 빼고 접는다(그래야 깊숙이 접힘).

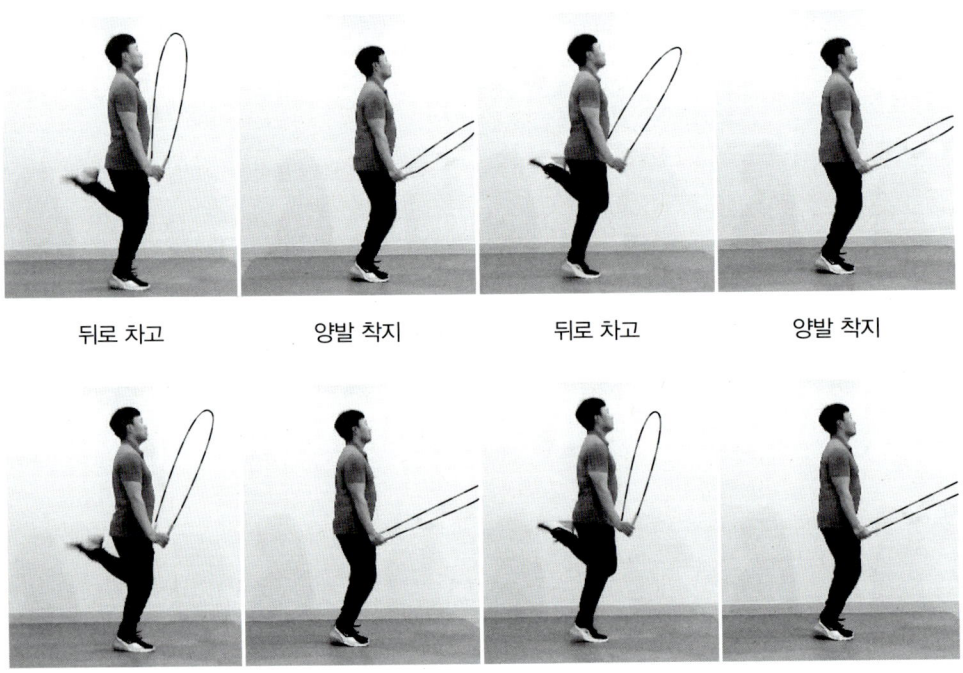

| 뒤로 차고 | 양발 착지 | 뒤로 차고 | 양발 착지 |

| 뒤로 차고 | 양발 착지 | 뒤로 차고 | 양발 착지 |

● 정면

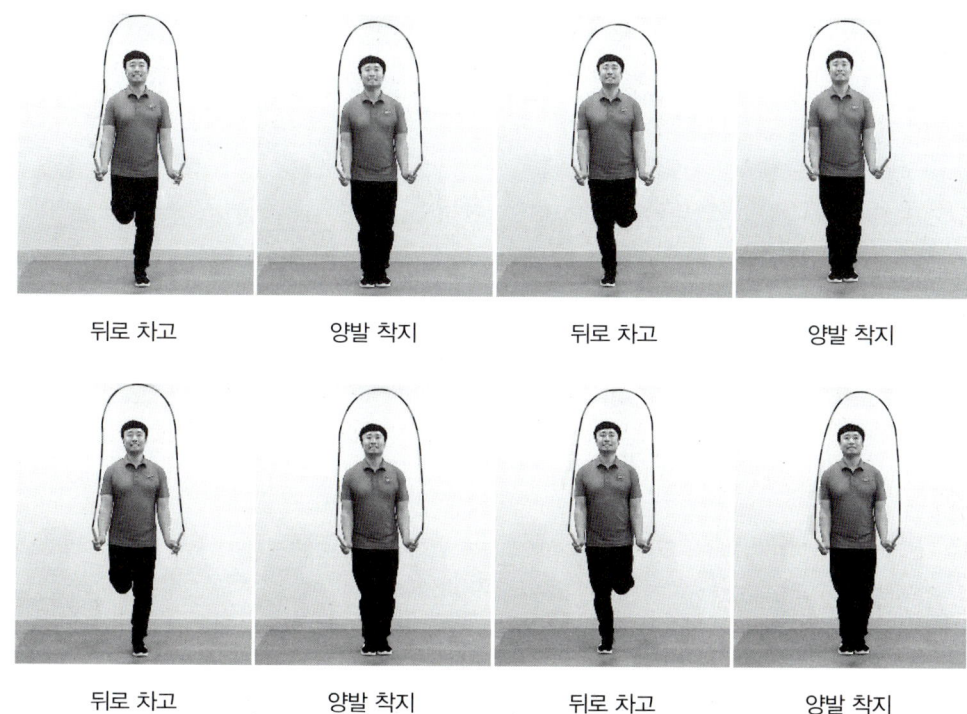

| 뒤로 차고 | 양발 착지 | 뒤로 차고 | 양발 착지 |

| 뒤로 차고 | 양발 착지 | 뒤로 차고 | 양발 착지 |

사. 옆흔들어스텝

1 스텝 설명

- 시계추처럼 좌우로 뛰는 스텝으로, 하나에 양발로 점프하여 오른발을 디디며 왼발을 왼쪽으로 들어 준다.
- 둘에 오른발을 점프하며 왼발을 제자리에 디딤과 동시에 오른발을 오른쪽으로 들어 준다.
- 셋, 넷은 하나, 둘, 동작을 반복한다.
- 발을 어깨너비보다 더 넓게 벌려 흔들면 균형이 흐트러지게 되므로 주의한다.

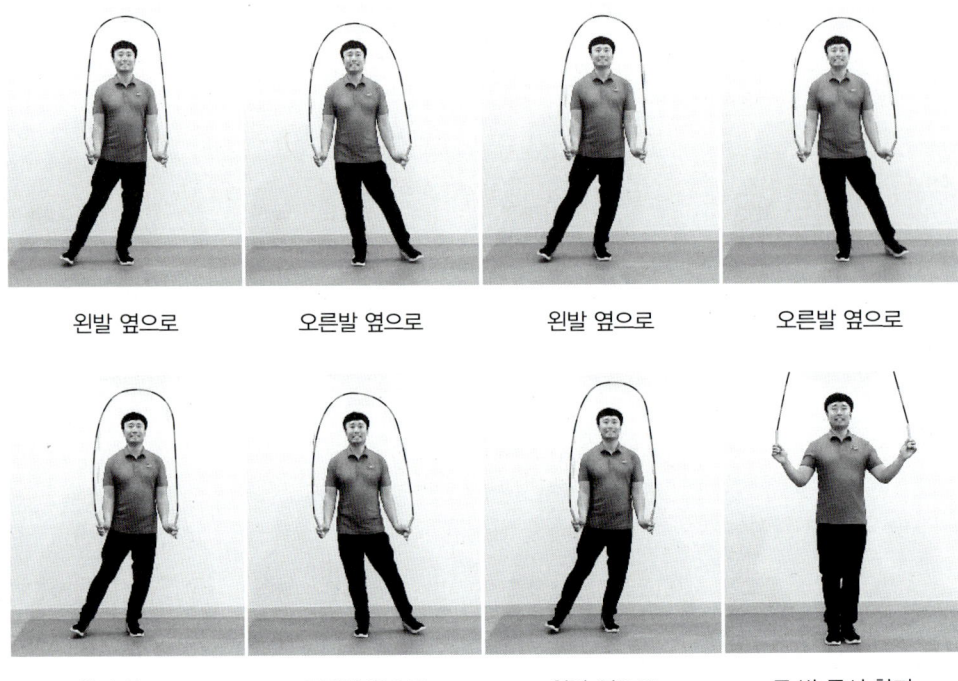

| 왼발 옆으로 | 오른발 옆으로 | 왼발 옆으로 | 오른발 옆으로 |
| 왼발 옆으로 | 오른발 옆으로 | 왼발 옆으로 | 두 발 동시 착지 |

2 학생 지도 팁
- 흔들었던 발을 제자리로 할 때에는 반대쪽 발을 차듯이 한다.
- 위로 들었던 발이 제자리로 돌아오지 않으면 몸의 중심이 흔들리고 스텝이 예쁜 모양으로 이뤄지지 않는다.
- 스텝을 하면서 팔이 벌어지지 않도록 주의한다.
- "줄을 날씬하게 돌리면(손을 허벅지에 최대한 가까이 하면) 잘돼요~!", "줄을 통통하게(손을 허벅지에서 떨어지게) 팔을 벌려 돌리면 잘 안돼요~!"로 설명한다.

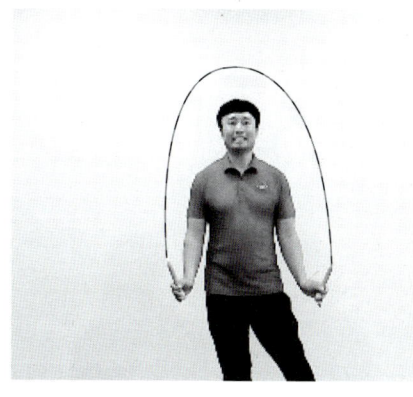
줄을 날씬하게 돌릴 때

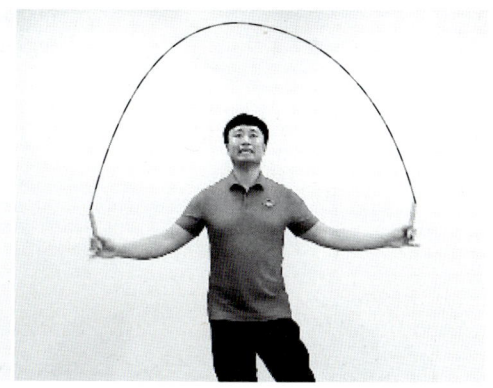
줄을 통통하게 돌릴 때(X)

아. 크로스스텝

1 스텝 설명
- 하나에 보스텝(가위바위보 중 '보' 모양의 스텝), 둘에 왼발을 앞에 오른발은 뒤에 크로스, 셋에 보스텝, 넷에 오른발은 앞에 왼발은 뒤에 크로스 스텝을 하는 방법이다.

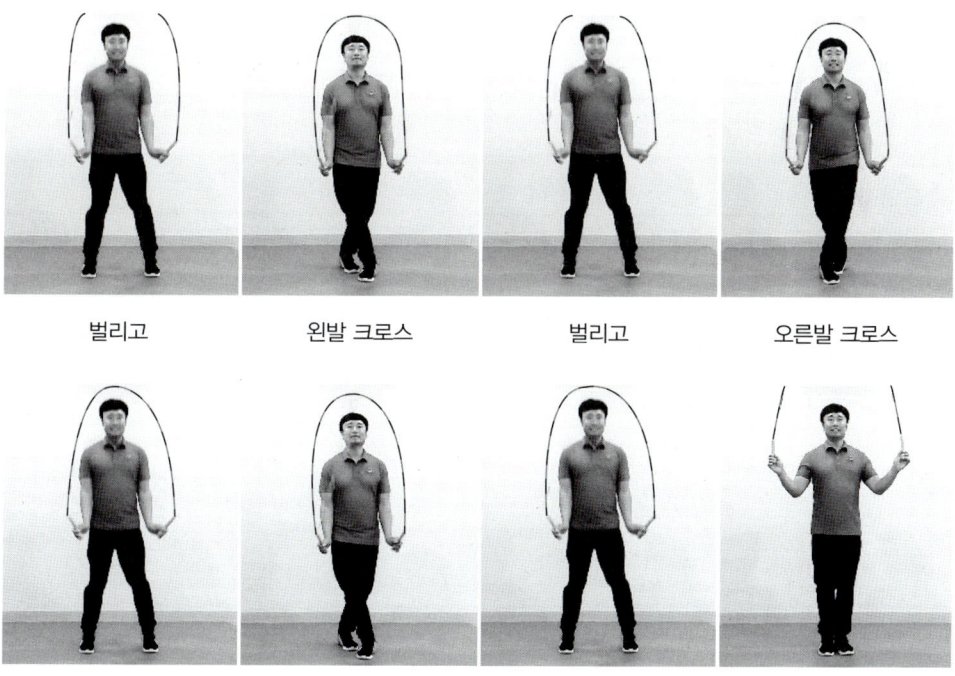

벌리고   왼발 크로스   벌리고   오른발 크로스

벌리고   왼발 크로스   벌리고   두 발 동시 착지

03
16박자 줄 없이 뛰는 스텝체조

가. good time1(16박자씩 주고받기)

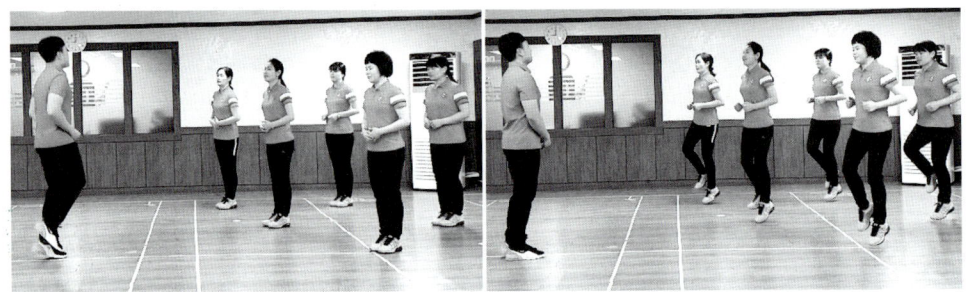

16박자 주고받기 교사 차례　　　　　　　　16박자 주고받기 학습자 차례

GOOD TIME

창작: 주종민

파트	줄넘기 동작			
	박자	① 교수자	박자	② 학습자
전주	16	리듬을 타며 준비하기	16	리듬을 타며 준비하기
노래	16	번갈아스텝	16	교수자 따라 하기
	16	번갈아두박자스텝	16	교수자 따라 하기
	16	십자스텝	16	교수자 따라 하기
	16	가위바위보스텝	16	교수자 따라 하기
	16	앞흔들어스텝	16	교수자 따라 하기
	16	뒤들어모아스텝	16	교수자 따라 하기
	16	옆흔들어스텝	16	교수자 따라 하기
	16	크로스스텝	16	교수자 따라 하기

※ ①이 먼저 16박자 줄을 넘은 후 앞멈춤 하고 다음 16박자에 ②가 16박자 줄을 넘는 방식으로 진행함

나. good time2(16박자+제자리걷기)

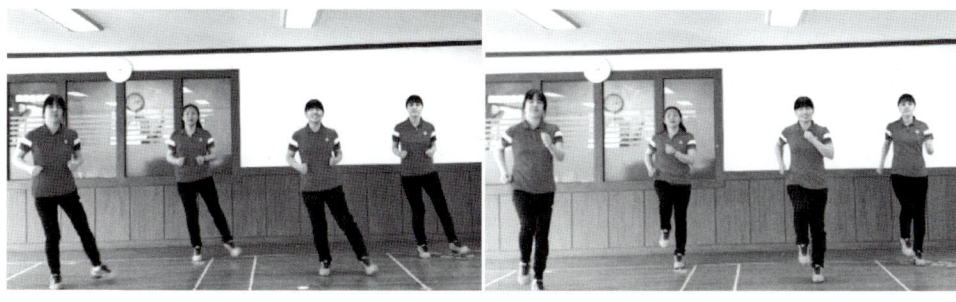

스텝 동작 16박자 　　　　　　　제자리 걷기 동작 16박자

GOOD TIME
(16박자 스텝체조)

창작: 주종민

파트	박자	스텝동작
전주	16	리듬을 타며 준비하기
노래	16	번갈아스텝
	16	제자리 걷기
	16	번갈아두박자스텝
	16	제자리 걷기
	16	십자스텝
	16	제자리 걷기
	16	가위바위보스텝
	16	제자리 걷기
	16	앞흔들어스텝
	16	제자리 걷기
	16	뒤들어모아스뻽
	16	제자리 걷기
	16	옆흔들어스텝
	16	제자리 걷기
	16	지그재그스텝
	16	제자리 걷기

다. good time3(16박자＋1열씩 뒤로 이동하며 하이파이브)

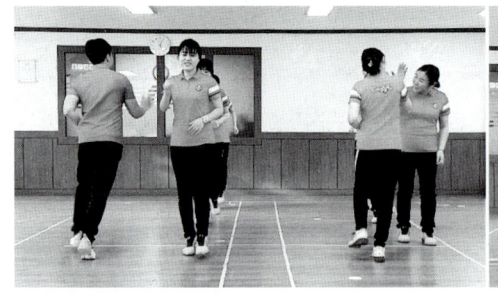
스텝 16박자 후 1열 하이파이브 하며 제일 뒤로 이동

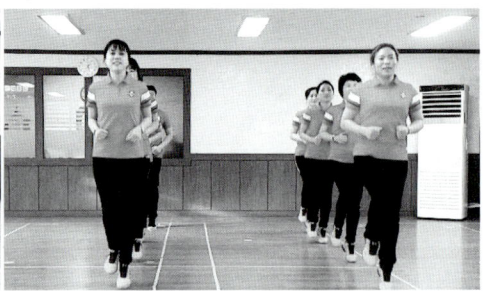
2열이 1열 자리로 교체

GOOD TIME
(16박자 스텝체조)

창작: 주종민

파트	박자	스텝동작	
전주	16	리듬을 타며 준비하기	
노래	16	번갈아스텝	
	16	1열 뒤로 이동하며 하이파이브	
	16	번갈아두박자스텝	
	16	2열 뒤로 이동하며 하이파이브	
	16	십자스텝	
	16	3열 뒤로 이동하며 하이파이브	뒤로 가지 않는 각 열은 앞으로 이동하며 뒤로 빠진 열의 자리를 채워서 주며, 남은 박자는 제자리 걷기를 한다.
	16	가위바위보스텝	
	16	4열 뒤로 이동하며 하이파이브	
	16	앞흔들어스텝	
	16	5열 뒤로 이동하며 하이파이브	
	16	뒤들어모아스텝	
	16	6열 뒤로 이동하며 하이파이브	
	16	옆흔들어스텝	
	16	7열 뒤로 이동하며 하이파이브	
	16	크로스스텝	
	16	8열 뒤로 이동하며 하이파이브	

라. good time4(16박자+무작위로 만나 하이파이브, 그 자리에서 뛰기)

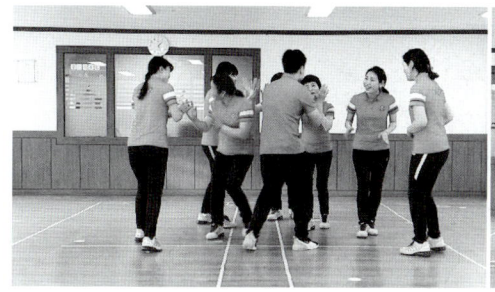
무작위로 만나 하이파이브

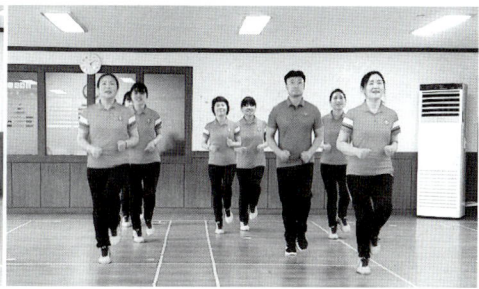
바뀐 자리에서 그대로 뛰기

GOOD TIME
(16박자 스텝체조)

창작: 주종민

파트	박자	스텝동작	
전주	16	리듬을 타며 준비하기	
노래	16	번갈아스텝	교수자 따라 하기 (파트너를 만난 자리에서 실시, 스텝마다 본인 위치가 달라짐)
	16	무작위로 걸어 다니며 파트너와 하이파이브	
	16	번갈아두박자스텝	
	16	무작위로 걸어 다니며 파트너와 하이파이브	
	16	십자스텝	
	16	무작위로 걸어 다니며 파트너와 하이파이브	
	16	가위바위보스텝	
	16	무작위로 걸어 다니며 파트너와 하이파이브	

마. 숲속을 걸어요(전주, 간주, 후주를 체조동작으로 구성)

숲속을 걸어요
(스텝체조)

창작: 주종민

파트	박자	스텝동작
전주1	16	리듬을 타며 준비하기
전주2	4	오른쪽으로 바인스텝으로 가서 왼발 끝 찍으며 박수 치기
	4	왼쪽으로 바인스텝으로 가서 오른발 끝 찍으며 박수 치기
	4	오른발부터 앞으로 세 걸음 전진 후 왼발 옆내어 찍기
	4	왼발부터 앞으로 세 걸음 후진 후 오른발 옆내어 찍기
	4	양손을 돌리며 왼쪽으로 이동
	4	양손을 돌리며 오른쪽으로 이동
	8	제자리걷기 8박자
노래 1절	16	번갈아스텝
	16	번갈아두박자스텝
	16	십자스텝
	16	가위바위보스텝
간주	4	오른쪽으로 바인스텝으로 가서 왼발 끝 찍으며 박수 치기
	4	왼쪽으로 바인스텝으로 가서 오른발 끝 찍으며 박수 치기
	4	오른발부터 앞으로 세 걸음 전진 후 왼발 옆내어 찍기
	4	왼발부터 앞으로 세 걸음 후진 후 오른발 옆내어 찍기
	4	양손을 돌리며 왼쪽으로 이동
	4	양손을 돌리며 오른쪽으로 이동
	8	제자리걷기 8박자

노래 2절	16	앞흔들어스텝
	16	뒤들어모아스텝
	16	옆흔들어스텝
	16	크로스스텝
후주	4	오른쪽으로 바인스텝으로 가서 왼발 끝 찍으며 박수 치기
	4	왼쪽으로 바인스텝으로 가서 오른발 끝 찍으며 박수 치기
	4	오른발부터 앞으로 세 걸음 전진 후 왼발 옆내어 찍기
	4	왼발부터 앞으로 세 걸음 후진 후 오른발 옆내어 찍기
	4	양손을 돌리며 왼쪽으로 이동
	4	양손을 돌리며 오른쪽으로 이동
	8	제자리걷기 8박자

바. 학생 지도 팁

1 16박자 주고받기 교수법
- 학생들이 줄을 넘을 준비를 한 상태에서, 교사가 먼저 16박자 스텝을 시범 보이면 학생들이 보고 따라 하는 방법이다. 음악의 리듬에 맞추어 실시하면 기초 다지기에 효과가 크다.

2 기본스텝 릴레이 게임 지도 방법
- 팀을 나누어 기본스텝을 빨리 완수하는 팀이 승리하는 게임이다.
- 인원과 스텝의 종류에 따라 게임의 규칙을 다양하게 조정 가능하다.

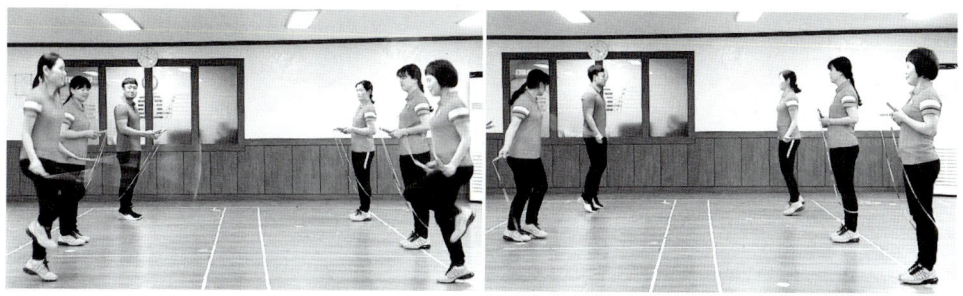

기본스텝 릴레이 게임 1번 주자   기본스텝 릴레이 게임 3번 주자

3 줄넘기 겨루기 게임하기
 - 음악을 틀어 주고 무작위로 줄을 가지고 흩어져 있다가 음악이 멈추면 둘씩 짝을 지어 스텝을 정하여 걸리지 않고 16박씩 뛰기를 겨룬다.

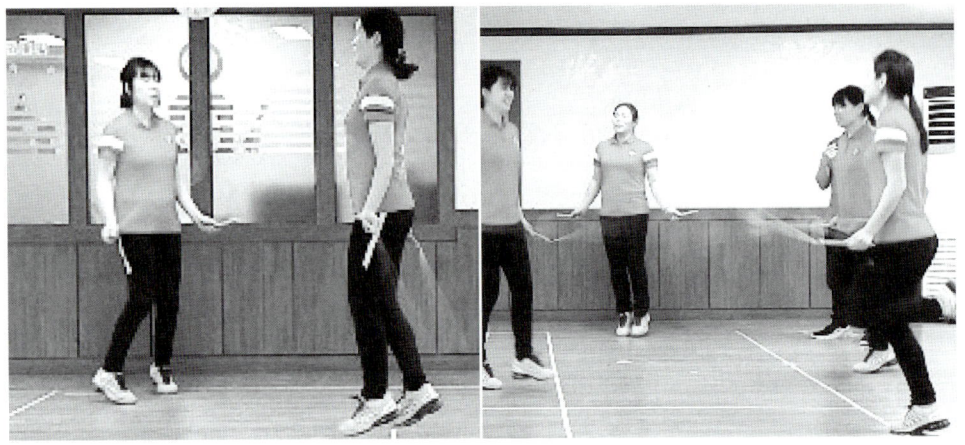

줄넘기 겨루기 게임 장면(가위바위보스텝)   줄넘기 겨루기 게임 장면(앞흔들어스텝)

4 줄 넘으며 이어달리기

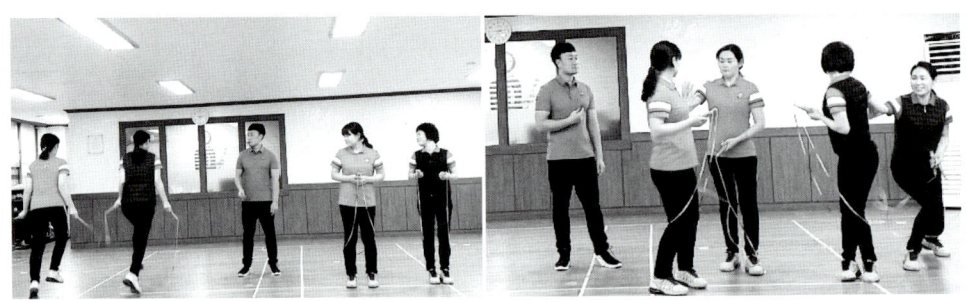

줄 넘으며 이어달리기 1번 주자 출발   줄 넘으며 이어달리기 2번 주자와 교체

줄 넘으며 달리기의 단계별 지도방법은 다음과 같다.
- 1단계: 한 손에 손잡이를 모아 잡고 원을 그리며 천천히 걷기
- 2단계: 한 손에 손잡이를 모아 잡고 원을 그리며 달리기
- 3단계: 줄을 한 번 넘을 때 양 발을 번갈아 달리기
- 4단계: 줄을 한 번 넘을 때 한 발씩 넘으며 달리기

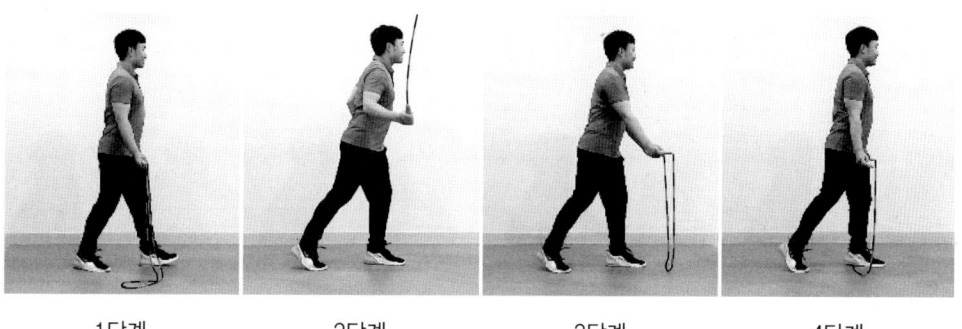

1단계　　　2단계　　　3단계　　　4단계

되돌리기 지도 방법

※ 되돌려옆흔들어뛰기 동작을 하기 위해서는 되돌리기 동작이 선행학습되어 있어야 한다.

가. 뜻
− 줄이 바닥을 치지만 넘지 않고 다시 돌아오는 기술이다.

● 되돌리기(2도약 박자)

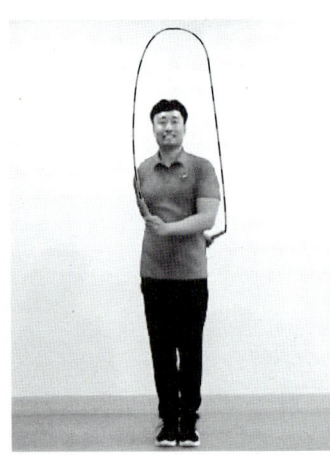
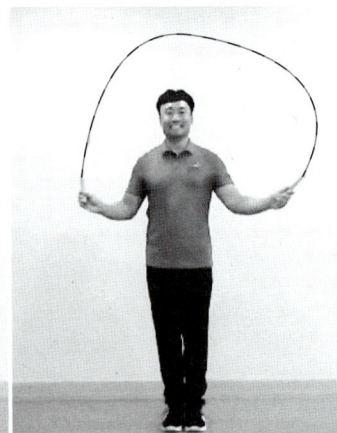

1 하나, 둘: 왼손 뒤, 오른손 앞
2 셋, 넷: 줄을 풀어 주기

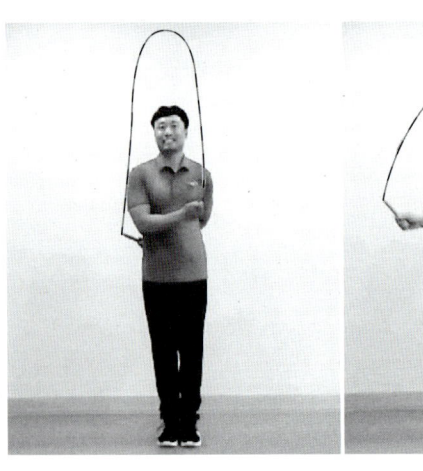
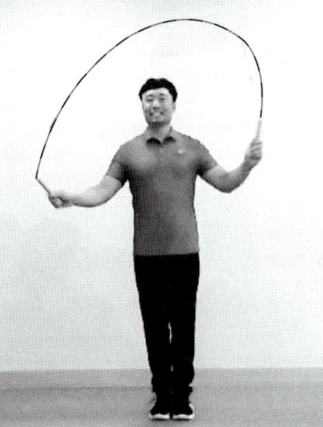

3 다섯, 여섯: 오른손 뒤, 왼손 앞
4 일곱, 여덟: 줄을 풀어 주기

나. 지도 방법

1 방법1: 줄을 가지고 5개의 동작으로 나누어 설명하는 방법

❶ 줄을 몸의 뒤로 보낸 상태에서 시작한다.

❷ 8자돌리기 하듯이 줄을 왼쪽 바닥에 친다(8자돌리기는 두 손바닥이 마주 보게 해야 했지만 되돌리기는 양손의 손바닥이 뒤를 보고 손등이 앞을 보게 해야 한다).

❸ 왼손이 몸의 옆 라인과 일직선이 되었을 때 허리 뒤로 돌려 허리 끝까지 보내 준다.

❹ 오른손으로 줄을 머리 뒤로 넘겨 오른손을 대각선 아래쪽으로 줄이 땅에 닿을 만큼 내려 준다.

❺ 허리 뒤로 갔던 손을 원위치시키며 원래 자세로 돌아온다.

❻ 줄을 앞으로 보내서 앞멈춤 자세로 마무리한다.

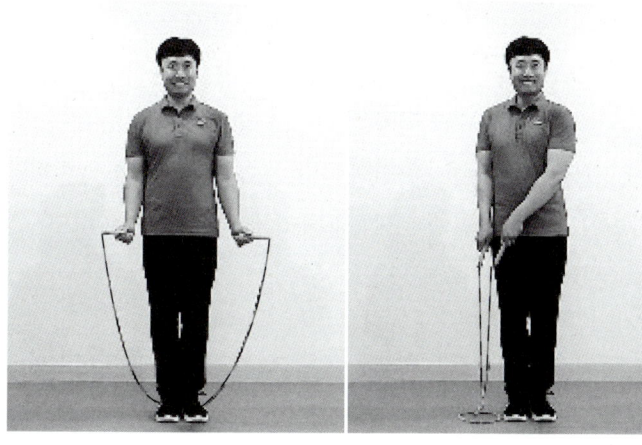

1 준비 자세
2 ❷번 동작

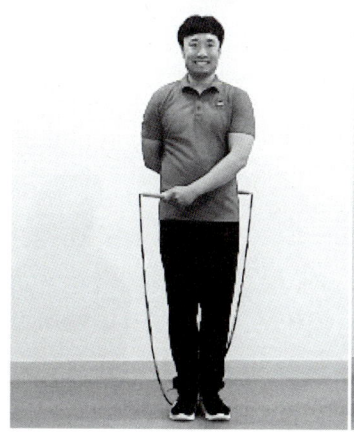
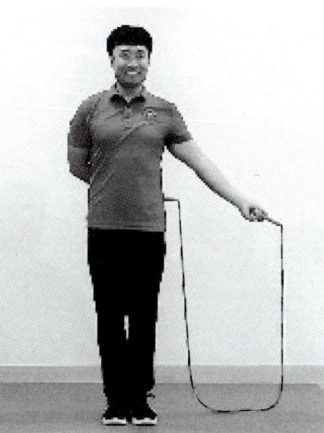

3 ❸번 동작
4 ❹번 동작

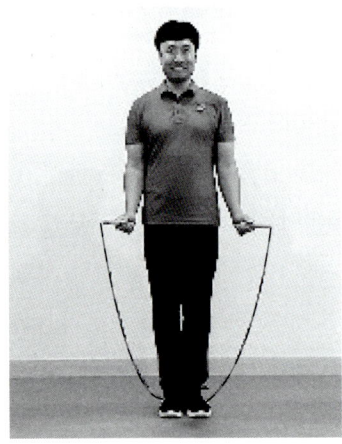

5 ❻번 동작

2 방법2: 줄 없이 3개의 동작으로 나누어 설명하는 방법
 ❶ 줄 없이 시작한다. 8자돌리기 하듯이 양손을 손등이 앞을 보게끔 왼쪽으로 내린다.
 ❷ 앞에 있는 손과 뒤에 있는 손으로 동시에 동작을 취하는데, 오른손(앞에 있는 손)은 물건을 상대방에게 건네주는 듯한 자세(파이팅 포즈)를 취하고, 왼손은 몸의 옆 라인과 일직선이 되었을 때 허리 뒤로 돌려 허리 끝까지 보내 준다.
 ❸ 허리 뒤로 갔던 왼손과 오른손을 원위치시킨다.
 ❹ 앞멈춤 자세로 마무리 한다.
3 두 가지 방법을 구분 동작으로 반복 숙달 후 방법1은 ❶, ❷, ❸ 동작을, 방법2는 ❶, ❷동작을 한 번에 연결하여 시도해 보게 하면 대부분의 학생들이 성공한다.

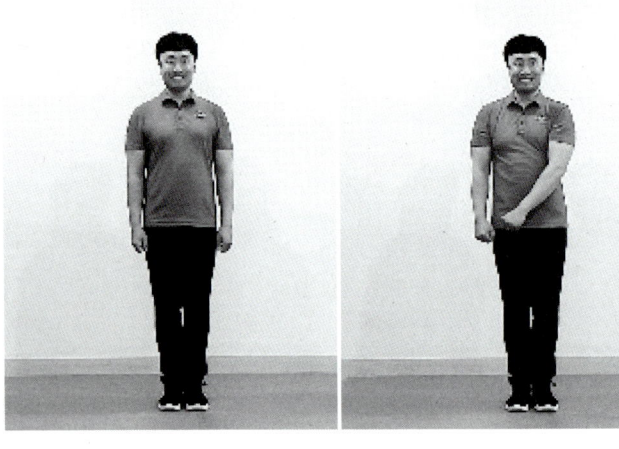

1 준비 자세

2 ❶번 동작

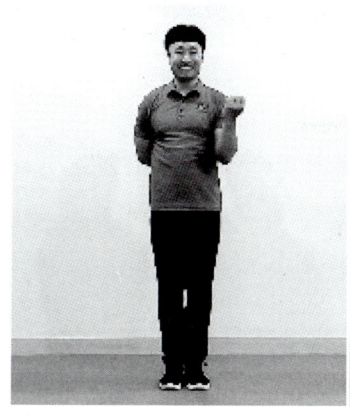
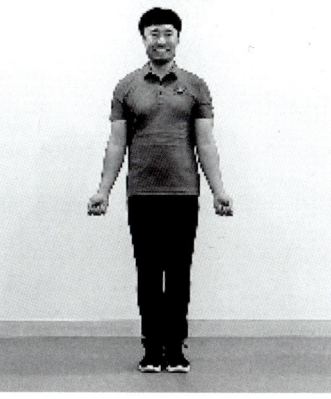

3 ❷번 동작

4 ❸번 동작

다. 학생 지도 팁

1 어깨에 줄이 걸릴 때: 뒤로 들어가는 손이 깊게 들어가도록 지도한다.

2 들어가는 손의 반대쪽 발에 줄이 걸릴 때: 들어가는 손과 나오는 손이 동시에 나오도록 지도한다.

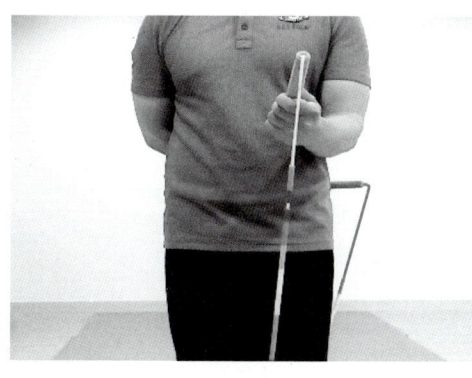

앞 손의 위치

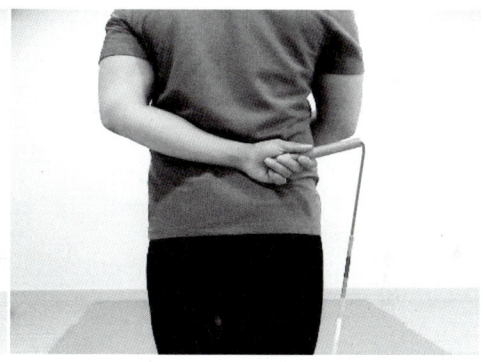

뒤로 들어가는 손의 위치(깊게 들어가게)

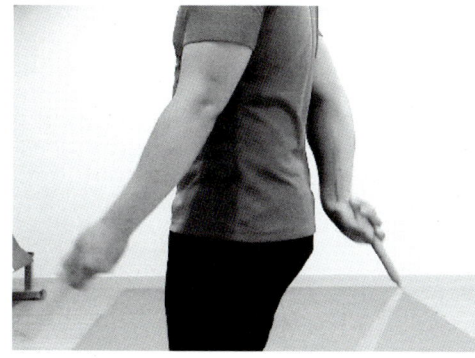

앞 손과 뒤로 들어가는 손이 동시에 나오게

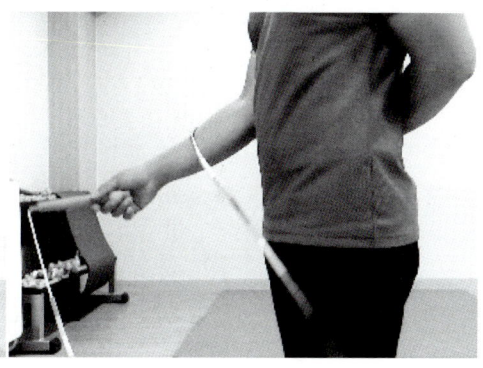

앞 손에 줄이 감길 때(앞 손을 너무 빨리 빼 줄 때)

3️⃣ 앞 손에 줄이 감길 때: 앞 손의 펼쳐지는 타이밍을 조금 늦춰 준다.
4️⃣ '왼손 뒤', '오른손 뒤' 구령을 붙이면서 연습하도록 한다.
5️⃣ 허리 뒤로 가는 손은 허리 끝까지 깊숙이 넣어 준다.
6️⃣ 앞의 손은 배와 주먹 하나가 들어갈 거리를 유지하여 붙지 않도록 해야 한다.
7️⃣ 앞의 손동작을 할 때 손목의 스냅을 이용해 주면 수월하다.
8️⃣ 줄을 아래에서 아래로 보낸다는 느낌으로 동작을 수행하면 더욱 잘된다.
9️⃣ 줄을 앞으로 넘긴 힘을 이용하여 실시한다.
🔟 허리 뒤로 가는 손은 한 동작에 허리 뒤로 보내고 줄넘기 손잡이 끝이 바닥을 향하였다가 허리 뒤로 들어가야 한다.
1️⃣1️⃣ 앞 손은 명치 이상의 높이까지 올라가지 않도록 한다.
1️⃣2️⃣ 뒤로 가는 손 쪽의 어깨는 정면을 향하도록 한다.

작은 동물원
(되돌리기 연습곡)

창작: 주종민

파트	박자	줄넘기 동작
전주	16	리듬을 타며 준비하기
1절	32	되돌리기 느리게 앞멈춤
간주		리듬 타기
2절	32	되돌리기 느리게 앞멈춤(또는 마지막 4박은 되돌리기 **빠르게** 앞멈춤을 하면 노래 박자에 더욱 잘 어울린다.)
후주		리듬 타기

흰 구름

창작: 주종민

파트	박자	줄넘기 동작
전주	16	리듬을 타며 준비하기
1절	8	8자돌리기 빠르게
	8	되돌리기
	8	8자더블돌리기
	8	되돌리기
2절	8	다리 들고 8자더블돌리기
	8	되돌리기
	8	어깨 위 8자더블돌리기
	8	되돌리기

02

되돌려옆흔들어뛰기의 단계별 지도 방법

가. 선행하여 습득이 필요한 기능들

1 되돌려옆흔들어뛰기를 익히기 전 2박자 되돌리기(되돌리기 빠르게)에 대한 완전학습이 되어 있어야 한다. 이는 예비박을 이용하여 수월히 지도할 수 있다. 예비박이 없으면 줄이 돌아가는 동선이 길어지므로 동작이 더욱 어려워진다.

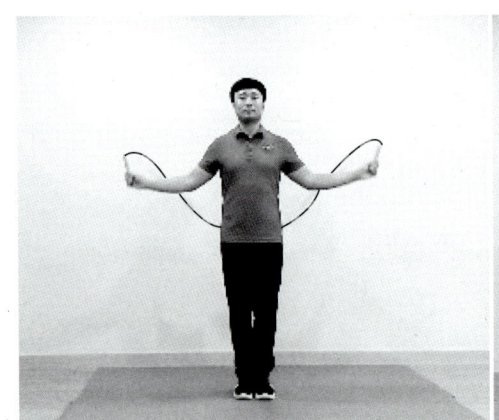

예비박(이) 없이 시작하는 경우
– 시작할 때 줄이 바닥에서 시작하는 경우

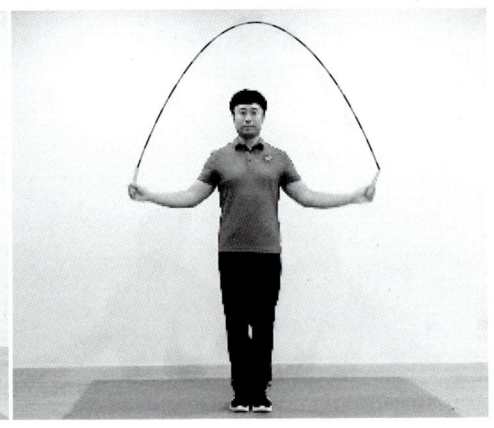

예비박이 있는 경우
– 시작할 때 줄이 머리 위에 있게 하여 시작하는 경우

2 지도하기 전 해 보면 좋은 동작들(팔과 다리의 협응력을 높여 주기 위한 준비 동작들)
- 되돌리기 하면서 한 발씩 들어 보기
- 되돌리기 하면서 앞으로 걷기, 뒤로 걷기
- 되돌리기 하면서 한 발씩 옆내어 찍어 보기
- 양발모아 되돌려뛰기(되돌리기를 2박자씩 하며 1번째 박자는 쉬고, 2번째 박자부터 양발모아 점프를 하며 2박자 되돌리기를 연속적으로 실시한다.)

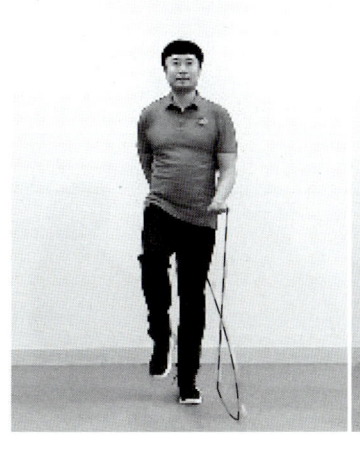
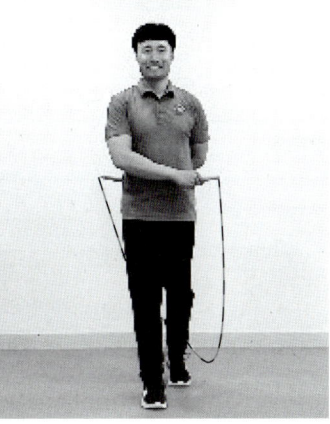

1. 되돌리기 하며 한 발씩 들기
2. 되돌리기 하며 앞뒤로 걷기

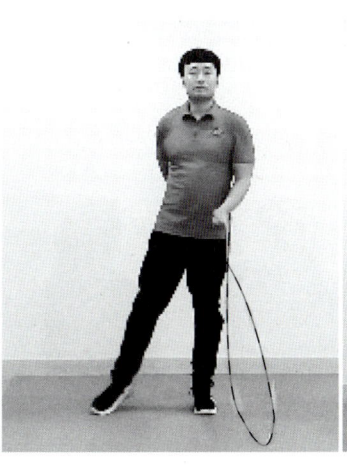
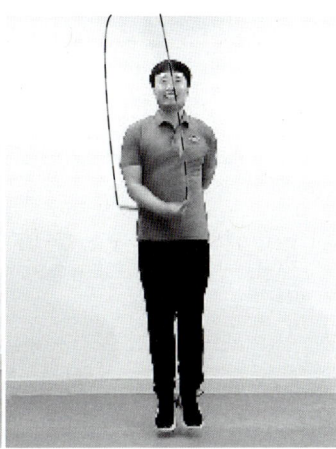

3. 되돌리기 하며 옆내어 찍기
4. 양발모아 되돌려뛰기

3 학생 지도 팁

- 앞의 손동작을 할 때 손목 스냅을 쓰지 않고 팔이나 팔꿈치를 이용하면 손이 머리 위까지 올라가서 되돌리기를 2박자에 할 수 없으므로 앞 손 손목 스냅을 사용해서 팔의 동선을 줄여야 한다.
- 뒤로 들어가는 손이 2도약 박자 되돌리기(되돌리기 느리게)보다 더 빠르고 깊게 들어가도록 해야 한다.

코끼리와 거미줄

창작: 주종민

파트	박자	줄넘기 동작
전주	16	리듬 타기
노래	8	되돌리기 느리게 (되돌리기 느리게)
	8	되돌리기 느리게 (되돌리기 빠르게)
	8	되돌리기 느리게 (되돌리기 느리게)
	8	되돌리기 느리게 (되돌리기 빠르게)

위의 안무표 안의 괄호는 변형의 예시를 든 것이다.
- 1절(한 마리 코끼리): 되돌리기 느리게로만
- 2절(두 마리 코끼리): 되돌리기 느리게+되돌리기 빠르게
- 3절(세 마리 코끼리): 되돌리기 빠르게+되돌리기 느리게
- 4절(네 마리 코끼리): 되돌리기 느리게+양발모아되돌려뛰기
- 5절(다섯 마리 코끼리): 되돌리기 빠르게+양발모아되돌려뛰기

나. 지도 방법

1 방법1

❶ 4박으로 나누어 지도하는 방법
- 1박: 되돌리기 1번(되돌리기 동작을 2동작으로 나누었을 때) 동작을 하며, 이때, 다리는 움직이지 않는다.
- 2박: 되돌리기 2번 동작을 하며 왼쪽 다리를 옆으로 들어 준다.
- 3박: 왼발을 서서히 내리면서 오른쪽 되돌리기 1번 동작을 한다.
- 4박: 오른쪽 되돌리기 2번 동작을 하면서 왼발과 오른발을 바꾸며 오른발을 옆으로 들어 준다.

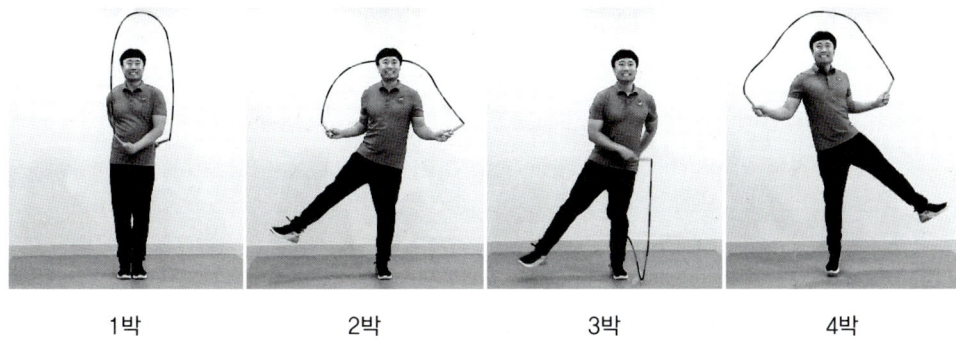

| 1박 | 2박 | 3박 | 4박 |

- **숙달이 되면 다리를 드는 각도를 늘린다.**

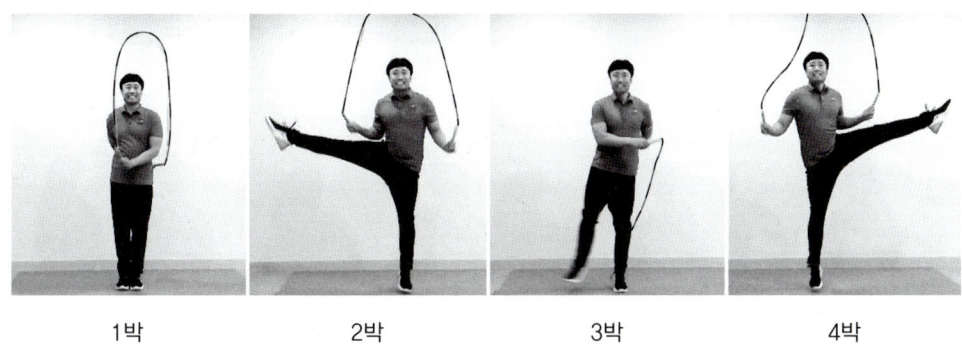

| 1박 | 2박 | 3박 | 4박 |

❷ 구령을 붙여 주는 요령
- 일반적인 경우: '하나(이때, 다리는 움직이지 않음) 들고 딛고(맨 처음에는 오른발) 바꾸고'(바꾸며 뛰어야 함)로 구령하며, 첫 박에서는 팔 동작만 하고 다리는 움직이지 않는다는 것을 특히 강조하여 설명한다.
- 들고 있는 다리를 너무 빨리 내릴 때: '하나, 들고 (들고 있는 다리를) 기다리고 바꾸고'로 구령한다.

❸ 학생 지도 팁
- 교사가 학생과 마주 보고 거울모드로 함께 뛰어 주면 학생들이 금방 습득한다.
- 4박까지 성공하면 그 뒤는 같은 요령으로 익히면 된다.
- 다리 동작은 다리 들고 2번씩 8자더블돌리기와 동일한 방법으로 지도한다(팔 동작 한 번당 다리 점프 한 번씩).

2️⃣ 방법2: 옆내밀며 되돌리기로 지도하는 방법

❶ 1단계
- 1박: (좌)되돌리기 1번 동작을 한다.
- 2박: (좌)되돌리기 2번 동작을 하며 왼쪽 다리를 옆으로 내밀어 발끝을 지면에 찍어 준다.
- 3박: 옆으로 내밀었던 왼쪽 다리를 점프하며 제자리로 가져오며 (우)되돌리기 1번 동작을 한다.
- 4박: (우)되돌리기 2번 동작을 하며 오른쪽 다리를 점프하고 옆으로 내밀며 발끝을 지면에 찍어 준다.

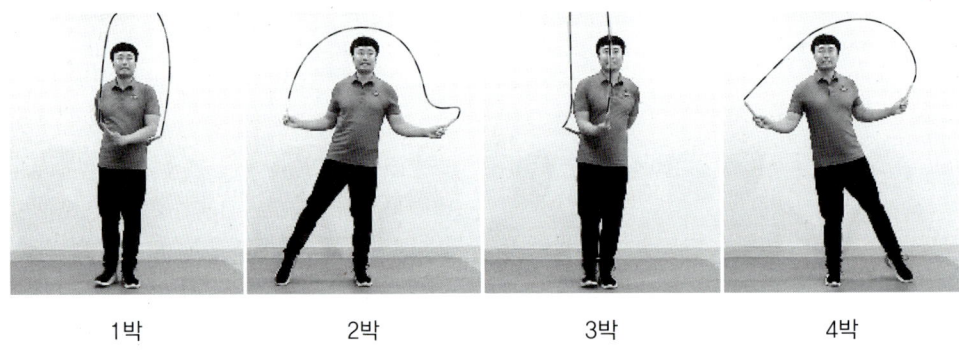

1박　　　　　2박　　　　　3박　　　　　4박

❷ 2단계
- 1단계 동작을 실시하는데 옆으로 내민 발의 발끝을 지면에 대지 않고 옆흔들어스텝을 하듯이 실시하면 점점 동작이 되돌려옆흔들어뛰기와 같아지게 된다.

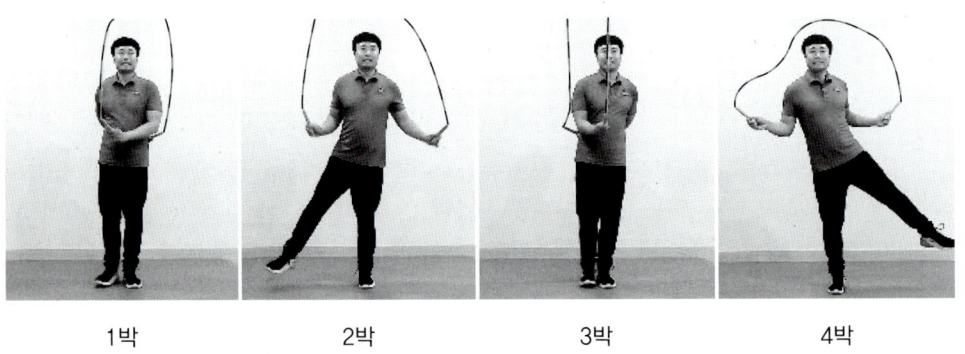

1박　　　　　2박　　　　　3박　　　　　4박

흰 구름

창작: 주종민

파트	박자	줄넘기 동작
전주	16	리듬을 타며 준비하기
1절	8	되돌리기 좌우
	8	양발모아되돌려뛰기
	8	되돌리기 좌우
	8	양발모아되돌려뛰기
간주	16	앞멈춤, 리듬을 타며 준비하기
2절	8	되돌리기 좌우
	8	양발모아되돌려뛰기
	8	되돌리기 좌우
	8	양발모아되돌려뛰기
간주	16	앞멈춤, 리듬을 타며 준비하기
3절	8	되돌리기 좌우
	8	되돌려옆흔들어뛰기
	8	되돌리기 좌우
	8	되돌려옆흔들어뛰기
간주	16	앞멈춤, 리듬을 타며 준비하기
4절	8	되돌리기 좌우
	8	양발모아되돌려뛰기
	8	되돌리기 좌우
	8	양발모아되돌려뛰기

QR코드 스캔
음악에 맞추어
되돌리기류 동작을
익혀 보세요

작은 동물원

창작: 주종민

파트	박자	줄넘기 동작
전주	16	리듬을 타며 준비하기
1절	8	번갈아스텝
	8	번갈아두박자스텝
	8	양발모아되돌려뛰기
	8	되돌리기
간주	16	리듬을 타며 준비하기
2절	8	십자스텝
	8	가위바위보스텝
	8	되돌려옆흔들어뛰기
	8	되돌리기
간주	16	리듬을 타며 마무리하기

01

방향전환 지도 준비

가. 방향전환 지도의 필요성

줄을 넘으면서 방향전환을 하려면 잔발로 많이 뛰어야 해서 힘들고 조금씩 방향전환 되며 걸릴 확률도 높아지므로 줄을 넘으며 몸의 방향을 바꿔 줄 수 있는 효율적인 방법이 필요하다.

나. 방향전환과 뒤로 넘기 동작

방향전환을 위해서는 먼저 뒤로 넘기를 자연스럽게 할 수 있어야 한다. 뒤로 넘기를 마친 후에는 뒷멈춤을 하는데, 뒷멈춤은 앞에서 설명한 바와 같이 한 발을 뒤로 내밀고 앞꿈치를 땅에 댄 후, 줄을 앞꿈치가 닿아 있는 발아래에 걸어 줄을 멈추는 방법을 뜻한다.

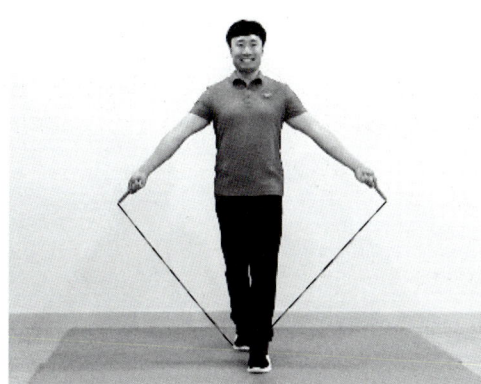
뒷멈춤(앞모습)

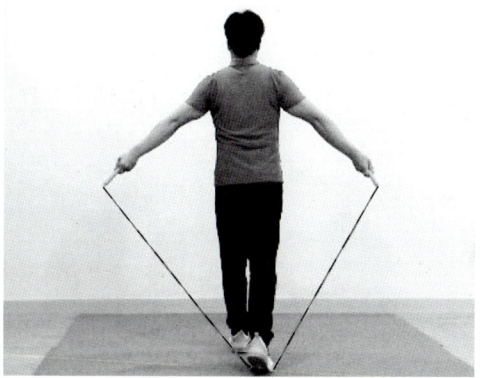
뒷멈춤(뒷모습)

다. 뒤로 넘기 동작의 지도 방법

1 이점: 앞으로 넘기만 계속할 경우, 일상생활에서 주로 사용하고 있는 앞으로 힘을 쓸 때 사용하는 근육을 주로 사용하여 그 부위만 주로 발달된다. 뒤로 넘기를 하면 등 근육이나 팔 뒤 근육 같은 뒤쪽

근육이 골고루 발달된다.

2 뒤로 넘기의 단계별 지도법
- 1단계: 한 손에 줄넘기의 두 손잡이를 모아 잡고 돌리는 연습을 한다(천천히 돌리며 무릎 반동을 준다).
- 2단계: 한 손에 줄넘기의 두 손잡이를 모아 잡고 뛰면서 뒤로 돌리는 연습을 한다(줄에 걸리지 않아 부담이 없고 타이밍 연습에 좋다).

3 뒤로 넘을 때에는 힘을 빼고 자연스럽게 넘도록 노력한다.

4 앞으로 줄을 넘을 때에는 손이 약간 앞으로 나오는 것을 보여 주고 난 후, 뒤로 줄을 넘을 때에는 손이 약간 뒤로 가는 것을 보여 준다. 왜냐하면 손이 앞에 가 있으면 줄이 뒤에서 앞으로 올 때 줄이 급하게 오므로 줄이 여유 있게 올 때보다 걸릴 확률이 높아지기 때문이다.

5 자주 실수하는 자세
- 엉덩이가 뒤로 빠지면 팔이 더 앞으로 와서 줄을 넘을 여유가 없어진다.
- 뒤로 뛰기 할 때 무의식적으로 팔을 위로 들어 올려 걸리는 확률이 높아진다. 의식적으로 팔을 아래로 내려 주려고 노력해야 한다.
- 뒤로 넘을 때 긴장하여 발끝이 아닌 발 전체로 착지하지 않도록 유의한다.

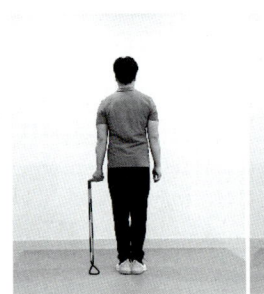 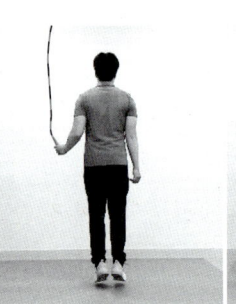 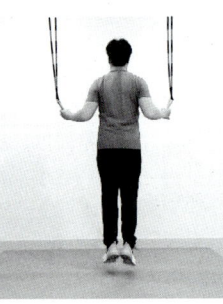 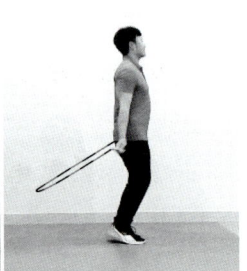

한 손 줄돌리기　　한 손 줄돌리기　　두 손 줄 돌리기　　뒤로 넘기의 바른 손 위치
(제자리)　　　　　(뛰면서)　　　　(제자리, 뛰면서)　　(팔이 살짝 몸 뒤로 가게)

6 자동차, 산토끼(2도약과 1도약 섞어 뛰기), 뽀뽀뽀('뽀뽀뽀' 노랫말이 나올 때마다 1도약으로 뛰기)와 같은 짧은 노래에 맞추어 뒤로 넘기를 연습한다.

02
방향전환의 단계별 지도 방법

교사 시범 후 학생들이 따라 하게 한다.
- 1단계: 교사와 학생들은 좌향좌 상태에서 설명을 시작한다.
  (학생들이 교사의 시범을 잘 볼 수 있게 하기 위해서)
- 2단계: 교사는 2도약으로 뒤로 넘기 3회 후 뒷멈춤을 한다.
- 3단계: 교사는 2도약으로 뒤로 넘기 3회 후 앞으로 나란히 자세를 하여 줄이 눈앞에 왔을 때 줄을 가지고 왼쪽으로 180도 턴하여 앞멈춤을 한다.
- 4단계: 교사는 2도약으로 뒤로 넘기 3회 후 앞으로 나란히 자세를 하여 줄이 눈앞에 왔을 때 줄을 가지고 왼쪽으로 180도 턴하여 앞으로 2도약 3번 넘기 후 앞멈춤을 한다.
- 5단계: 4단계 동작까지 한 후, 앞에서 뒤로 방향전환 하는 방법을 설명한다. 앞으로 넘고 줄을 8자돌리기 하듯이 왼쪽 바닥에 내려 바닥을 쓸 듯이 넘어오는 줄을 뒤로 보내고 180도 턴하여 뒷멈춤을 한다..
- 6단계: 5단계+뒤로 3번 넘고 뒷멈춤을 한다.

> **Tip**
> 뒤에서 앞으로 넘을 때 몸이 완전히 정면으로 향한 상태에서 넘어야 줄에 걸리지 않는다. 몸을 돌리면서 줄을 넘으면 줄에 걸릴 확률이 높아진다.

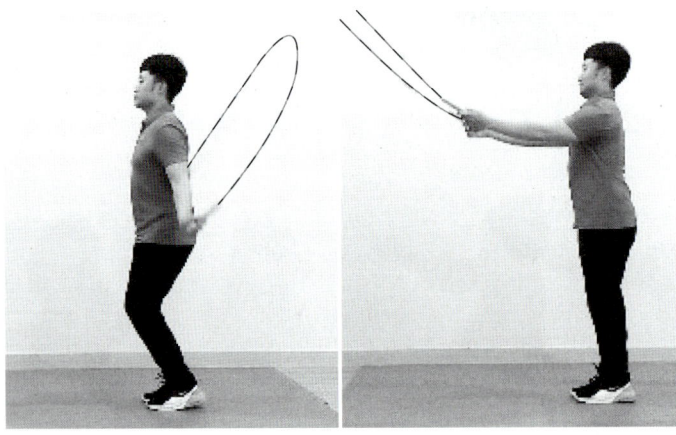

1 2도약으로 뒤로 넘기 3회 후 뒷멈춤

2 뒤로 넘기 3회 후 앞으로 나란히 자세하기

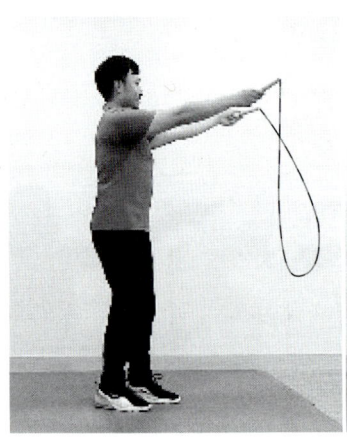 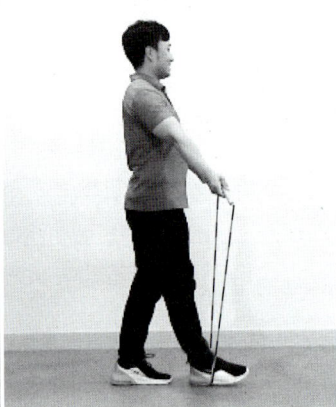

3 왼쪽으로 180도 돌기

4 앞멈춤

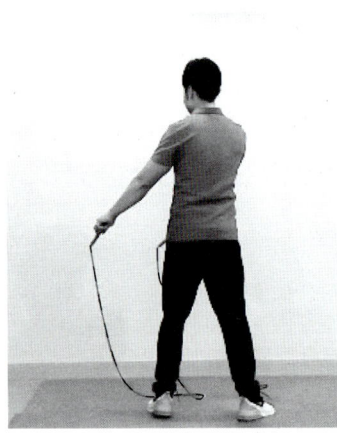 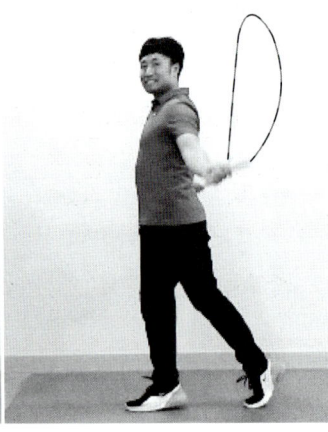

5 앞으로 넘고 줄을 왼쪽 바닥을 스치듯이 내리기

6 줄을 뒤로 보내기

- 7단계: 앞에서 뒤로 방향전환 할 때 2도약 방향전환과 1도약 방향전환을 한다(2도약으로 하다가 잘 되면 1도약으로 시도한다).

03
학생 지도 팁

가. 방향전환 뒤에서 앞으로 할 때 줄이 뒤로 넘어가는 학생 지도 방법

1. 내 몸 앞에 줄로 가상의 점을 찍고 내가 방향전환 하여 갈 곳에 또 다른 가상의 점을 찍어 줄을 내 몸 앞의 가상의 점에서 갈 곳의 가상의 점으로 보낸다는 느낌으로 방향전환 하면 줄이 뒤로 넘어가는 것을 개선할 수 있다.
2. 앞으로 나란히 자세를 하고 줄이 내 눈 앞에 올 때 180도 방향전환을 한다.

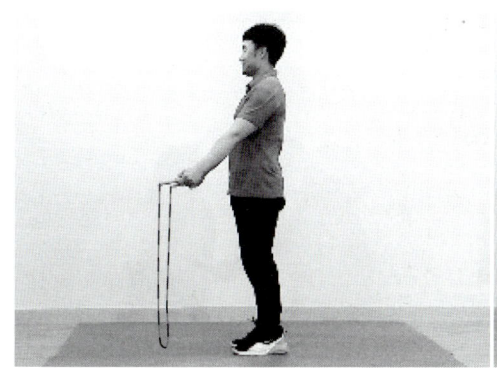

가상의 점을 정하기(앞, 뒤)

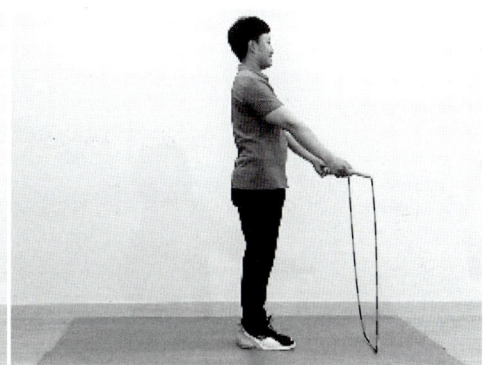

앞의 점에서 뒤의 점으로 줄을 옮기기

● **두 줄 짝줄 방향전환**

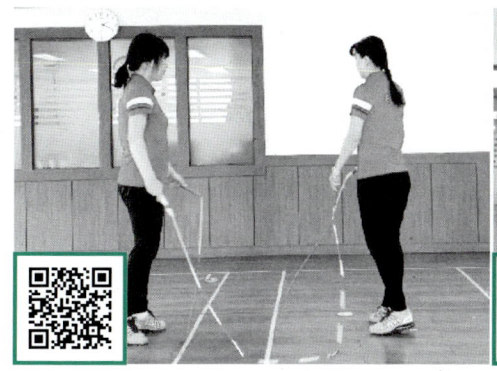

앞으로 넘다가 안쪽으로 돌기

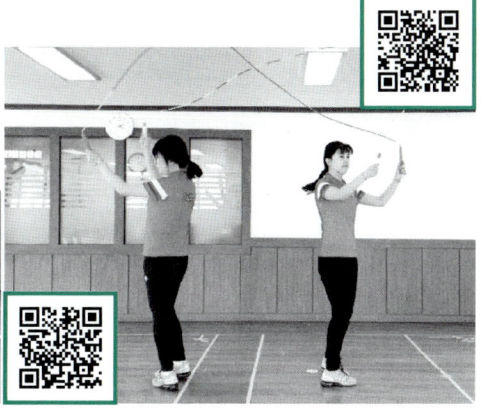

뒤로 넘다가 바깥쪽으로 돌아 앞으로 돌아오기

3.3.3 긴줄 안에서 개인줄 방향전환

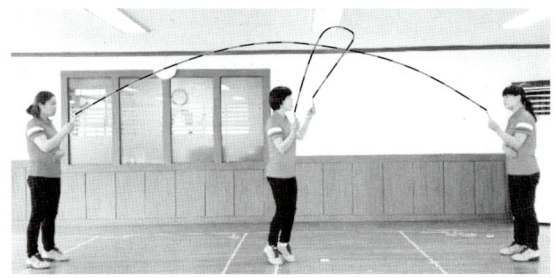

긴줄 안에서 방향전환(뒤에서 앞으로)

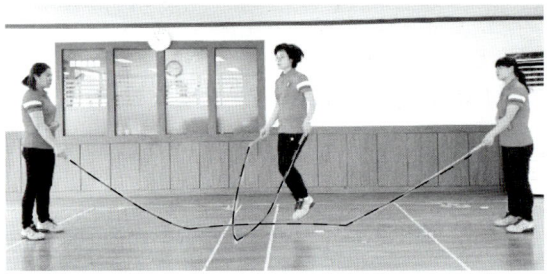

긴줄 안에서 방향전환(앞에서 뒤로)

방향전환이 들어간 음줄

훌랄라폴카

창작: 주종민

파트	박자	방향전환 동작
전주	16	리듬을 타며 준비하기
노래	8	2도약 양발모아 뒤로 4번 넘고 180도 돌기
	8	2도약 양발모아 앞으로 3번 넘고 왼쪽 바닥을 치며 뒤로 돌기
	8	2도약 양발모아 뒤로 4번 넘기
	8	2도약 양발모아 2번+1도약 양발모아4번

01

줄넘기 용어 알아보기

- S: 'Side' 또는 'Swing'의 약자로 8자돌리기 1번동작과 같이 옆떨치는 동작이다.
- O: 'Open'의 약자로 일반적으로 줄넘는 방법을 뜻한다.
- C: 'Cross'의 약자로 엇걸어 뛰기를 말한다.

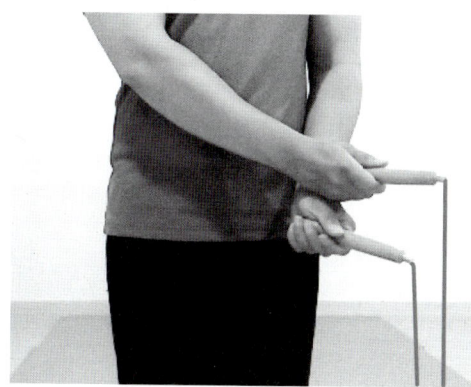

Side

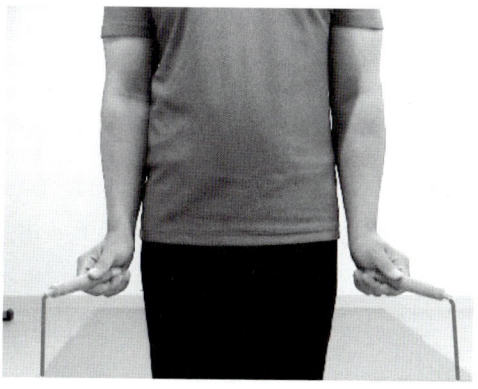

Open

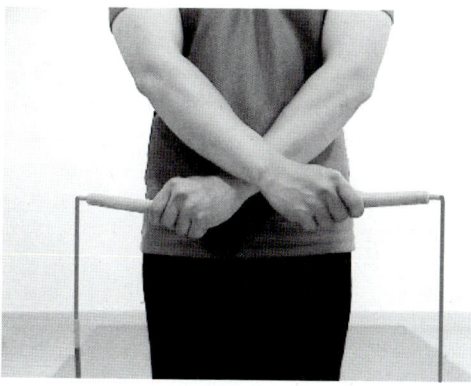

Cross

02

○○(이중 뛰기) 지도 방법

Level 1 기술로 생각보다는 쉬운 편에 속한다.

가. 방법1

- 1단계: 제자리에서 점프를 가볍게 뛴다.
- 2단계: 제자리에서 박수를 쳐 본다. 하나, 둘, 셋, 넷, 이중(박수 빠르게 두 번).
- 3단계: 하나(점프), 둘(점프), 셋(점프), 넷(점프), 다섯(이중뛰기 하듯이 점프)하면서 양손으로 허벅지 2번 치기를 하는데 음악을 가미하여 해 본다.
- 4단계: 하나, 둘, 셋, 넷, 점프하면서 가슴 높이에서 박수 2번 치기를 한다.
- 5단계: 하나, 둘, 셋, 넷 점프하면서 머리 위에서 박수 2번 치기를 한다.
- 6단계: 하나, 둘, 셋, 넷, 줄 없이 양손으로 이중뛰기 박자에 줄 돌리는 연습을 한다.
- 7단계: 줄넘기 손잡이를 왼손에 모아 잡고 돌리며 하나, 둘, 셋, 넷, 이중 타이밍 연습을 한다(왼손 연습 후 오른손 연습을 한다).
- 8단계: 한 손에 줄 잡고 점프하면서 줄 돌리기를 한다(왼손 마치면 오른쪽도).
- 9단계: 줄넘기 2개를 양손에 잡고 줄돌리기 연습 후 이중 연습을 한다.
- 10단계: 양발모아뛰기로 4번 넘고 이중 뛰기 1번하고 양발모아 4번 넘고 이중 뛰기를 한다.

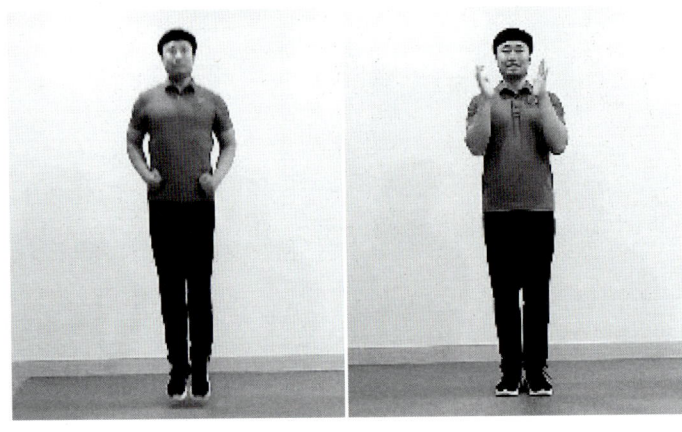

1 1단계: 제자리 점프
2 2단계: 제자리 박수

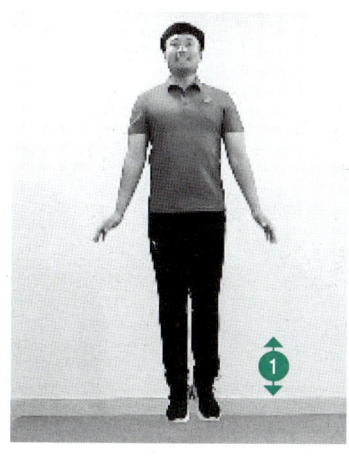
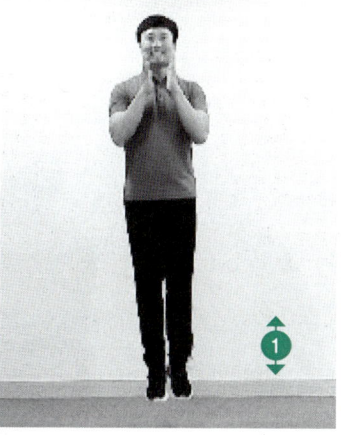

3 3단계: 점프하며 허벅지 치기

4 4단계: 가슴 높이에서 박수 치기

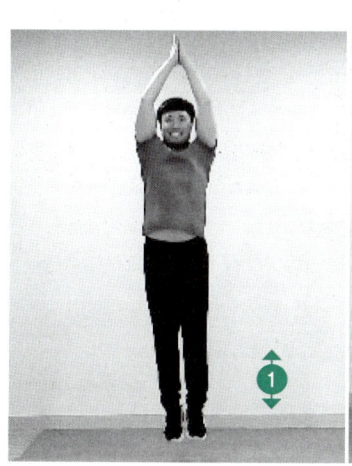
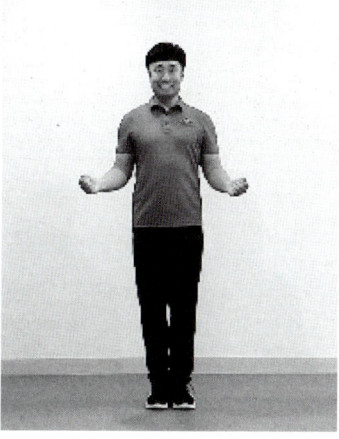

5 5단계: 머리 위에서 박수 치기

6 6단계: 줄 없이 양손 이중 박자 돌리기

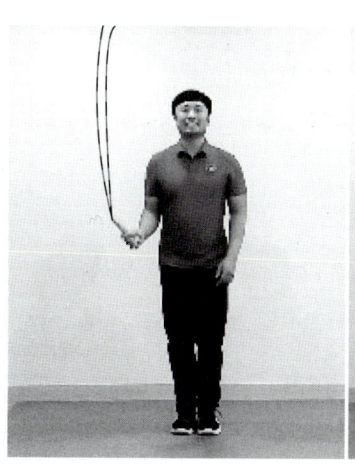
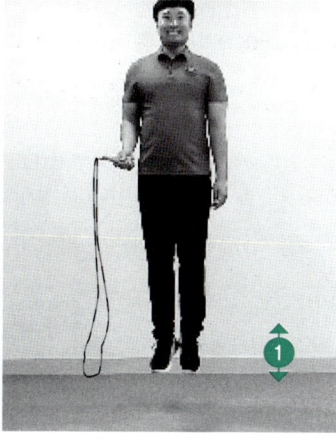

7 7단계: 왼손(오른손)에 손잡이 모아 잡고 줄 돌리기

8 8단계: 왼손(오른손)에 손잡이 모아 잡고 점프하며 줄 돌리기

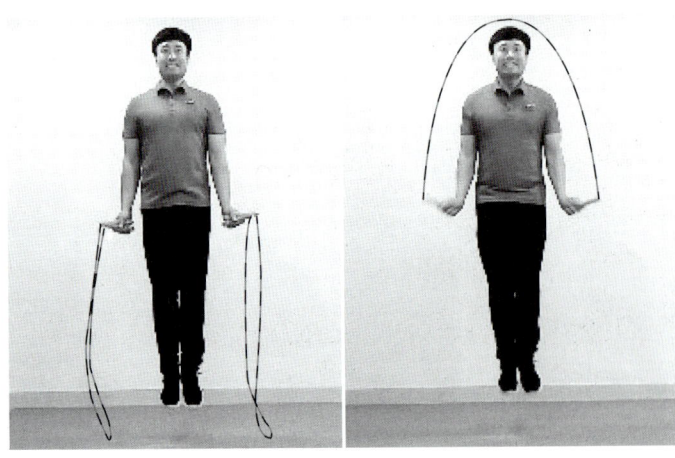

9 9단계: 줄 2개를 양손에 잡고 점프하며 줄 돌리기
10 10단계: 양발모아뛰기 4번 넘고 이중 뛰기 하기

나. 방법2

1 1~3단계

줄넘기 손잡이를 한 손에 모아 잡고 실시한다.

- 1단계: 하나, 둘, 셋은 줄을 1번씩 돌려 주고 네 번째에 이중 뛰기 줄 돌리듯이 빠르게 2번씩 돌려 준다(구령: 하나, 둘, 셋, 따당).
- 2단계: 하나, 둘, 셋은 1번, 네 번째에 2번씩 빠르게 돌리며 점프한다.
- 3단계: 계속 점프하며 네 번째에 2번 빠르게 돌리며 점프한다.

2 4~5단계

- 일반적으로 줄 넘는 방법으로 줄넘기 손잡이를 양손에 각각 하나씩 잡고 실시한다.
- 4단계: 하나, 둘, 셋은 1번, 넷에 이중 뛰기를 해 본다(구령: 하나, 둘, 셋, 따당).

> **Tip**
> 두 번째 돌아가던 줄이 앞에 멈추지 않고 뒤쪽까지 잘 넘어가도록 한다.

- 5단계: 하나, 둘, 셋 이중 뛰기를 하고 멈추지 말고, 바로 이어서 양발모아뛰기 한 번을 뛰어 멈추지 않고 연속으로 줄을 넘는 연습을 한다.

3 6~8단계

줄넘기 손잡이를 한 손에 모아 잡고 실시한다.

- 6단계: 하나, 둘, 셋은 1번, 넷, 다섯은 이중뛰기 하듯이 줄을 빠르게 2번씩 돌리는 연습을 하며 이중 뛰기 2번을 연속으로 하는 타이밍 연습을 한다.

- 7단계: 6단계에서 이중 뛰기 될 때만 점프해 본다.
- 8단계: 연속으로 점프하며 6단계의 동작을 한다.

4 9~10단계
- 줄 2개를 준비하여 줄넘기 손잡이를 양손에 각각 하나씩 잡고 일반적으로 줄 넘는 방법으로 실시한다.
- 9단계: (줄 2개를 준비하여) 양손에 손잡이를 각각 모아 잡고 점프하지 않고 줄을 1번씩 돌리다가 이중 뛰기 하듯이 줄을 빠르게 2번씩 돌리는 연습을 한다.
- 10단계: (줄 2개를 준비하여) 10단계를 계속 점프하며 해 본다.

5 11~12단계
- 일반적으로 줄 넘는 방법으로 줄넘기 손잡이를 양손에 각각 하나씩 잡고 실시한다.
- 11단계: 하나, 둘, 셋은 줄을 1번씩 넘고, 그다음 이중 뛰기를 연속 2번씩 넘어 본다.
- 12단계: 11단계가 숙달되면 점차적으로 연속으로 넘는 이중 뛰기의 개수를 늘려 나간다.

다. 방법3

이중 뛰기의 점프 동작을 3부분으로 분석해 볼 때 A는 지면에서 위로 올라가는 순간, B는 최고 정점의 높이에 도달하였을 때, C는 위에서 지면으로 내려오는 순간으로 나누어 생각해 볼 수 있다. 이중 뛰기를 하기 위하여 줄을 돌리는 타이밍은 A와 C에 해당한다.

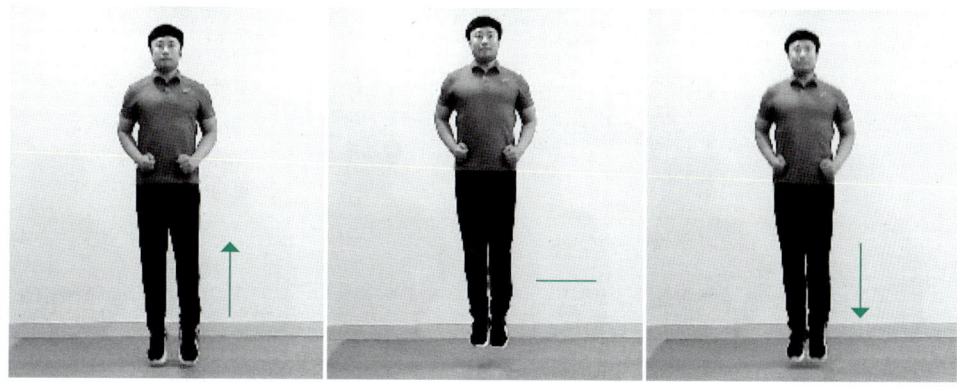

A: 올라가는 순간   B: 최고 정점일 때   C: 내려오는 순간

- 1단계: A, 즉 지면에서 위로 올라가는 순간 점프하는 타이밍을 익히기 위해 줄을 뒤에서 앞으로 돌려 줄이 발끝에 닿기 바로 직전에 점프하는 연습을 한다.
- 2단계: 양발모아뛰기 1회선 1도약으로 3번 넘고 난 후, 1단계 동작을 첨가하는 연습을 한다.
- 3단계: 줄을 A와 C 타이밍에 2번 이중 뛰기 타이밍으로 돌리는 연습을 한다.

Tip 1 이때, 줄을 넘는 자세는 최대한 1회선 1도약 양발모아뛰기의 자세와 비슷하게 유지한다. 이중 뛰기를 할 때 몸이 숙여지거나 발이 새우 꼬리처럼 앞으로 나가는 경우가 있는데 이것은 줄을 빨리 돌리기 위해 몸에 힘을 주면 배에 힘이 들어가 몸이 앞으로 굽어지기 때문에 나타나는 현상이다.

Tip 2 줄을 A, B 타이밍에 돌리는 것보다 A, C 타이밍에 돌리면 이중 뛰기 기술을 할 때 두 번째 줄 넘는 동작을 더욱 여유 있게 할 수 있다.

- 4단계: A 타이밍은 고정되어 있으므로 이중 뛰기 할 때 2번째 점프인 C 타이밍을 좀 더 빠르게 앞으로 당기는 연습을 한다.

Tip 줄이 넘어가지 않고 앞에서 멈추는 학생들은 손을 뒤로 빼 주는 연습을 시켜서 일단 1개를 성공시키도록 한다.

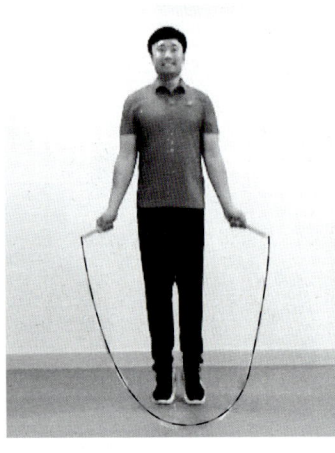
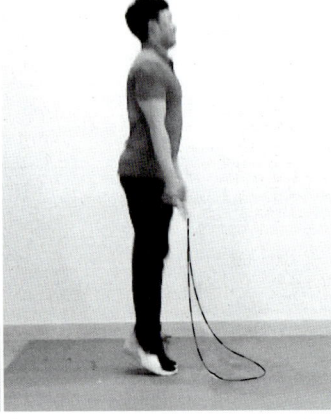

1 A 타이밍에 점프하는 연습(정면)
2 A 타이밍에 점프하는 연습(측면)
 – 줄이 바닥에 닿기 바로 직전에 점프한다.

라. 학생 지도 팁

1 이중 뛰기 할 생각을 처음부터 하지 말고 하나 둘 셋 넷, 다음에 무릎을 용수철 접는 느낌으로 구부렸다가 쭉 펴 주면서 팔을 빠르게 돌린다는 느낌으로 줄을 돌린다.

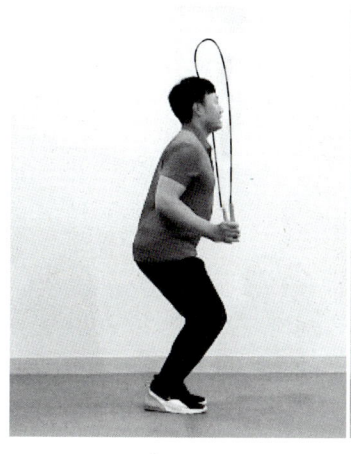 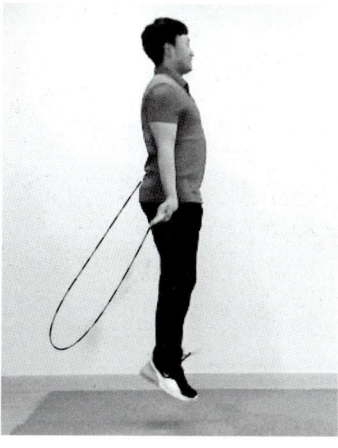

1. 이중 뛰기 전 무릎을 용수철 접는 느낌으로 구부리기
2. 무릎을 펴며 점프하며 줄 넘기

2 이중 뛰기를 집중적으로 연습하지 않아도 줄을 많이 돌려 봄에 따라 줄이 돌아가는 타이밍을 익히고 손목의 힘이 길러져서 자연스럽게 성공하는 경우도 많다.

3 점프가 낮은 경우, 점프를 높게 하기 위하여 다리를 앞으로 내지 말고 무릎을 살짝만 뒤로 접어주면 발끝이지면을 향하여 이중 뛰기로 줄을 넘기가 수월해진다.

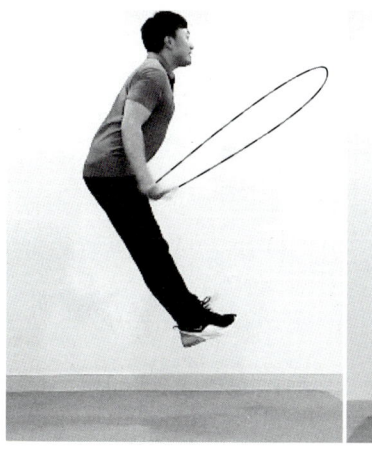 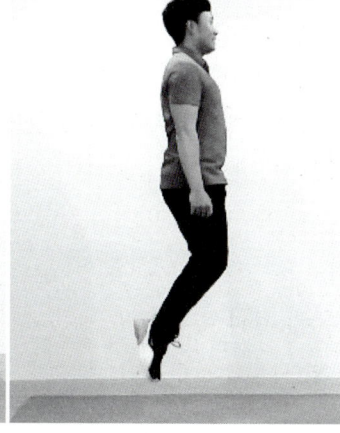

1. 다리가 앞으로 나온 잘못된 자세
2. 점프할 때 무릎을 살짝 뒤로 접기

4 연습 중에 이중 뛰기를 1개 최초로 성공한 학생은 개수를 늘리는 한편, 줄 돌리는 타이밍 연습을 집중적으로 시켜 다양한 이중 뛰기 기술 성공의 토대를 마련해 준다.

03

Back OO (뒤로 이중 뛰기)

가. 지도 방법

1 1~2단계

줄넘기 손잡이를 한 손에 모아 잡고 실시한다.

- 1단계: 하나, 둘, 셋은 줄을 1번씩 돌려 주고 네 번째에 이중 뛰기 줄 돌리듯이 빠르게 2번씩 돌려 준다(구령: 하나, 둘, 셋, 따당).
- 2단계: 점프하면서 한 손에 줄을 잡고 1단계의 돌리는 연습을 한다(왼손, 오른손 순으로 실시한다).

2 3단계: (줄 2개를 준비하여) 양손에 손잡이를 각각 모아 잡고, 하나, 둘, 셋은 1번, 넷에 이중 뛰기를 해 본다.

3 4~5단계: 줄넘기 손잡이를 양손에 각각 하나씩 잡고 일반적으로 줄 넘는 방법으로 실시한다.

- 4단계: 뒤로 이중 뛰기를 실시한다. 이때 의식적으로 엉덩이가 뒤로 빠지지 않고, 팔이 지나치게 벌어지지 않도록 한다.
- 5단계: 하나를 성공한 후, 멈추지 말고 이어서 양발모아뛰기 1도약을 넘어 본다.

4 6~8단계

줄넘기 손잡이를 한 손에 모아 잡고 실시한다.

- 6단계: 한 손에 제자리에서 줄을 잡고 하나, 둘, 셋, 이중, 이중 타이밍으로 이중 뛰기 2번을 연속으로 하는 타이밍을 익힌다.
- 7단계: 뒤로 이중 타이밍에만 점프하면서 6단계 동작을 연습한다.
- 8단계: 연속으로 점프하며 6단계 동작을 연습한다.

5 9~10단계

줄넘기 손잡이를 양손에 각각 하나씩 잡고 일반적으로 줄 넘는 방법으로 실시한다.

- 9단계: 하나, 둘, 셋 넘은 후, 뒤로 이중 뛰기 2번을 연속으로 시도해 본다.
- 10단계: 연속으로 뒤로 이중 뛰기 연습을 한다.

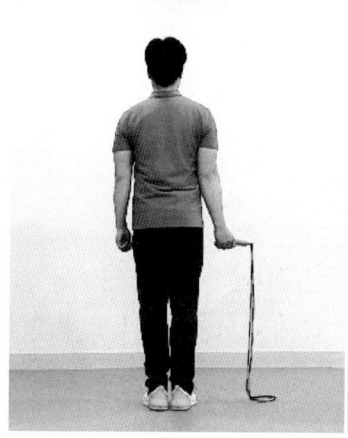 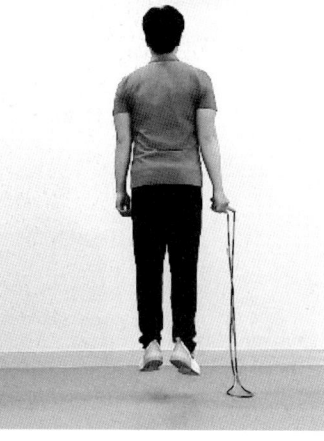

1 1단계: 제자리에서 한 줄로 하나, 둘, 셋, 뒤로 이중 돌리기

2 2단계: 점프하며 한 줄로 하나, 둘, 셋, 뒤로 이중 돌리기

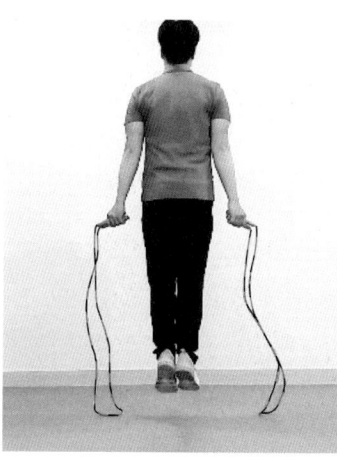 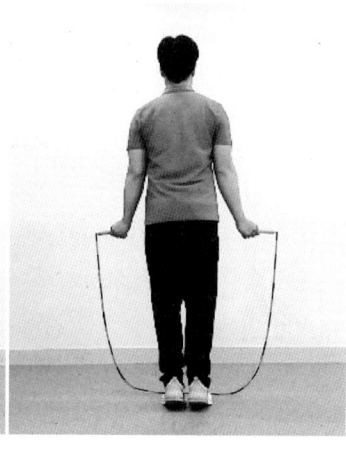

3 3단계: 줄 2개를 양손에 각각 모아 잡고 점프하며 하나, 둘, 셋, 뒤로 이중 돌리기

4 4단계: 일반적인 요령으로 뒤로 이중 뛰기 넘어 보기

C (엇걸어뛰기)

가. 지도 방법

1 1단계
- 한 손에 줄을 잡은 상태로 팔을 엇걸고, 줄을 잡지 않은 손은 손바닥이 아래를 보게 하며 줄넘기 끝이 지면과 수평이 되게 하고 엇걸은 두 팔은 최대한 쭉 편다.
- 이때, 줄 돌리는 방향이 뒤로 넘기 방향과 같으므로 뒤로 줄 돌리기가 익숙해지도록 하는 연습이 필요하다.

2 2단계
- 팔을 엇걸어 줄을 뒤에서 몸 앞으로 보내 줄을 양발에 걸어 멈추는 연습을 한다.

3 3단계
- 반대 손으로 1단계를 연습한다.
- 이때에도 두 손의 높이가 같게 한다.

4 4단계
- 줄 돌리며 점프하기 연습을 한다.
- 줄이 바닥에 닿는 소리가 나는 것과 거의 동시에 점프한다.

5 5단계
- 반대 손으로 3단계 연습을 한다.

6 6단계
- 몸 앞에 팔을 엇걸고 줄을 뒤로 보내는 동작 연습을 반복한다.
- 이때 엇거는 두 손의 높이가 같게 한다.

7 7단계
- 줄을 몸 앞에 엇걸고 엇걸어진 줄 사이로 점프하여 줄을 넘는 연습을 한다.

8 8단계
- 줄을 한 번 엇걸어 넘고 줄이 다시 앞으로 돌아오게 한다.

9 9단계

- 줄에 걸릴 때까지 넘고, 걸려도 멈추지 않고 엇거는 손동작을 목표한 수만큼 해 준다.
- 줄 돌리기와 점프를 함께하면 점프에 신경을 쓰느라 손이 멈추는 현상이 나타나므로 손 연습만 따로 해 주는 것도 실력 향상에 큰 도움이 된다.

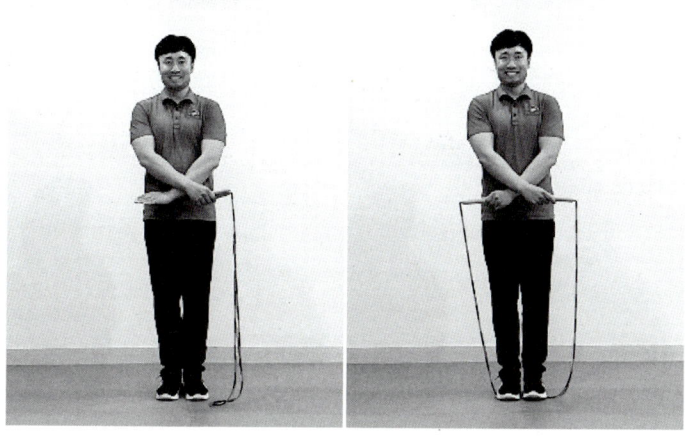

1 1단계: 한 손 줄 돌리기 연습(왼손)

2 2단계: 줄을 양발에 걸어 멈추는 연습

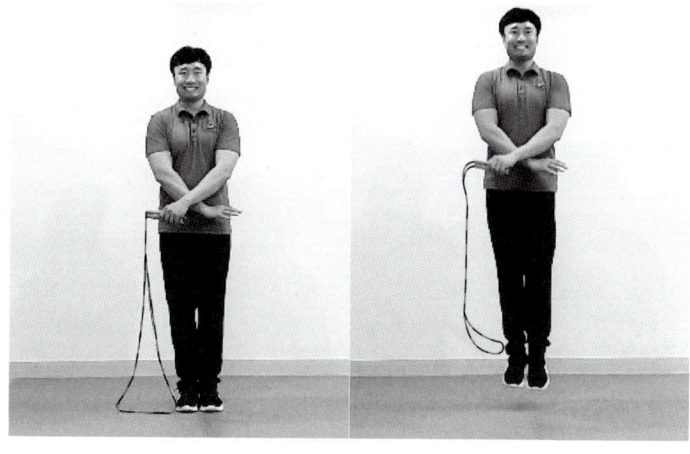

3 3단계: 한 손 줄 돌리기 연습(오른손)

4 4단계: 줄 돌리며 점프하기

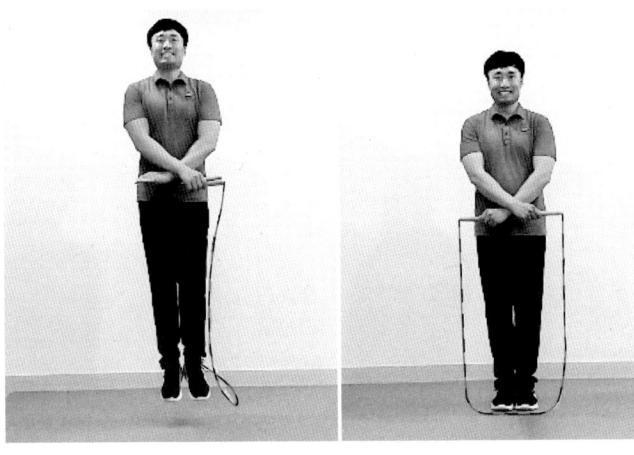

5 5단계: 한 손 줄 돌리기 연습(오른손)

6 6단계: 점프하며 줄 돌리기 연습

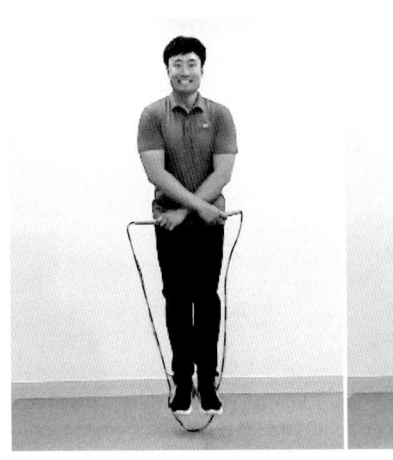 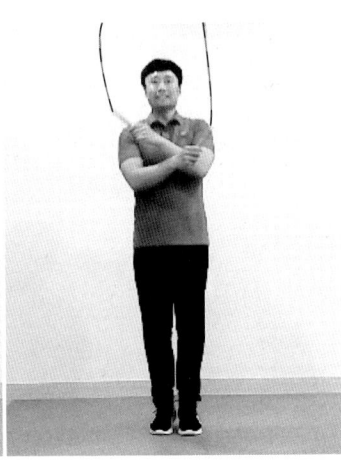

7 7단계: 엇건 줄 사이로 점프 연습

8 8단계: 줄을 한 번 엇걸어 넘고 다시 한 번 이어서 엇걸어 넘기

05

CO (엇걸었다 풀어 뛰기)

가. 지도 방법

1 방법1

- 1단계: 몸 앞에서 줄을 엇걸고 줄을 다시 뒤로 보내는 연습을 한다.
- 2단계: 엇건 줄을 한 번 넘는 연습을 한다.
- 3단계: 엇걸며 줄을 넘고 넘은 줄이 다시 돌아오게 하여 넘는다.
- 4단계: 3단계 동작을 연속해서 해 본다.
- 5단계: 1회선 2도약 양발모아뛰기로 한 번은 줄을 엇걸어 넘고, 한 번은 줄을 풀어서 넘는 연습을 한다.
- 6단계: 연속으로 엇걸어 풀어 넘을 수 있도록 반복적으로 연습한다.
- 7단계: 엇거는 손을 바꾸어 연습한다(위로 올라가는 손을 바꾸어 연습).
- 8단계: 엇거는 손을 바꾸어가며 연속으로 엇걸었다 풀어뛰기를 해 본다.

> **Tip**
> 1. 손목을 잘 돌리지 않는 경우가 많으므로 제자리에서 손목 돌리는 연습을 충분히 한 후 점프하며 손목 돌리는 연습을 해 본다.
> 2. 손목 돌리는 연습하는 방법

- 줄넘기 손잡이를 한 손에 모아 잡고 16박자씩

  2도약 박자로 한 번은 풀어 돌리고, 한 번은 엇걸어 돌리기
  1도약 박자로 한 번은 풀어 돌리고, 한 번은 엇걸어 돌리기
  2도약 박자로 두 번은 풀어 돌리고, 두 번은 엇걸어 돌리기
  1도약 박자로 두 번은 풀어 돌리고, 두 번은 엇걸어 돌리기
  2도약 박자로 네 번은 풀어 돌리고, 네 번은 엇걸어 돌리기
  1도약 박자로 네 번은 풀어 돌리고, 네 번은 엇걸어 돌리기

- 같은 요령으로 하는데 엇거는 손의 위치를 바꾸어 가며 줄 돌리는 연습도 해 본다.

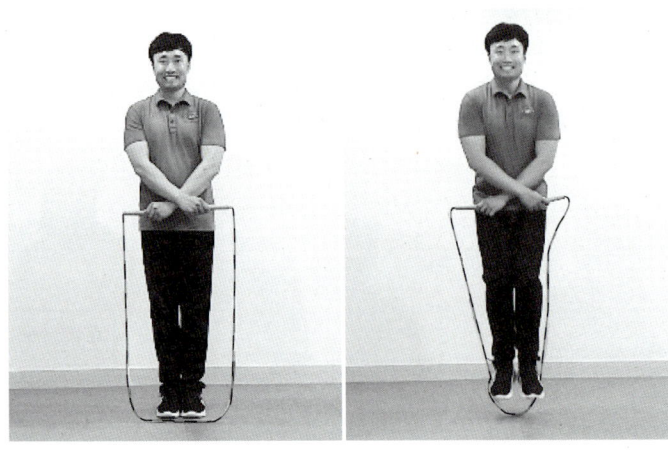

1 1단계: 몸 앞에서 줄을 엇걸고 줄을 다시 뒤로 보낸다.
2 2단계: 엇건 줄을 한 번에 넘는다.

2 방법2

- 흔히 X자 뛰기라고 하는데 엇걸었다 풀어뛰기를 할 때 줄넘기 손잡이의 동선을 자세히 살펴보면 손잡이는 8자 모양을 그리고, 엇거는 동작을 할 때 손잡이의 이동 경로는 U자 모양에 가깝다.
- 손잡이를 엇걸기 전, 줄넘기 손잡이 끝이 지면에 향하는 순간이 있어야 한다.
- 팔을 엇거는 위치는 배꼽 아래로 한다. 왜냐하면 그 위에서 엇걸어 내려오면 엇건 상태에서 내려오는 거리가 길어져 손잡이의 높이가 달라질 수 있어 걸릴 확률이 높아지기 때문이다.
- 엇건 상태에서 손잡이가 팔꿈치보다 밖에 나와 있어야 한다. 양손을 교차했을 때 줄 안에 몸이 들어갈 정도로 충분한 공간을 확보하는 것이 중요한데, 이것이 손잡이 길이가 긴 줄넘기를 사용하면 손잡이 길이가 짧은 줄넘기를 사용하는 것보다 엇걸었다 풀어 뛰기가 잘되는 이유이다.
- 줄을 넘을 때 팔이 충분히 엇걸어지는지 확인한다.
- 1단계: 팔을 엇걸어 줄을 뒤에서 몸 앞으로 보내 줄을 양발에 걸어 멈추는 연습을 한다.
- 2단계: 팔을 엇건 상태에서 줄을 한 번 넘고 넘어오는 줄을 양발에 걸어 멈추는 연습을 한다.
- 3단계: 줄을 엇걸어 넘고 줄이 뒤에서 앞으로 넘어올 때 엇걸었던 팔을 풀어서 넘는 연습을 한다.

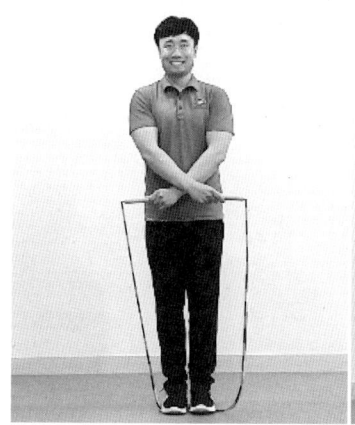 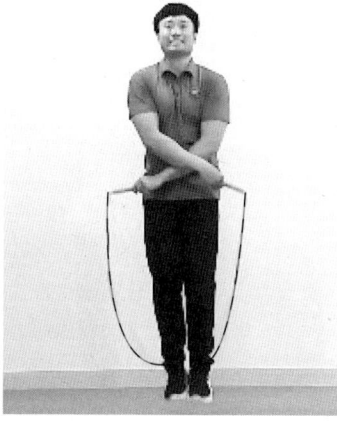

1 1단계: 팔을 엇걸어 줄을 뒤에서 앞으로 보낸다.
2 2단계: 팔을 엇걸어 줄을 한 번 넘고 양발에 걸어 멈춘다.

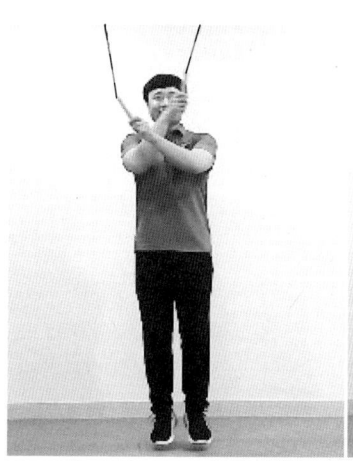 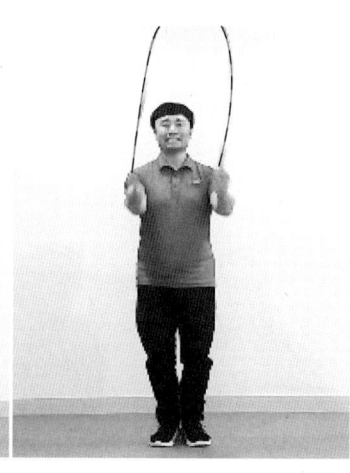

3 3단계-1: 줄을 뒤에서 앞으로 넘긴다.
4 3단계-2: 엇걸었던 팔을 풀어 준다.

- **엇걸었다 풀어뛰기 할 때 손잡이의 동선(U자 모양)**

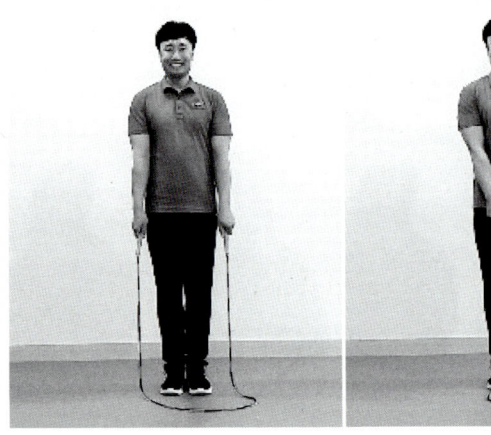
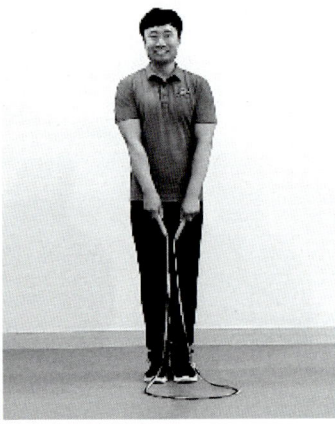

1 준비 자세
2 서서히 엇걸기 시작(U자 아래 부분)

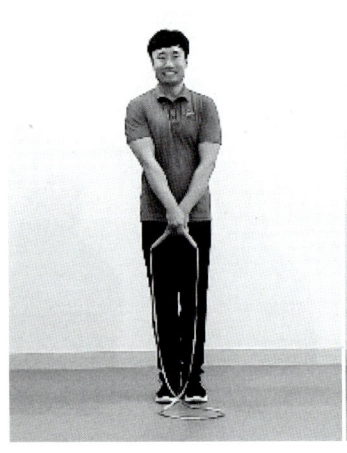
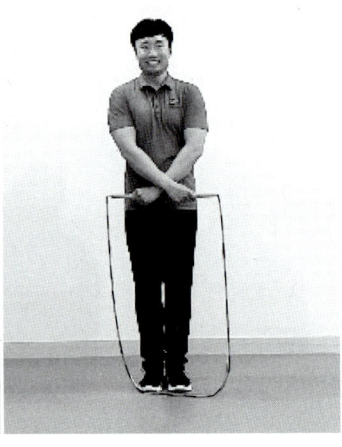

3 두 손이 교차되기 시작(U자 중간 부분)
4 두 손이 교차되어 손잡이가 지면과 수평이 됨 (U자 모양 완성)

나. 학생 지도 팁

1. 줄을 넘기 전에 양발에 줄을 걸어 멈추는 연습을 충분히 한다.
2. 만약에 한 발에만 줄이 걸리거나 줄이 걸리지 않으면 실제 줄을 넘었을 때도 줄이 그렇게 돌아가기 때문에 엇걸어 넘기를 할 때 줄이 발에 걸려 넘어가지 않는다는 의미이다.

● 엇걸었다 풀어뛰기 지도의 실제

프로그램명	강화의 원리를 활용한 손목 엇걸었다 풀어 줄넘기 기술 (Wrist Crossing and Opening Skiping Rope Skill) 지도 프로그램		
개발자	주종민	대상	0학년 0반, 00명
차시	활동 주제	활동 내용	비 고
1	내가 잘 하고 싶은 줄넘기 기술은 무엇일까요?	▶ **다양한 줄넘기 기술 탐색하기** • 태블릿PC를 활용하여 줄넘기와 관련하여 자유롭게 검색해보기 • 배우고 싶은 줄넘기 기술을 골라 학급 커뮤니티 자유게시판에 올리기 ▶ **학습자들이 가장 배우고 싶은 기술 선정하기** • 중복되는 기술들을 제외하고 가장 많이 나온 기술 3가지를 선정하기 • 가장 많이 나온 기술 3가지를 실제로 시범 보여주고 1가지를 최종 선정하기 • 선정된 기술(손목 엇걸어 줄넘기 기술)을 꼭 배우고 싶은 이유가 무엇인지 자유롭게 발표하기	● **학습자의 박탈수준과 요구 파악하기** (*평소 학습자들을 지도하면서 관찰한 결과, 줄넘기 수업 중간마다 잠깐씩 쉬는 시간에 아직 학습하지 않은 엇걸어뛰기나 엇걸었다 풀어뛰기를 시도하는 학습자들이 많았고 실제로 학습자들은 이 기술을 가장 배우고 싶어 하였다.
	나는 현재 줄을 이용하여 어떤 기술들을 할 수 있나요?	▶ **워밍업 하기** • 정적인 워밍업 하기(음악에 맞추어 스트레칭 하기) • 동적인 워밍업 하기 - 음악에 맞추어 개인줄 티니클링과 기본 스텝 체조하기) - 한 손에 줄넘기 손잡이를 모아잡고 음악에 맞추어 줄 돌리기 체조하기 ▶ **나만의 줄넘기 줄 광고 만들기** • 내가 할 수 있는 줄넘기 기술을 자유롭게 해 보기	● **학습자의 기능 수준 파악하기** ● 광고를 창의적으로 구상한 학습자에게는 **지원강화물**로 한 학기에 1번씩 쿠폰 장터에서 물건을 구입할 수 있는 쿠폰(100점) 지급

1	나는 현재 줄을 이용하여 어떤 기술들을 할 수 있나요?	• 내가 할 수 있는 기술들 중 몇 가지를 선정하여 만약에 줄넘기 줄 광고 모델이 된다면 어떻게 광고를 구성할지 동작 구상해보기 • 광고 발표하기 및 기능 수준 파악하기	(학습자들은 광고를 시연하고, 교사는 광고를 보며 학습자들의 줄넘기 기능 수준을 파악한다.) ● 기능 수준에 관계 없이 학습자들의 광고 시연에서 잘한 점을 최대한 찾아내어 **칭찬과 같은 긍정적인 피드백을 제공**한다.
2	몸 앞에서 줄을 엇걸고 다시 뒤로 보내볼까요?	▶ 몸 앞에서 줄을 엇걸고 다시 뒤로 보내는 연습하기 **(모든 동작 성공 시 자유 활동 시간 부여)** • 줄을 엇걸었을 때 양쪽 손잡이의 높이가 같은지 짝끼리 확인하기 • 양쪽 팔꿈치가 양 손잡이 끝끼리의 거리보다 더 나와 있는지 짝끼리 확인하기 • 팔꿈치가 최대한 구부려지지 않도록 팔을 쭉 펴서 손잡이가 엇걸어지는 위치가 배꼽과 가깝도록 동작을 수정하기 ▶ 몸 앞에서 줄을 엇걸어 줄을 양 발에 걸기 **(동작 성공 시 100점 수여)** • 줄을 엇걸어 앞으로 보낸 줄을 양발에 걸어 멈추는 연습하기 • 한 발에만 줄이 걸리거나 줄이 아예 발에 걸리지 않는 경우에는 실제 줄을 넘었을 때 줄이 넘어가지 못하고 걸리게 됨을 교사가 시범을 통해 학습자들에게 보여 주어 이해시키기	● 대부분의 학습자들이 줄을 엇걸어 뛰는 동작을 할 때 줄에 걸리거나 맞았던 경험이 있으므로 그것이 줄로 인한 신체적 고통이든, 실패에 대한 두려움이든 간에 어느 정도 불안감을 가지고 있다. 따라서 **체계적 둔감법을 적용하여** 처음부터 불안 수준이 높은 엇걸었다 풀어뛰기로 줄을 넘지 않고, **동작을 최대한 세분화하여 가장 적게 불안을 일으키는** 줄을 엇걸어 단순히 앞뒤로 보내거나 양발에 멈추게 하는 동작부터 지도하였다.

2	몸 앞에서 줄을 엇걸고 다시 뒤로 보내볼까요?		● **프리맥 강화의 원리에 따라** 모든 동작 성공 시 자유 활동 시간을 부여하였다. ● **일관성의 원리에 따라** 동작 성공 시 쿠폰으로 지원보상을 할 때에는 100점을 일관되게 보상하였다.
3	몸 앞에서 엇건 줄을 딱 한 번만 넘어볼까요?	▶ **몸 앞에서 엇건 줄을 한 번 넘는 연습하기** • 몸 앞에서 엇건 줄 사이의 공간으로 한 번 넘어보기 • 어떻게 했을 때 잘 넘을 수 있고 어떻게 하였을 때 잘 넘지 못하였는지 발표하기 (비교적 성공률이 높은 동작이므로 언어적 정적강화인 칭찬만 해 줌)	● **변동비율 강화계획에 의하여** 3단계 동작에 대해서는 쿠폰 보상을 제공하지 않았다.
4	엇걸어 줄을 넘고 돌아오는 줄을 다시 한 번 엇걸어 넘어볼까요?	▶ **엇건 줄을 한 번 넘고 줄이 다시 돌아오게 하여 다시 한 번 넘는 연습하기** • 2단계에서 학습한 올바른 자세로 손잡이를 엇걸어 줄을 넘고 원심력에 의하여 다시 넘어오는 줄을 한 번 더 넘어보기 • 손목의 스냅을 사용할 때와 그렇지 않을 때의 차이점 경험해 보기 ▶ **손잡이를 엇건 상태에서 연속으로 줄을 넘는 연습하기** • 엇걸어서 넘은 성공 횟수를 5회 단위로 100점씩 보상해 줌	● **고정비율 강화계획에 의하여** 엇걸어 넘기 5회 단위로 보상을 주었다. ● 엇걸어뛰기 지도 경험에 의하면 이 단계에서 학습자들은 줄이 걸려도 자꾸만 더욱 동작을 시도하는 **소거폭발이 일어나는 단계이기도 하다.**

5	1회선 2도약 양발 모아뛰기로 엇걸었다가 풀어 넘어 볼까요?	▶ 엇걸었다 풀어 넘는 황금 레시피 학습하기 • 손잡이의 동선은 X자 모양이 아닌 U자 모양을 그림을 시범을 통해 설명하기 • 엇건 줄을 풀 때의 타이밍은 줄이 머리 위에 있을 때임을 시범을 통해 설명하기 ▶ 황금 레시피에 유의하여 1회선 2도약 양발모아뛰기로 엇걸었다가 풀어넘기 연습하기 • 따로 보상을 주지 않아도 학습자들은 동작을 성공함으로써 얻게 되는 성취감을 통해 내적 보상을 얻게 될 것이다.	● **본 지도 프로그램은 전체적으로 행동 연쇄를 통한 행동형성 기법을 적용하여** 엇걸었다 풀어뛰기 동작을 과제분석을 통해 단계를 세분화하고 각 단계별 연습 내용들을 결합하여 엇걸었다 풀어뛰기라는 결과물을 만들어 내고 있다.
6	1회선 1도약 양발 모아뛰기로 연속해서 엇걸었다가 풀어 넘어 볼까요?	▶ 1회선 1도약 양발모아뛰기로 연속해서 엇걸었다 풀어뛰기 연습하기 • 연속으로 엇걸었다가 풀어뛰기를 반복하여 숙달되도록 음악을 활용한 16박자 주고 받기 교수법(*음악에 맞추어 교사가 먼저 16박자 동작을 한 후 학습자가 16박자 동작을 따라하는 방법을 반복해서 하는 방법)으로 연습하기 • 중간에 줄이 발에 걸려도 횟수를 채우기 위하여 이에 개의치 않고, 학습자들이 손잡이를 엇걸었다가 푸는 동작은 계속해서 하도록 하여 손목 움직임을 숙달시킴 • 학습자들 각자의 휴대폰에 16박자 주고받기 음원을 제공하여 각자 휴대폰을 이용해 음악을 재생하여 16박자 주고받기 동작을 멈추지 않고 끝까지 할 때마다(줄이 발에 걸려도 손동작은 계속하도록 하여) 100점을 보상함	● 지도 경험 상 이 단계가 **소거폭발**이 가장 활발히 일어나는 단계이다. ● **고정비율 강화 기법을 적용하여** 16박자 주고받기 동작을 활용해 연습을 끝까지 할 때마다 정적 강화를 제공하였다. ● **즉시 강화 전략을 사용하여** 그 자리에서 바로 보상을 하였다.

| 7 | 위로 엇건 손을 반대로 바꾸어서 넘어볼까요? | ▶ **엇거는 손을 반대로 바꾸어 연습하기**
• 위로 올라가는 손을 바꾸어 동작해 보기
▶ **엇거는 손을 교대로 연속해서 엇걸었다 풀어뛰기 하기**
• 성공한 학생은 엇거는 손을 교대로 연속해서 엇걸었다 풀어뛰기를 활용하여 할 수 있는 다양한 기술들(엇걸어 엇걸어뛰기, 토드, 솔개, 송골매뛰기 등)을 시범 보여 소개시켜 주고 단계별 연습 방법을 알려 주어 보상함.
• 7단계까지 성공한 학습자들에게 알려 준 새로운 기술을 우연히 성공하면 그 학생들은 여러 새로운 기술들을 계속해서 시도하게 될 것이고 이는 실력 향상에 크게 도움이 될 것임. | ● 기술을 성공한 학습자들에게 내적성취감과 새로운 기술이라는 **정적 강화물을 제공하였다.**
● 새로 알려준 기술을 우연히 성공하면 **미신에 의한 강화로** 혹시나 성공할지 모른다는 기대감에 새로운 기술을 시도하는 빈도가 늘어나게 될 것이다. |

06

CC (엇걸어 손 바꾸어 엇걸어 뛰기)

※ 양 손을 엇건 상태로 2중뛰기를 하는 기술과는 다른 기술임

가. 지도 방법

1. 1단계: 엇걸어 뛰기 후 얼굴 높이에서 두 손을 엇걸어 멈춘다.
2. 2단계: 위에 있는 손을 아래로 옮겨 엇건다.
3. 3단계: 엇건 줄을 배꼽 앞으로 보낸다.
4. 4단계: 엇건 줄 사이로 점프를 하여 줄을 돌린다.
5. 5단계: 엇걸어 뛰고 둘에 손을 내리며 점프하는 연습을 한다.
6. 6단계: 1~4단계를 연결시킨다.
7. 7단계: 양발모아뛰기 2번 넘고 엇걸어, 엇걸어 넘기를 한다.
8. 8단계: 엇거는 손의 순서를 바꾸어 연습한다.
9. 9단계: 양쪽을 번갈아 가며 넘는다.

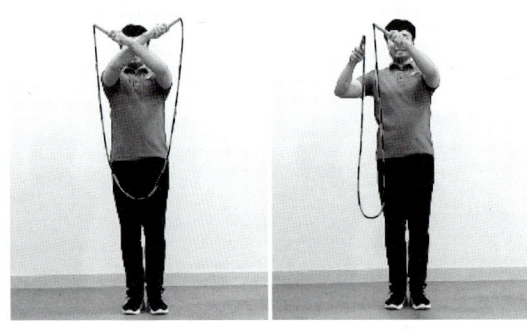

1 1단계: 엇걸어 넘은 후, 얼굴 높이에서 두 손을 엇건다.
2 2단계: 위에 있는 손을 옮겨 아래로 엇건다.

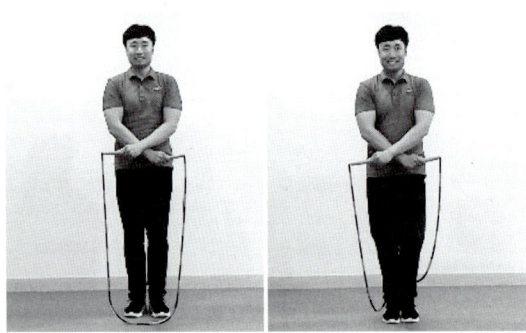

3 3단계: 엇건 줄을 배꼽 앞으로 보낸다.
4 4단계: 엇건 줄 사이로 점프를 한다.

07

Toad (토드 넘기)

가. 지도 방법

1 1단계(편의상 1단계를 토드 동작이라 지칭한다.)
- 하나: 뒤에서 줄을 앞으로 보낸다.
- 둘: 오른 다리를 든다.
- 셋: 왼손의 손목을 오른 다리의 무릎 아래에 놓는다.

  Tip 손잡이가 무릎 바깥에 충분히 보이도록 한다. 손잡이가 무릎 아래로 들어간다기보다는 손목이 무릎 아래로 들어간다는 느낌으로 한다.

- 넷: 오른손을 오른 다리 허벅지 위로 엇건다.

● 1단계

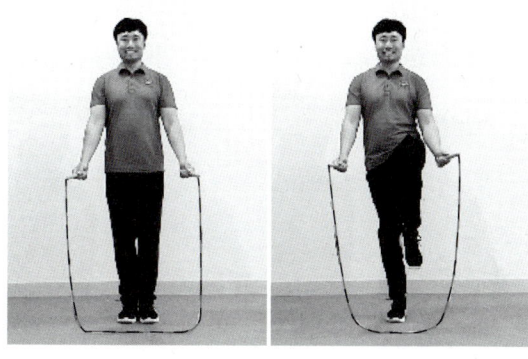

1 하나: 줄을 앞으로 보낸다.
2 둘: 오른 다리를 든다.

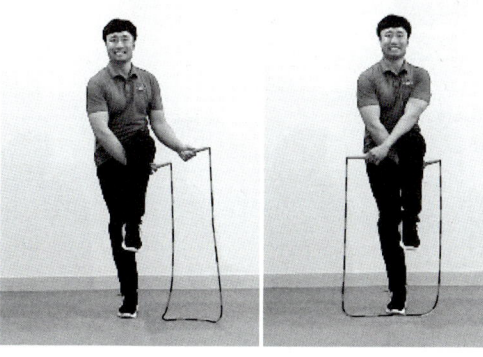

3 셋: 왼손의 손목을 오른 무릎 아래로 넣는다.
4 넷: 오른손을 오른다리 허벅지 위로 엇건다.

제2부 ──── 개인줄넘기 지도법

2 2단계

- 1단계의 하나, 둘, 셋, 넷 동작을 한 동작에 하고 엇건 줄 사이로 점프를 하여 줄을 넘는다.

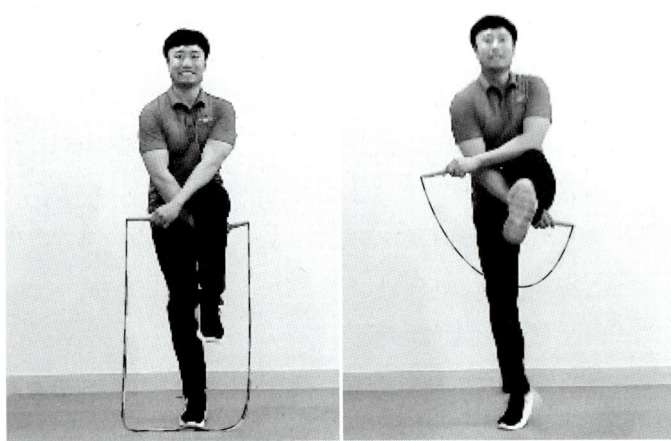

1 2단계-1: 토드 자세 만들기
2 2단계-2: 엇건 줄 사이로 점프하기

3 3단계

- 하나: 토드 동작, 줄을 왼다리로 한 번 넘고 줄이 앞으로 돌아오게 한다.
- 둘: 줄을 풀고 왼다리로 점프하고 왼다리로 착지한다.

Tip 다리 근력이 부족한 초등학생 이하의 경우에는 뒷발을 빼는 경우가 많은데, 이런 학생들은 줄을 한 손에 모아 잡고 손동작만 하며 점프 없이 연습한 후에 점프하면서 연습하며, 들고 있지 않은 발로 착지하는 연습을 하면 해결된다.

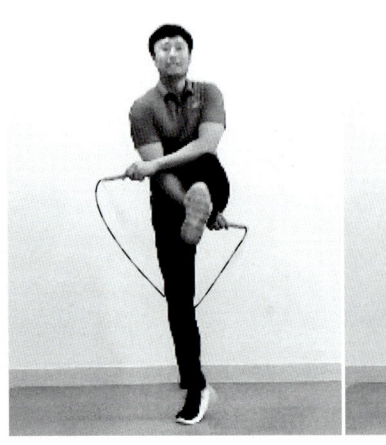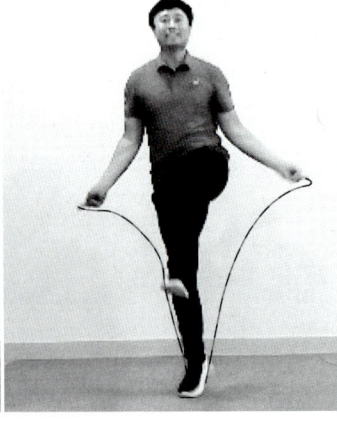

1 3단계-1: 토드 자세로 엇건 줄 사이로 점프하기
2 3단계-2: 엇걸었던 줄을 풀어서 넘기

SO (옆떨쳐양발모아뛰기)

가. 왼쪽부터 SO 동작을 하는 경우
- 오른손의 위치가 반드시 왼쪽 손목 위쪽으로 가야 한다.

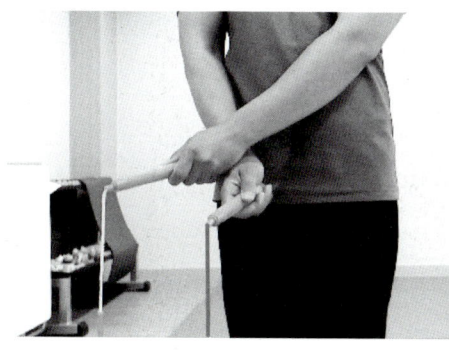
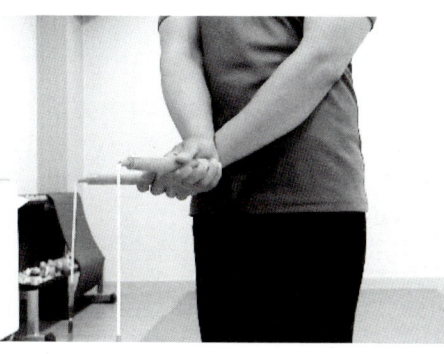

맞는 손잡이 위치   잘못된 손잡이 위치

나. 지도 방법
1. 1단계: 점프 없이 왼쪽부터 손잡이 동작만 갔다가 오는 연습을 한다.
2. 2단계: 점프하며 왼쪽부터 손잡이 동작만 갔다가 오는 연습을 한다.
3. 3단계: 옆떨칠 때는 점프하지 않고 양발모아뛰기 할 때만 점프한다.
4. 4단계: 옆떨칠 때와 양발모아뛰기 할 때 모두 점프한다.

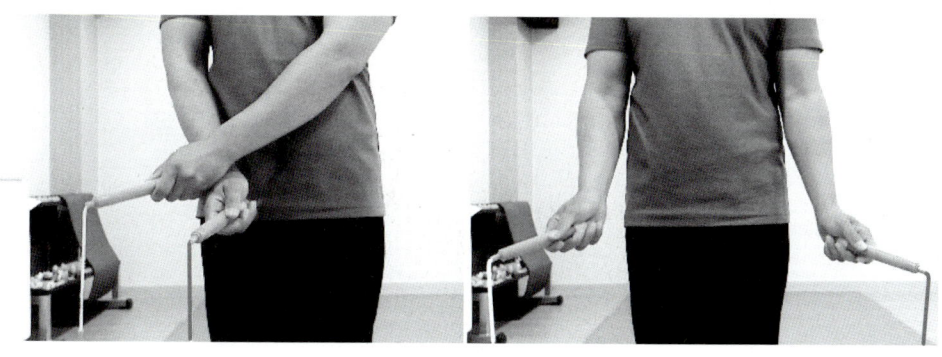

SO 손잡이 동선-1: 오른손 보내기   SO 손잡이 동선-2: 오른손 제자리

- SO넘기

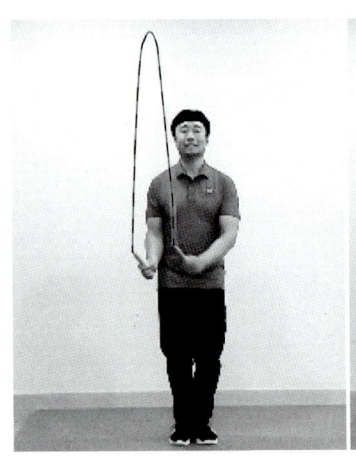 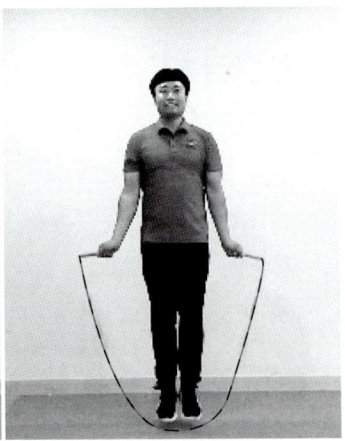

1 S
2 O

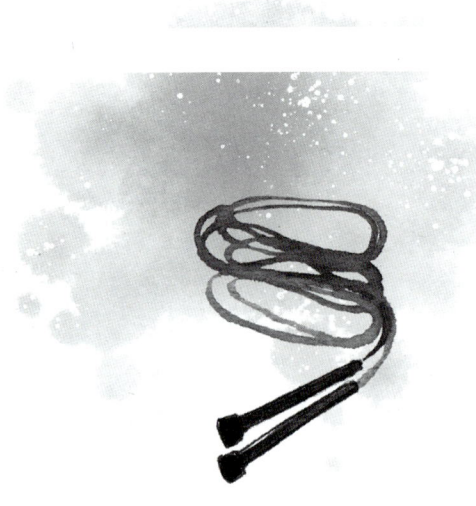

09

SC (옆떨쳐 엇걸었다 풀어 뛰기)

가. 지도 방법

1. SO와 다르게 손잡이의 높이가 일직선이 되게 바깥의 손이 옆으로 나갔다가 엇걸어 줘야 한다.
2. 안쪽에 있는 손도 손목을 잘 돌려 줘야 한다.
3. 양쪽 손잡이의 높이가 같아야 한다.

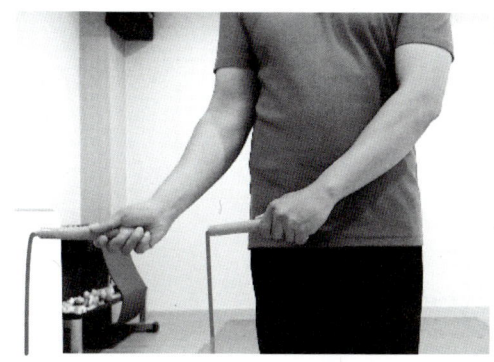

SC 손잡이 동선 1: 오른손 보내기

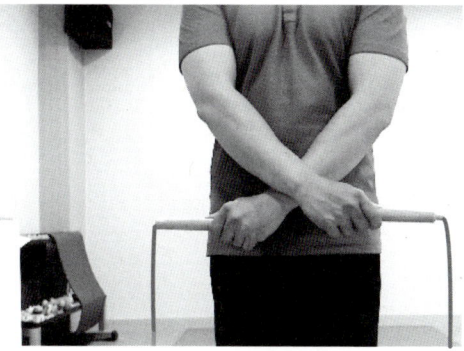

SC 손잡이 동선 2: 왼손을 오른손 위로 엇걸어 주기

- SC넘기

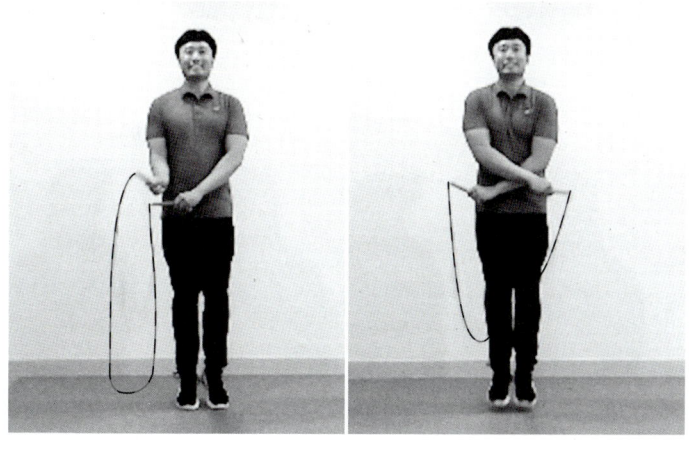

1. SO 손잡이 동선-1: 오른손 보내기
2. SO 손잡이 동선-2: 오른손 제자리

10

EB (한 손 앞, 한 손 허리 뒤넘기=되돌리기 1번 자세로 넘기)

가. 지도 방법

1. 1단계: 왼손을 앞에, 오른손을 뒤로 한 상태에서 오른손에만 줄을 잡고 줄 돌리는 연습을 한다.
2. 2단계: 왼손(앞의 손)에만 줄을 잡고 줄 돌리는 연습을 한다.
3. 3단계: 점프하며 1단계 연습을 한다.
4. 4단계: 점프하며 2단계 연습을 한다.
5. 5단계: 줄을 앞으로 넘겨 EB 양발에 거는 연습을 한다.
6. 6단계: EB 한 번 넘고 넘어오는 줄을 양발에 거는 연습을 한다.
7. 7단계: EB 넘기를 연속으로 해 본다.

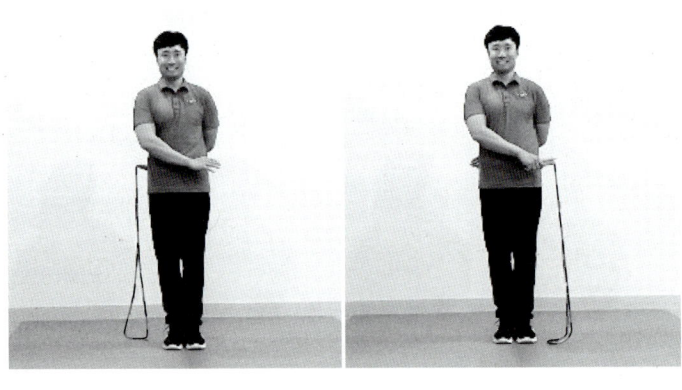

1. 1단계: 뒤의 손 줄 돌리기 연습
2. 2단계; 앞의 손 줄 돌리기 연습

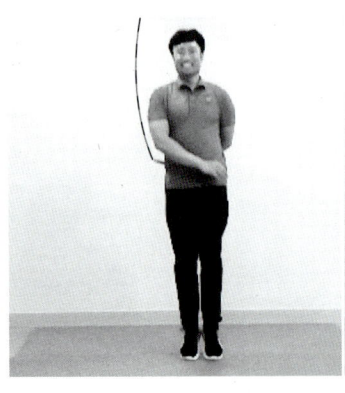
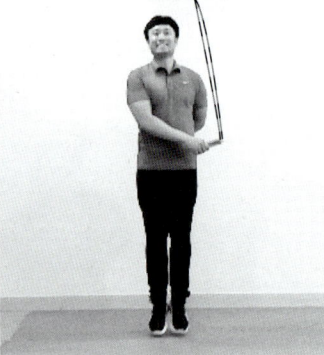

3. 3단계: 점프하며 뒤의 손 줄 돌리기
4. 4단계: 점프하며 앞의 손 줄 돌리기

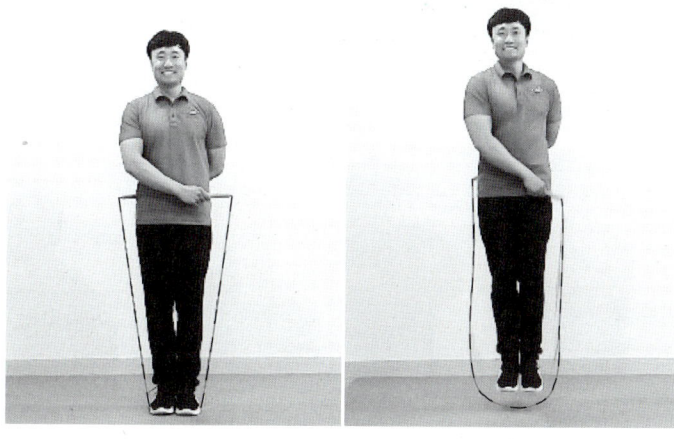

5 5단계: 줄을 양발에 거는 연습
6 6단계: EB 한 번 넘고 넘어오는 줄 양발에 걸기

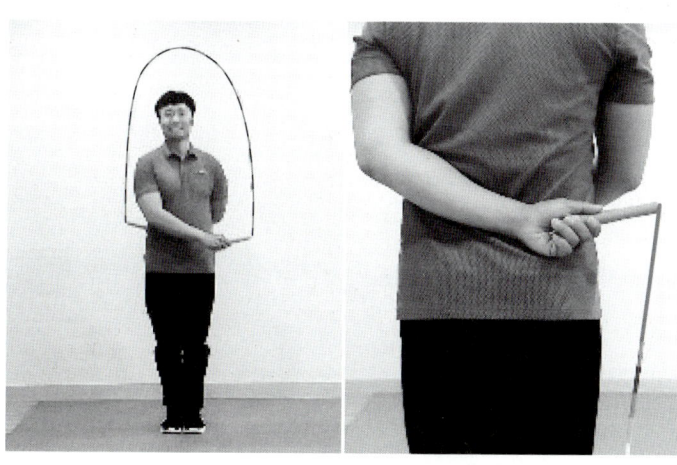

7 7단계: 연속으로 EB 넘기
8 EB 넘기 뒤에서 본 모습

나. 학생 지도 팁

1. 뒤로 들어가는 손은 허리 뒤로 깊숙이 넣고, 손이 등 뒤에서 떨어지지 않도록 한다.
2. 앞의 손 손목뿐만 아니라 뒤로 들어가는 손의 손목도 잘 돌려 준다.
3. 뒤로 손을 넣는 쪽의 어깨가 틀어지지 않도록 한다.
4. 양발에 걸기 동작을 했을 때 양발에 걸리지 않으면 실제 줄을 가지고 넘을 때 줄이 걸린다는 의미이다.

11

TS (뒤로 엇걸어 넘기)

가. Level 2 기술로 조금은 어려운 기술이다.

나. TS 기술로 줄을 넘는 다양한 방법
　① TS 손동작

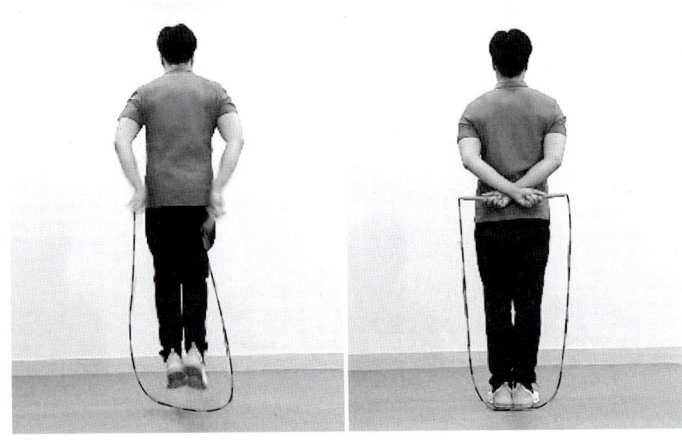

1　1단계: 양손을 뒤로 보내기
2　2단계: 두 손을 뒤에서 엇걸며 넘기

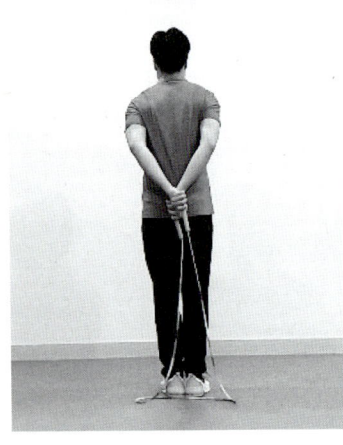 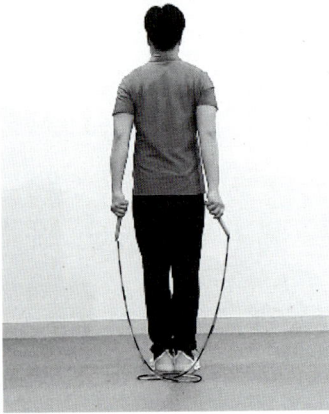

3　3단계: 엇건 손을 풀기
4　4단계: 엇건 손을 풀며 넘기

2 등 뒤에서 엇걸어 2번 넘으며 TS
3 EB TS

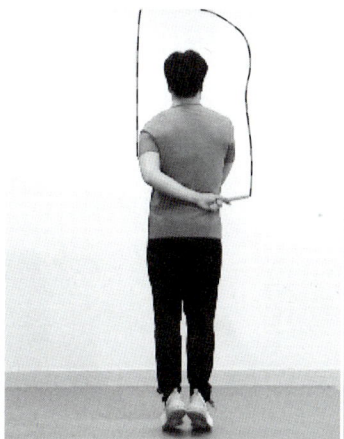 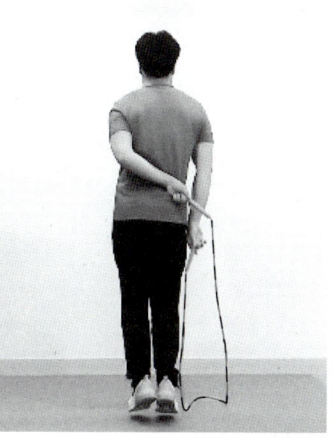

1 1단계: EB 넘기
2 2단계: 앞 손을 뒤로 보내기

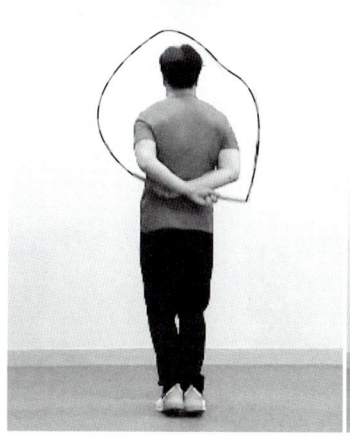 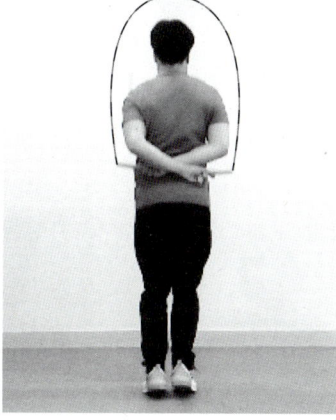

3 3단계: 등 뒤로 손 엇걸기
4 4단계: 등 뒤로 손 엇걸어 줄을 앞으로 보내기

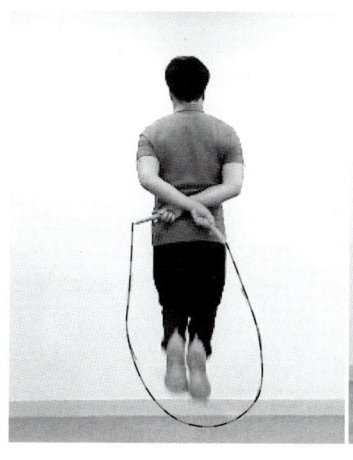 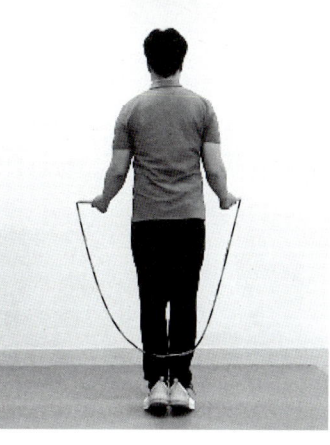

5 5단계: 앞으로 넘어온 줄을 넘기
6 6단계: 손을 풀어 넘기

4 TS 엇걸어 풀어 이중뛰기

다. 지도 방법
1 1단계: 손잡이 끝이 살짝 아래로 오게 TS 넘기고, 발에 걸기를 한다.

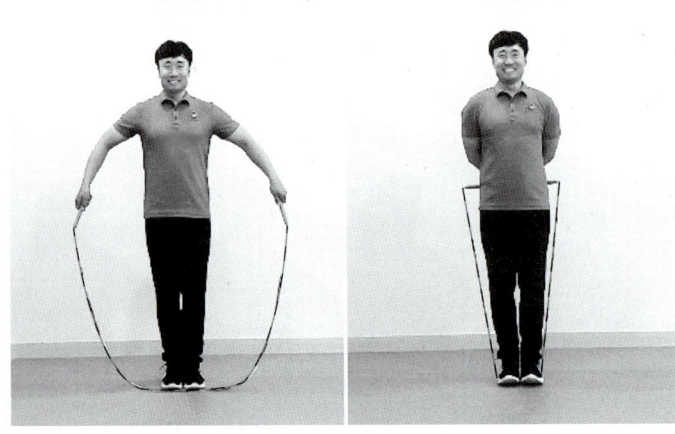

1 손잡이 끝이 아래로 오게 하기
2 TS 발에 걸기

2 2단계: 양발모아뛰기 2도약 + TS 2도약으로 넘기기
3 3단계: 엇거는 손을 바꾸어서 왼쪽 오른쪽 번갈아 1단계부터 실시한다.

라. 학생 지도 팁
1 등 뒤에서 손잡이를 교차하였을 때 손잡이의 양 끝이 팔꿈치보다 바깥으로 나와 있어야 줄이 넘어갈 공간이 확보되어 줄이 넘어간다.
2 줄을 넘길 때 줄넘기 손잡이 끝이 아래로 향하는 경우
　- 줄넘기가 땅을 때려서 줄이 튀어 올라와 걸릴 확률이 높아진다.
　- 줄의 끝이 펴지지 않고 줄넘기 끝이 찌그러져 어깨나 머리에 줄을 맞을 수 있다.
3 줄넘기 끝 선의 높이를 원래 넘을 때와 동일하게 하고 팔꿈치만 위로 구부려 준다.
4 줄이 땅에 닿는 소리로 줄넘기가 땅을 때리는지 바닥을 스치듯이 돌아가는지 알 수 있다.

5 TS 줄이 돌아가는 원리를 알기 위하여 뒤로 엇걸어 풀어 뛰기를 할 때 손잡이의 움직임을 살펴보면, 줄넘기 손잡이 끝이 위를 향한 채 교차된 상태에서 손목을 이용하여 돌려 빼는 것임을 알 수 있다.

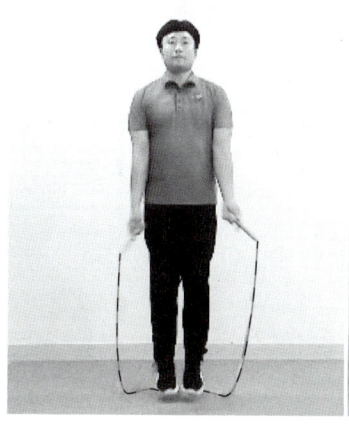
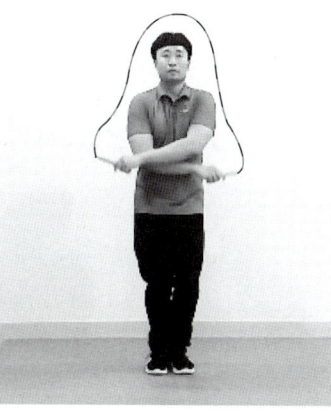

1 뒤로 엇걸어 풀어뛰기 1번 동작

2 뒤로 엇걸어 풀어뛰기 2번 동작

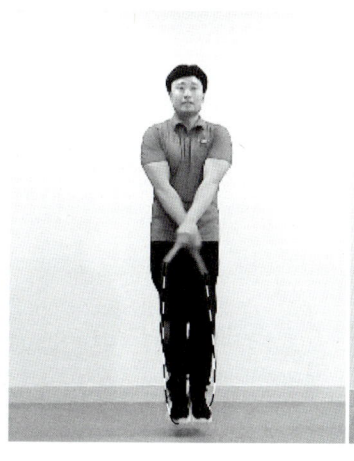
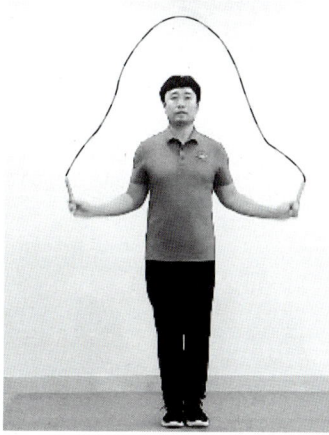

3 뒤로 엇걸어 풀어뛰기 3번 동작

4 뒤로 엇걸어 풀어뛰기 4번 동작

12

활시위동작

가. 지도 방법

이 동작을 전체적으로 분석해 보면 줄을 8자돌리기 바닥에 치는 동작을 바닥을 쓸 듯이 하여, 줄을 몸 뒤로 보내는 동작이다.

1. **1단계**: 왼쪽 되돌리기 동작에서 왼손의 위치를 점점 뒤에서 앞으로 빼 주며 동작을 하면 이해가 쉽다.
2. **2단계**: 왼발을 조금씩 뒤로 옮기며 1단계 동작을 해 본다.
3. **3단계**: 발과 손의 타이밍을 동시에 뒤로 옮겨 본다.

   Tip 뒤로 되돌리기처럼 들어가는 손이 없다는 것을 강조한다.

4. **4단계**: 점점 손목의 스냅을 이용하여 손의 위치가 높아지지 않도록 한다.

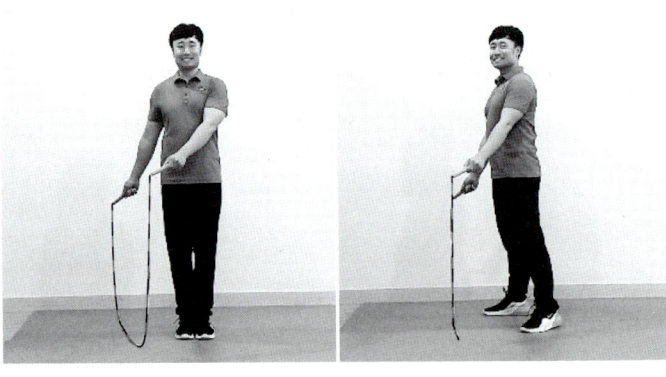

1 1단계: 되돌리기 동작에서 왼손을 뒤에서 앞으로 빼 준다.

2 2단계: 왼발을 조금씩 뒤로 옮긴다.

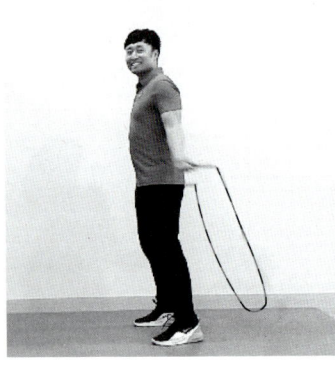 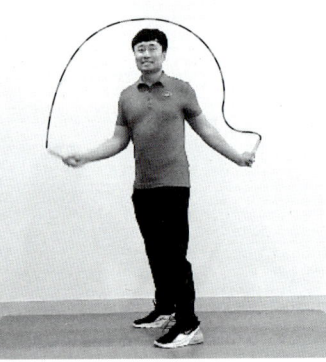

3 3단계: 발과 손이 옮겨지는 타이밍을 동시에 하여 동작을 한다.

4 4단계: 점점 손목의 스냅을 이용하여 손의 위치를 낮춘다.

13 그 밖의 다양한 기술들

가. 다중뛰기 기술들
- 1도약으로 한 동작씩 해 본 후, 다중뛰기를 시도한다.

● CC (엇걸어 엇걸어) 이중

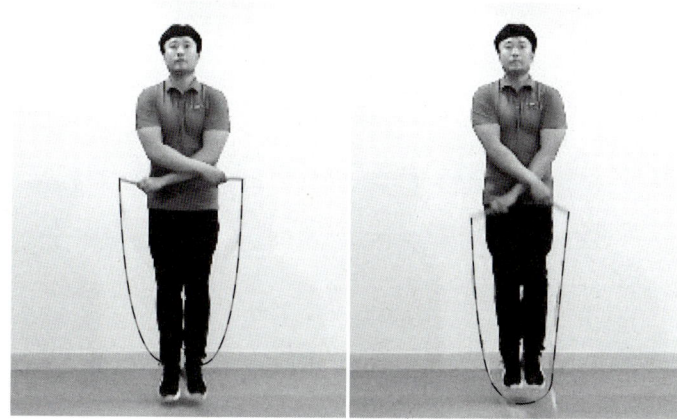

1 C
2 C

● TJ, AS 이중

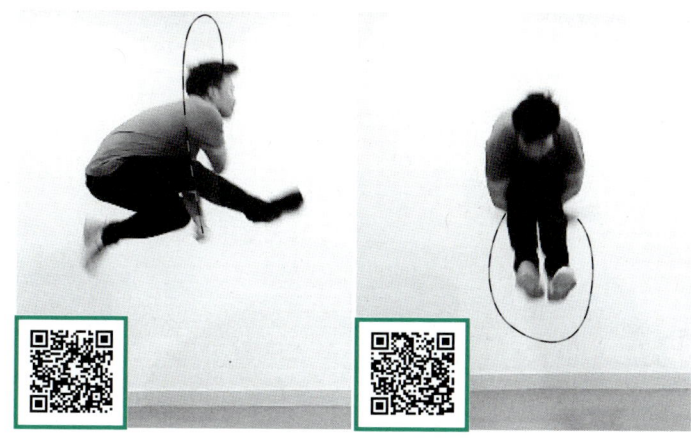

1 TJ 이중뛰기 1번 동작(2번 동작은 풀어 뛰는 동작임)

2 AS 이중뛰기 1번 동작(2번 동작은 풀어 뛰는 동작임)

- SCC(좌측) 2.5중

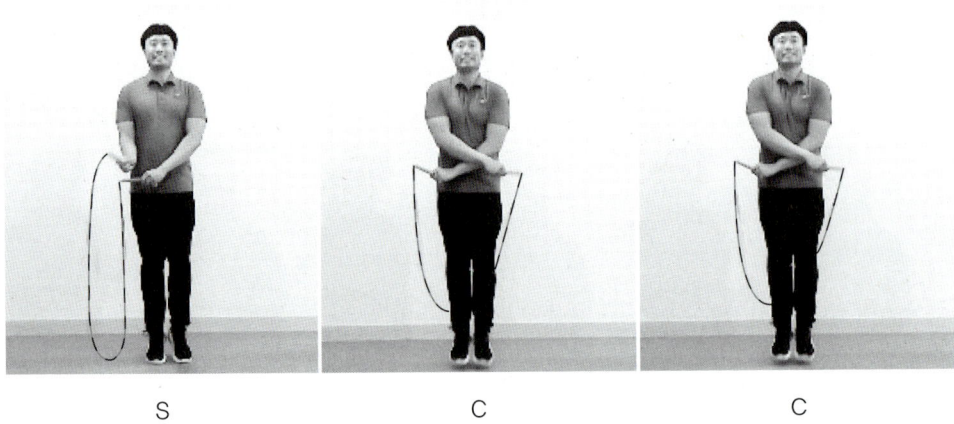

S　　　　　　C　　　　　　C

- SOO 3중

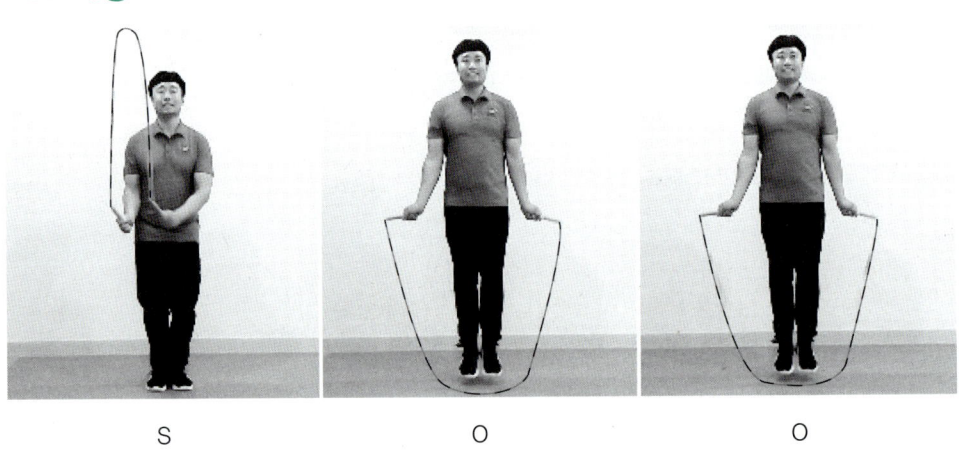

S　　　　　　O　　　　　　O

- COC 3중

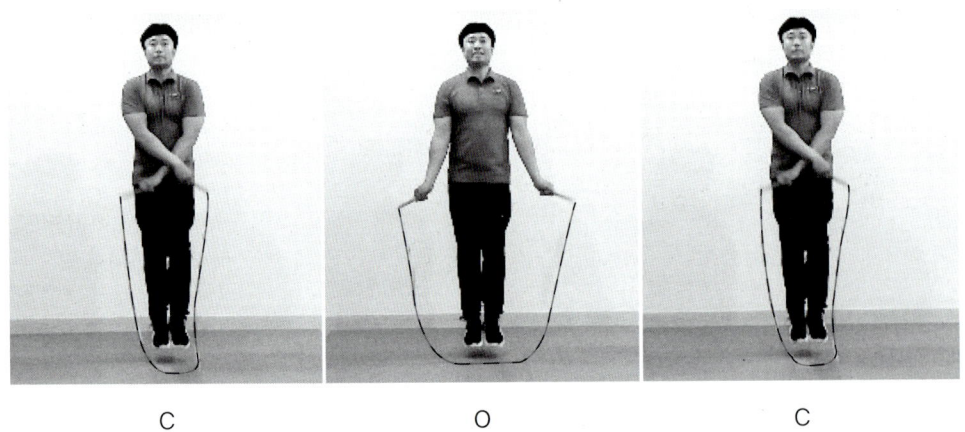

C　　　　　　O　　　　　　C

- OCO 3중

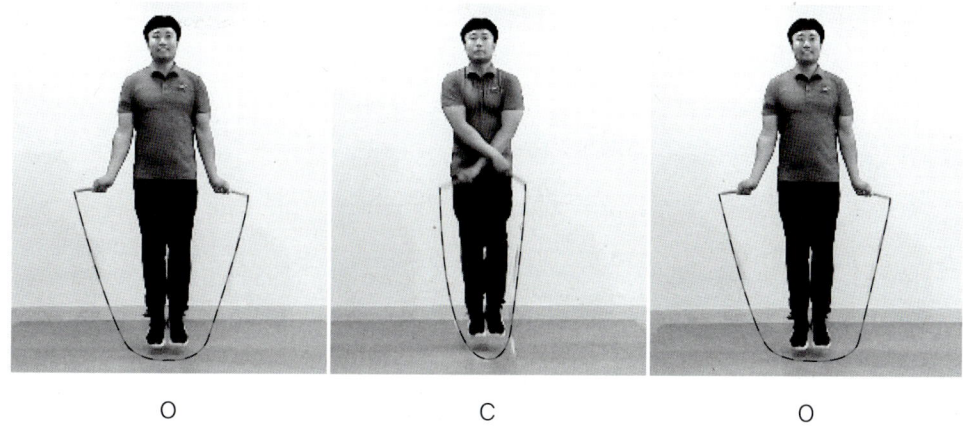

O　　　　　　　　C　　　　　　　　O

　　INVERSE TOAD 이중

나. 워킹

1. 방법: 걷듯이 줄을 넘는 기술이다. 앞에 있는 발은 발뒤꿈치로 착지하고, 뒤에 있는 발은 발뒤꿈치를 들어 앞꿈치로 착지한다. 양발을 동시에 벌려서 마치 걷듯이 줄을 넘는다.
2. Tip 줄은 손목의 스냅을 이용하여 돌려 주어야 줄에 걸릴 확률이 적어진다.

다. 릴리즈

1. 뜻: 손잡이를 놓았다가 잡는 기술들을 말한다.
2. 줄 넘으며 한 손잡이, 두 손잡이 던져 잡기: 던진 손잡이와 반대쪽 손잡이가 같은 높이가 되도록 높이를 맞춰 주어야 손잡이가 원심력에 의해 앞으로 튀어 나가는 것을 방지할 수 있다.

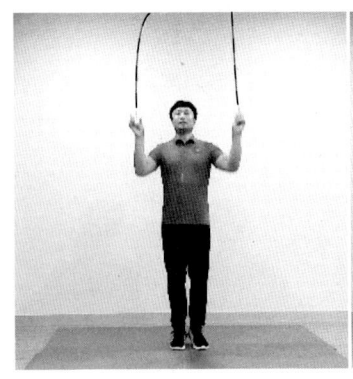 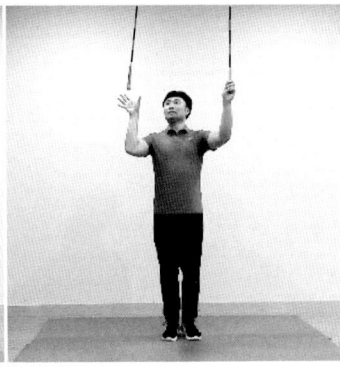

1 한 손잡이 던져 잡기
   1. 손잡이 놓기

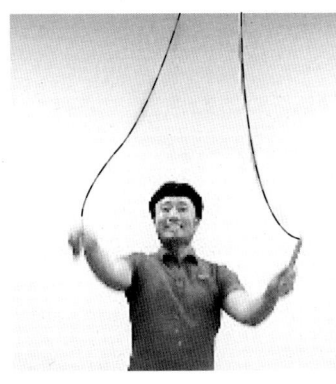 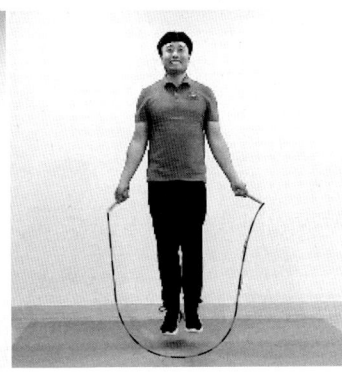

2 3. 내려오는 손잡이 잡기

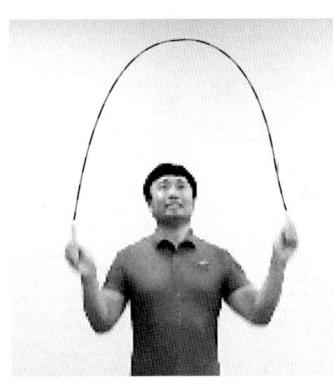 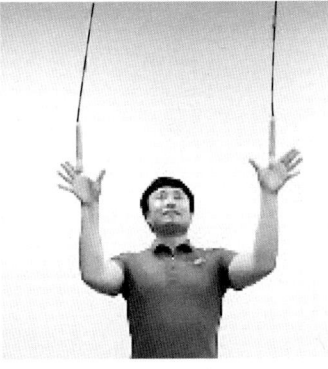

3 두 손잡이 던져 잡기
   1. 두 손잡이 놓기
   2. 두 손잡이 던지기

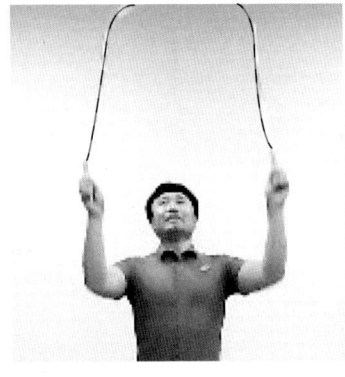 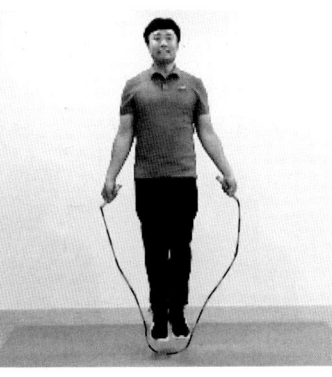

4 3. 내려오는 두 손잡이 잡기
   4. 손잡이 잡고 넘기

3 피싱(fishing)

- 뜻: 낚시를 하듯이 바닥에 있는 줄을 위로 끌어당겨 손잡이를 잡는 기술이다.
- **Tip** 바닥에 놓은 줄은 팽팽하게 유지하고 손잡이를 잡고 있는 쪽 줄을 살짝 들어 올린 상태에서 손목을 살짝만 이용하여 줄을 내 몸 쪽으로 낚아 올린다.

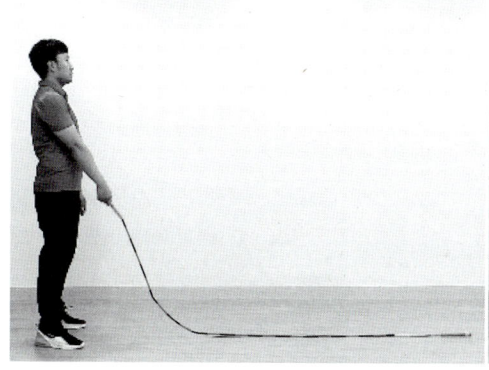

피싱1단계: 줄을 바닥에 펴서 일자로 놓기

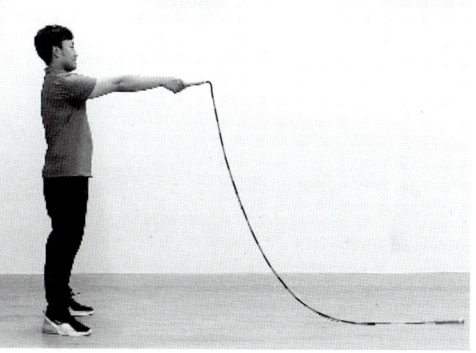

2단계: 팔을 들어 올리기

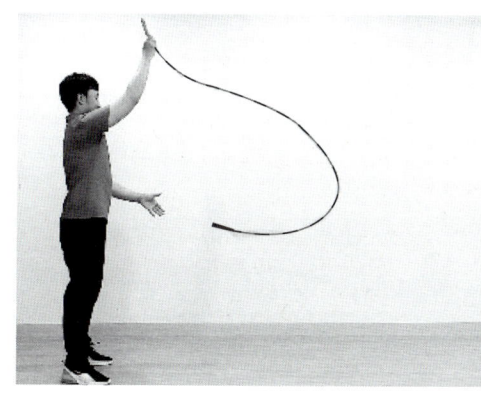

3단계: 손목으로 줄을 끌어당기기

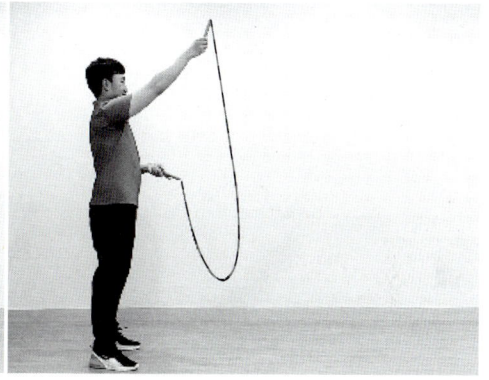

4단계: 몸 쪽으로 떠서 오는 손잡이 잡기

4 회전시켜 잡기

- 뜻: 줄넘기 손잡이 한쪽을 놓아 공중에서 회전 시킨 후 다시 잡는 방법
- 지도 방법

1단계: 바닥에 줄이 닿게 한 쪽 손잡이만 잡은 상태에서 줄의 팽팽함을 유지한 채로 줄의 힘을 느끼며 천천히 원을 그리며 돌리는 연습을 한다.

2단계: 줄이 원을 그리며 잘 돌아가면 8자돌리기 자세로 줄을 한 바퀴 돌리며 바깥쪽 손잡이를 놓으며 돌리는 연습을 한다. 이때 손잡이를 잡고 있는 손은 돌리지 않고 손잡이를 놓는 힘에 의해서만 줄이 돌아가는 것을 느껴 본다.

3단계: 2단계 동작이 익숙해지면 손잡이를 잡고 있는 손도 함께 이용하여 줄을 돌리며 손잡이를 놓아주는 연습을 한다.

4단계: 3단계 연습을 하며(2바퀴 혹은 3바퀴 등 바퀴 수를 정하여 돌린다.) 놓아 준 손잡이 끝이 땅을 향할 때 손잡이를 보며 잡는 연습을 한다.

5단계: 손잡이가 잘 잡히면 바로 이어서 한 번 줄을 넘어 본다.

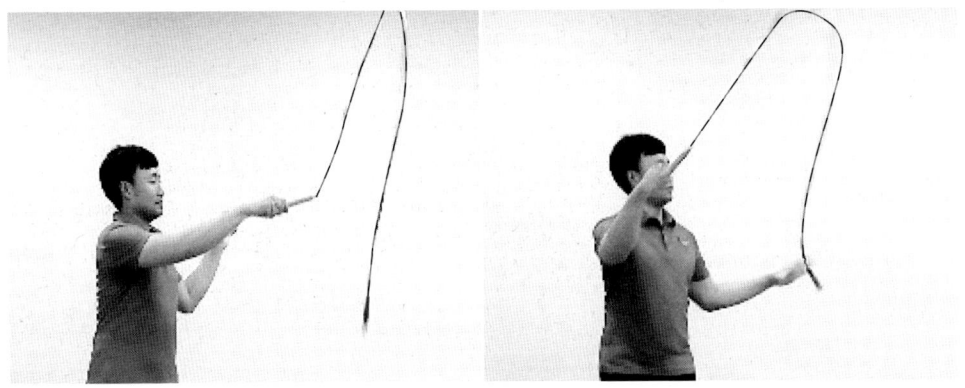

3회전시키기   3회전 후, 잡고 넘기

● 기술음악줄넘기 안무

곰 세 마리

창작: 주종민

파트	박자	방향전환 동작
전주	16	리듬을 타며 준비하기
노래 1절	8	오SOOO 왼SOOO
	8	오SOOO 왼SOOO
	8	오른쪽부터 SSOO 왼쪽부터SSOO
	8	오른쪽부터 SSOO 왼쪽부터SSOO
	8	오른쪽부터 SCSC 오른쪽부터 SCSC
	8	왼쪽부터 SCSC 오른쪽부터 SCSC
간주	16	리듬을 타며 준비하기
노래 1절	8	OOOO 오른손 위 CCOO
	8	OOOO 왼손 위 CCOO
	8	2도약 2번, 오른손 위 CO TOAD
	8	2도약 2번, 왼손 위 CO TOAD
	8	2도약 방향전환 오른쪽 방향
	8	2도약 방향전환 왼쪽 방향 후 앞멈춤

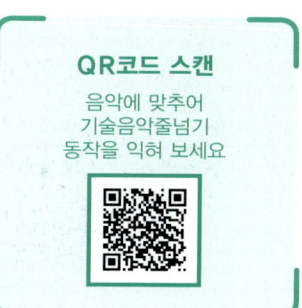

QR코드 스캔

음악에 맞추어
기술음악줄넘기
동작을 익혀 보세요

음악의 박자 분석 방법

가. 노래의 박자를 8박자, 16박자 등으로 분석할 수 있어야 한다.

나. 8박자, 16박자 세는 방법
1. 8박자 세기
   - 음악을 들으며 테이블을 손끝으로 탭하며 박자를 세어 본다.
2. 16박자 세기
   - 8박자는 테이블을 손끝으로, 8박자는 바닥을 발끝으로 탭하며 박자를 세어 본다.

다. 창작하기 적합한 음악 고르는 방법
1. 자신이 원하는 분위기에 맞는 음악들 중에서 골라 본다.
2. 박자의 패턴이 비교적 일정한 노래를 선정하면 창작이 수월해진다.

라. 음악의 박자를 분석하는 방법
1. 4박자, 8박자, 16박자 등, 4의 배수로 노래의 박자를 나눈다.
2. 노래의 파트별로 전주, 1절, 간주, 2절, 후주 등으로 노래를 나누어 본다.
3. 노래에서 자주 반복되거나 강조되는 부분을 찾는다.

마. 창작하는 방법
1. 안무를 짜는 목적을 분명히 한다.
   - 줄넘기 기능 숙달: 숙달을 의도하는 기능이 일정한 패턴을 가지고 반복되게 하며 너무 복잡하지 않은 형식이 좋다.

- 공연이나 발표회 등: 안무의 다양성(예: 체조동작을 가미 등), 사용하는 줄 종류의 다양성, 대형의 다양성, 시각적으로 화려한 기술이 들어가는 여부 등을 고려하여 안무를 구성한다.

2 전주, 1절, 간주, 2절, 후주 등 노래의 파트별로 안무를 창작하면 좋다.

바. 4의 배수 박자로 스텝을 구성할 수 있는 방법

1 8박자 스텝 구성의 예
- 4박자는 A스텝, 4박자는 B스텝으로 구성한다.
- 8박자 전체를 C스텝으로 구성한다.
- 8박자를 양쪽 되돌리기로 구성한다.

2 16박자 스텝 구성의 예
- 8박자는 스텝으로 8박자는 되돌리기로 구성한다.
- 16박자를 스텝으로 구성한다.
- 8박자를 줄돌리기로, 8박자를 되돌리기로 구성한다.

- 안무 창작의 예

숲속을 걸어요

창작: 주종민

파트	박자	줄넘기 동작
전주	16	리듬을 타며 준비하기
전주2	8	8자돌리기 빠르게
	8	8자더블돌리기
	8	다리 들고 8자더블돌리기
	8	되돌리기 좌우
노래 1절	8	양발모아뛰기 2도약 2번 양발모아뛰기 1도약 4번
	8	되돌리기 좌우
	8	양발모아뛰기 2도약 2번 양발모아뛰기 1도약 4번
	8	되돌리기 좌우
	8	양발모아뛰기 2도약 2번 양발모아뛰기 1도약 4번
	8	되돌리기 좌우
	8	양발모아뛰기 2도약 2번 양발모아뛰기 1도약 4번
	8	되돌리기 좌우
간주	8	8자돌리기 빠르게
	8	8자더블돌리기
	8	다리 들고 8자더블돌리기
	8	되돌리기 좌우
노래 2절	8	번갈아스텝
	8	되돌리기 좌우
	8	번갈아두박자스텝
	8	되돌리기 좌우
	8	가위바위보스텝
	8	되돌리기 좌우
	8	뒤들어모아스텝
	8	되돌리기 좌우
후주	8	8자돌리기 빠르게
	8	8자더블돌리기
	8	다리 들고 8자더블돌리기
	8	되돌리기 좌우

사. 다양한 대형 변화 방법

1 종대: 세로 한 줄로 서는 대형이다.
2 횡대: 가로 한 줄로 서는 대형이다.
3 H형: 'H' 모양으로 서는 대형이다.
4 화살표: 화살표 모양으로 서는 대형이다.
5 십자: '十' 모양으로 서는 대형이다.

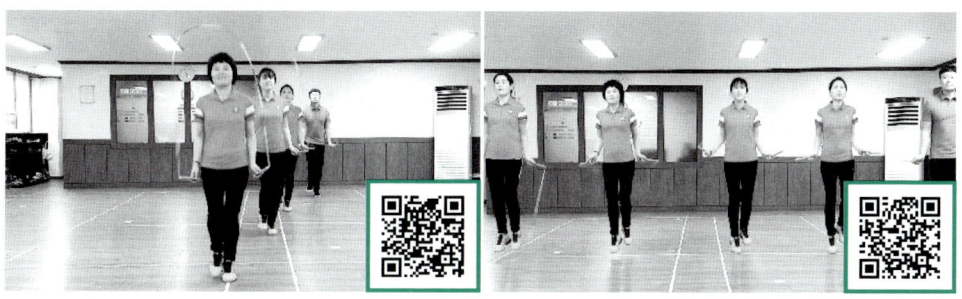

종대 대형   횡대 대형

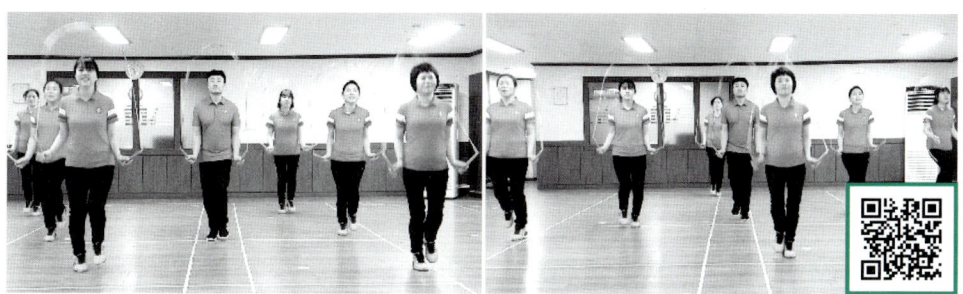

H 대형   십자 대형

● 대형 변화를 이용한 안무 창작의 예

IF I HAD YOU

창작: 주종민

파트	박자	줄넘기 동작	대형변화
전주1	16	리듬을 타며 준비하기	종대로 서서 시작
노래	16	번갈아스텝	횡대로 변화
	8	번갈아두박자스텝	
	8	되돌리기	
	8	십자스텝	
	8	되돌리기	
	8	가위바위보스텝	
	8	되돌리기	
	16	앞흔들어스텝	십자 대형으로 변화
	8	뒤들어모아스텝	
	8	되돌리기	
	8	옆흔들어스텝	
	8	되돌리기	
	8	크로스스텝	
	8	되돌리기 후 앞멈춤 마무리	

아. 여러 가지 마무리 방법

1 별 모양 만들기
- 줄넘기 손잡이 한쪽을 한 사람 건너 다음 사람에게 건네주고 줄을 펼친다.
- 미리 손잡이를 전달하는 방향을 정해서 한 방향으로 전달하는 것이 좋다.

2 해 모양 만들기
- 줄넘기 손잡이 한쪽을 훌라후프에 통과시켜 다음 사람에게 건네주고 줄을 펼친다.
- 미리 손잡이를 전달하는 방향을 정해서 한 방향으로 전달하는 것이 좋다.

3 나무 모양 만들기
- 인원을 반으로 나누어 손잡이를 하나씩 가운데 사람의 양손에 나누어 건네주고 줄을 펼친다.
- 가운데 사람은 손잡이 바로 아래의 줄 부분을 잡는다.

4 공작새 모양 만들기
- 가운데 사람이 앞에 서고, 인원을 반으로 나누어 손잡이를 하나씩 가운데 사람의 양손에 나누어 건네주며 줄을 펼친다.

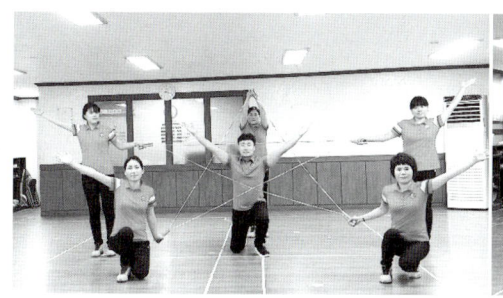

별 모양 만들기

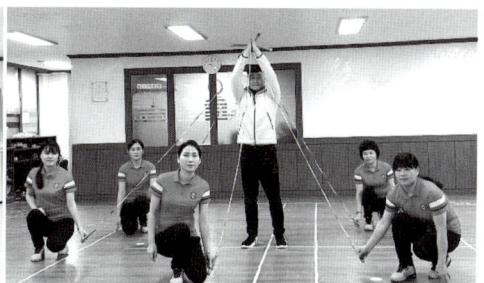

나무 모양 만들기

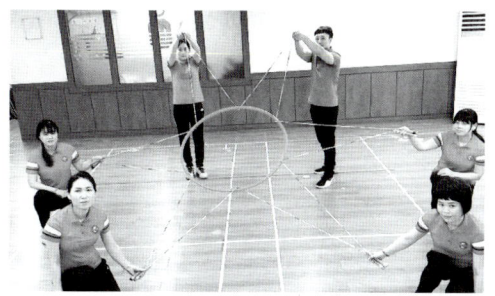

해 모양 만들기

7장 · 줄템박스 지도법

줄템박스 운동 개발 배경

※ 줄템박스란?
줄넘기와 스텝박스 운동을 결합한 새로운 운동 방법으로 본 책의 저자가 개발한 신개념 운동 방법)

가. 줄넘기 운동이 몸에 미치는 영향
- 줄넘기는 전신운동이기 때문에 대부분의 근육들에 자극을 주지만 특히 이두근, 삼두근, 복근, 비복근, 가자미근에 자극을 준다.
- 줄넘기 운동은 상하로 점프를 반복하는 운동이므로 근육뿐만 아니라 발목이나 무릎 관절에도 부하가 많이 가는 운동이다. 점프를 할 때 무릎에 걸리는 하중은 본인 체중의 5배에 이를 정도이다.

나. 무릎 주변 근육 강화의 필요성
- 줄넘기 운동을 오래 지속하게 되면 심폐기능이 좋아지고 전신을 골고루 자극할 수 있다는 장점이 있다. 줄넘기는 꾸준히 하면 누구든 어렵지 않게 운동량을 늘릴 수 있다.
- 운동량이 늘어남에 따라 무릎이 받는 충격과 부담이 늘어나게 된다. 관절이나 인대는 근육처럼 단련시킬 수 있는 곳이 아니기 때문이다.
- 무릎 관절이나 인대를 직접 단련시킬 수는 없지만 무릎 주변의 근육을 단련시켜 줌으로써 무릎 관절과 인대가 받는 부담을 줄일 수 있다.

다. 대퇴사두근 운동의 효과
- 무릎 관절과 인대 보호를 위해 단련시킬 수 있는 근육 중 가장 효과가 큰 부위는 대퇴사두근이다.
- 대퇴사두근은 주로 단거리 달리기 선수나 축구 선수, 사이클 선수들에게 발달된 근육인데 대퇴사두근이 발달하면 무릎을 안정적으로 잡아 주어 인대나 관절에 스트레스가 덜 간다고 한다.

라. 대퇴사두근 운동 어떻게 할까?

- 대퇴사두근을 단련할 수 있는 대표적인 운동에는 헬스장에서 할 수 있는 레그레이즈, 레그익스텐션 등의 운동기구를 이용한 방법과, 자전거 타기, 스쿼트, 스텝박스 등이 있다.

마. 결론

- 줄넘기 운동에 대퇴사두근을 단련시킬 수 있는 스텝박스 운동을 결합시킨다면 반복적인 점프 운동인 줄넘기를 할 때 무릎에 부담을 덜어 주고, 줄넘기 운동으로 자극하기 어려운 근육들을 단련시켜 줌으로써 줄넘기가 가지고 있는 한계를 극복하여 줄넘기는 진정한 전신운동이 될 수 있을 것이다.

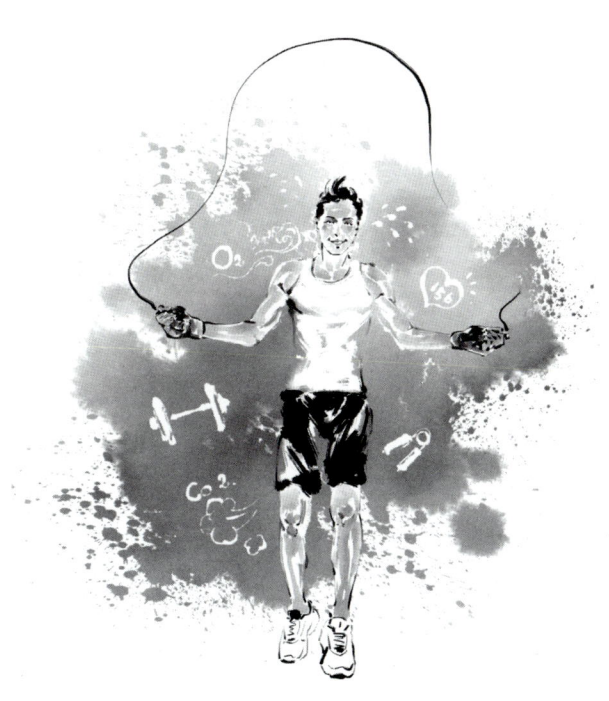

02
줄텝박스 운동의 원리

가. 줄 넘는 동작과 스텝박스 스텝 동작의 결합 지도 방법

1 스텝박스를 설치하고 줄 넘는 동작을 하기 위해서는 줄이 다른 사람과 스텝박스에 걸리지 않도록 여유 있는 공간 확보가 필요하다.

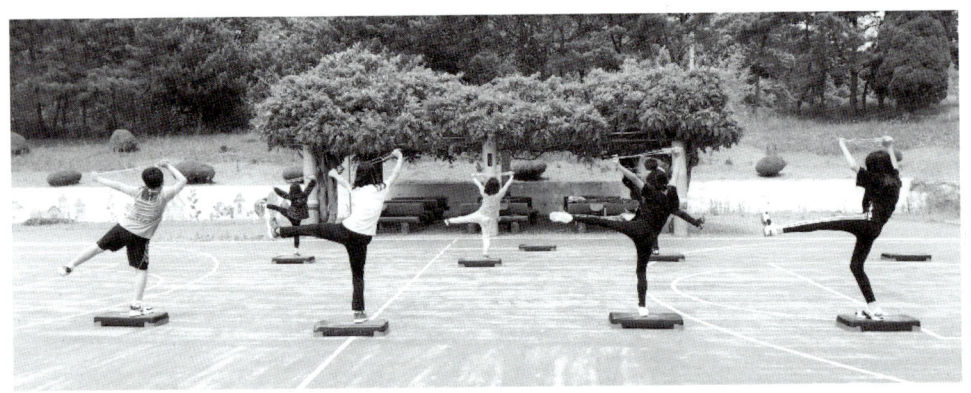

개인별 여유 있는 공간 확보가 필요하다

2 줄을 넘다가 스텝박스 동작을 위해서는 줄이 동작에 방해되지 않도록 처리해야 한다. 목에 줄파지, 줄 반으로 접기, 준비 멈춤, 가방줄파지, 밸트 파지 등의 방법을 이용하여 줄이 스텝에 방해되지 않도록 할 수 있다.

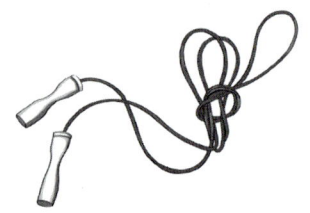

03
줄텝박스 운동 프로그램

가. 줄텝박스 프로그램 1

- 목걸이 줄파지, 라이트베이직스텝, 레프트베이직스텝으로 구성됨

1 목에 줄파지 동작

- 하나, 둘: 8자돌리기 느리게 왼쪽
- 셋, 넷: 8자돌리기 느리게 오른쪽
- 다섯: 8자돌리기 느리게 왼쪽 바닥을 치며 줄을 오른손에 모아 잡기
- 여섯: 왼손으로 줄 부분을 잡기
- 일곱: 줄을 목 뒤로 들어 올리기
- 여덟: 줄을 목에 걸기

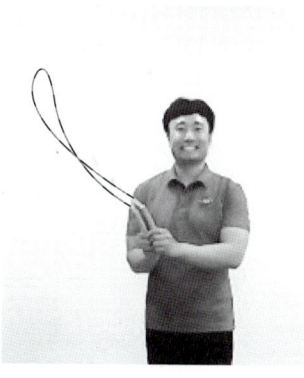 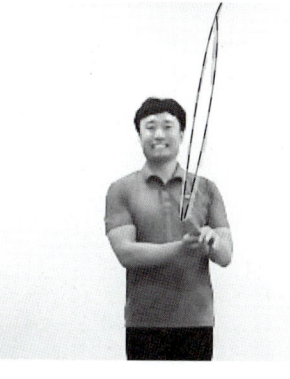

1 하나, 둘: 8자돌리기 느리게 왼쪽

2 셋, 넷: 8자돌리기 느리게 오른쪽

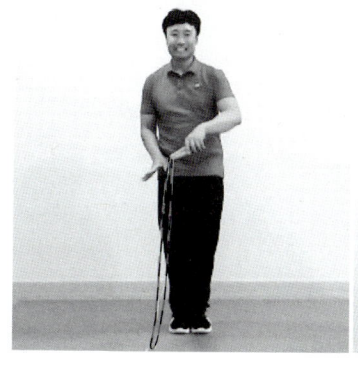 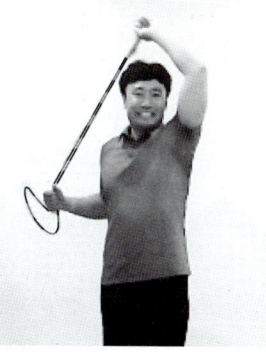

3 다섯: 8자돌리기 느리게 왼쪽 하며 줄을 오른손에 모아 잡기

4 여섯: 왼손으로 줄 부분을 잡기

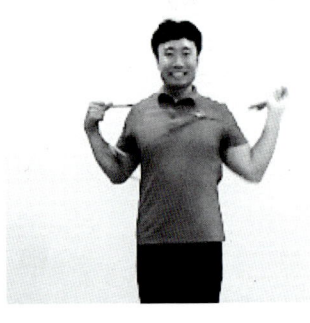 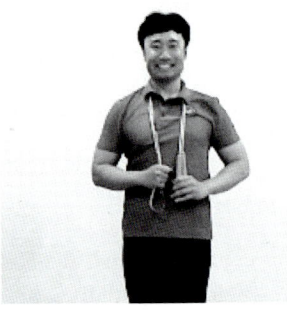

5 일곱: 줄을 목 뒤로 들어 올리기

6 여덟: 줄을 목에 걸기

나. 줄을 풀어 줄 넘을 수 있는 상태를 만드는 동작(8박자임)

- 하나: 오른손으로 오른쪽 손잡이를 잡는다.
- 둘: 왼손을 목에 건 줄 아래쪽으로 넣어 왼쪽 손잡이를 잡는다.
- 셋, 넷: 왼쪽 손잡이를 주로 돌려서 줄을 푼다.
- 다섯~여덟: 줄을 몸 뒤로 보내 넘을 준비를 한다(제자리 걸으며 박자에 맞춰 동작을 한다).

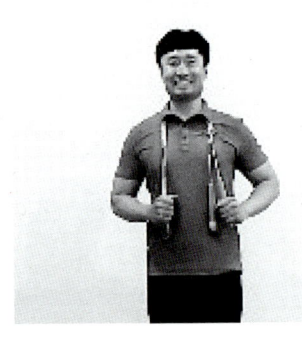 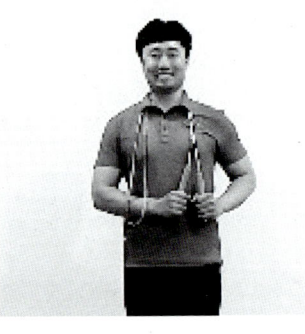

1 하나: 오른손으로 오른쪽 손잡이 잡기

2 둘: 왼손으로 왼쪽 손잡이 잡기

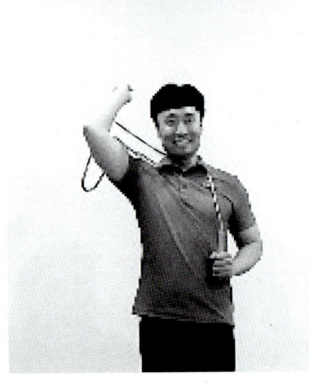 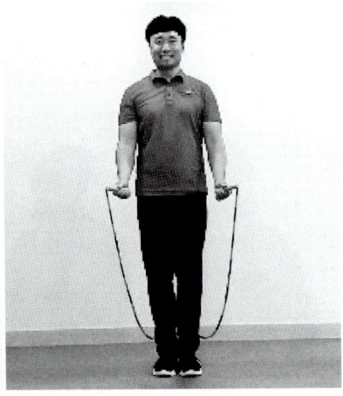

3 셋, 넷: 왼쪽 손잡이를 돌려 줄 풀기

4 다섯~여덟: 줄을 넘을 준비 자세 취하기

2 라이트베이직스텝 순서

● 스텝명(라이트, 레프트)은 제일 처음 움직이는 발을 기준으로 함
  (하나~넷이 계속 반복됨)

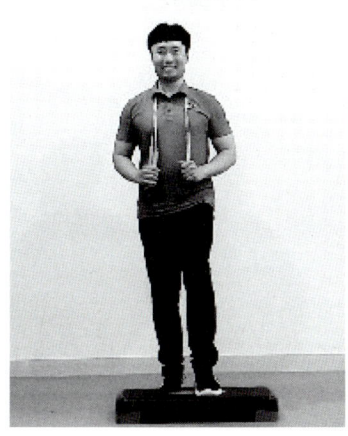
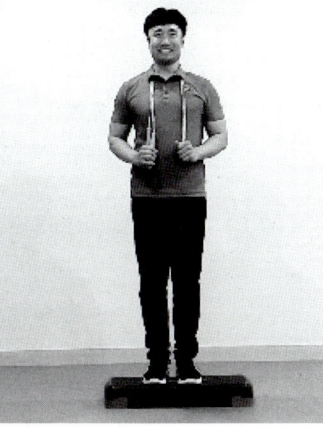

1 하나: 오른발 스텝박스에 올라서기
2 둘: 왼발 스텝박스에 올라서기

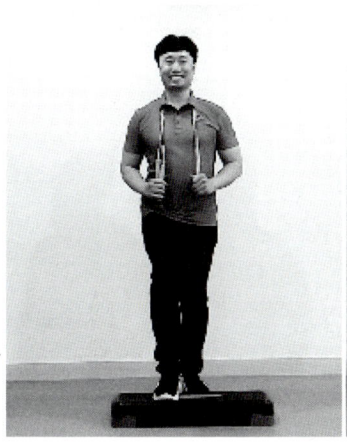
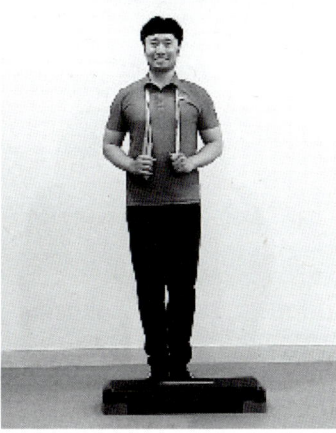

3 셋: 오른발 내려가기
4 넷: 왼발 내려가기

3 레프트베이직스텝 순서

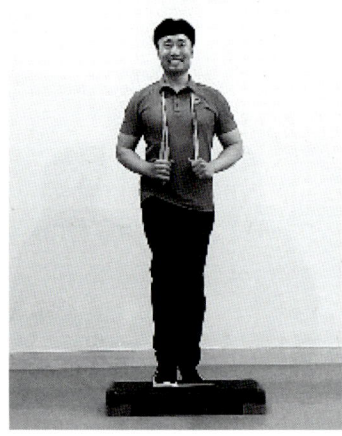
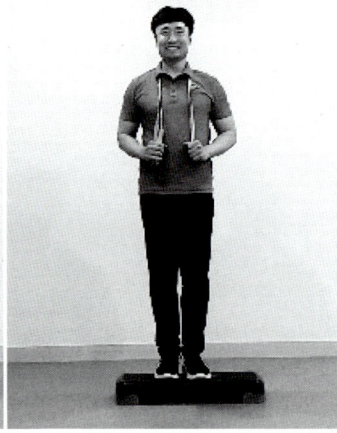

1 하나: 왼발 스텝박스에 올라서기
2 둘: 오른발 스텝박스에 올라서기

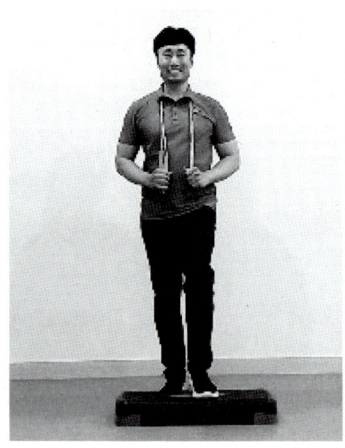
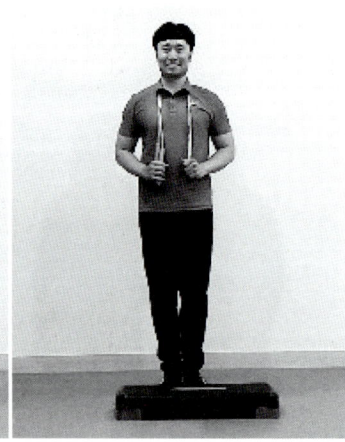

3 셋: 왼발 내려가기
4 넷: 오른발 내려가기

- 목에 줄 파지하는 방법이 들어간 안무

헝가리 무곡

창작: 주종민

파트	박자	줄넘기 동작
전주	8	리듬을 타며 준비하기
	16	양발모아뛰기 16박자
	8	목에 줄 파지 동작하기
	8	4박 제자리 걷기, 4박 스텝박스에 다가가기
노래	32	**스텝박스 동작(라이트 베이직 스텝)**
	8	줄을 풀어 넘을 수 있는 상태 만들며 스텝박스에 줄이 걸리지 않게 뒤로 물러나기
	8	양발모아뛰기 8박자
	8	목에 줄 파지 동작하기
	8	4박 제자리 걷기, 4박 스텝박스에 다가가기
	32	**스텝박스 동작(레프트 베이직 스텝)**
	8	줄을 풀어 넘을 수 있는 상태 만들며 스텝박스에 줄이 걸리지 않게 뒤로 물러나기
	8	양발모아뛰기 8박자
	8	목에 줄 파지 동작하기
	8	4박 제자리 걷기, 4박 스텝박스에 다가가기
	32	**스텝박스 동작(라이트 베이직 스텝)**
	8	줄을 풀어 넘을 수 있는 상태 만들며 스텝박스에 줄이 걸리지 않게 뒤로 물러나기
	8	양발모아뛰기 8박자
	8	목에 줄 파지 동작하기
	8	4박 제자리 걷기, 4박 스텝박스에 다가가기
	8	**스텝박스 동작(레프트 베이직 스텝)**

QR코드 스캔
음악에 맞추어
줄텝박스 동작을
익혀 보세요

나. 줄템박스 프로그램2

- 이분의 일 줄파지, 니 폴드 힐터치 스텝, 라이트 킥 스텝 레프트 킥 스텝으로 구성됨

1 이 분의 일 줄파지하는 방법

목에 줄을 파지하는 동작에 비하여 팔이 자유롭기 때문에 스텝박스에서 좀 더 다양한 스텝들을 할 수 있다.

가) 이 분의 일 줄파지 동작

- 하나, 둘: 8자돌리기 느리게 왼쪽
- 셋, 넷: 8자돌리기 느리게 오른쪽
- 다섯: 8자돌리기 느리게 왼쪽을 하며 줄을 왼손에 모아 잡기
- 여섯: 오른손 엄지손가락으로 줄 가운데 부분에 대며 오른팔을 위로 들고 왼팔을 살짝 아래로 내리기
- 일곱: 왼손 검지손가락을 줄 사이에 끼우기
- 여덟: 줄을 팽팽하게 하며 가슴 높이에 파지하기

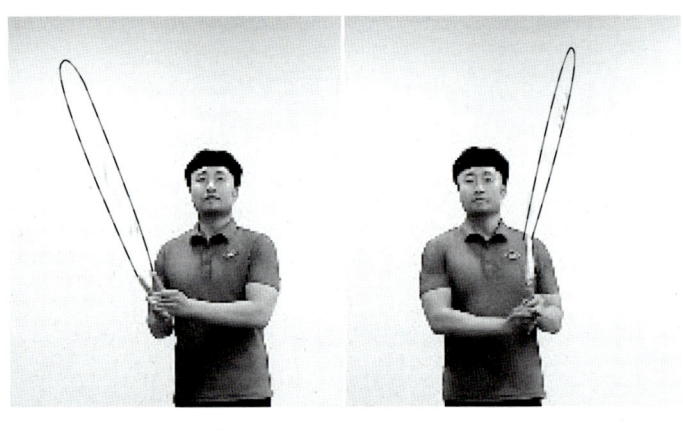

1 하나, 둘: 8자돌리기 느리게 왼쪽

2 셋, 넷: 8자돌리기 느리게 오른쪽

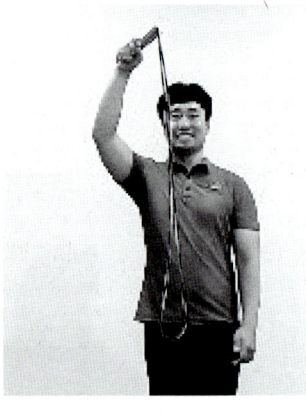 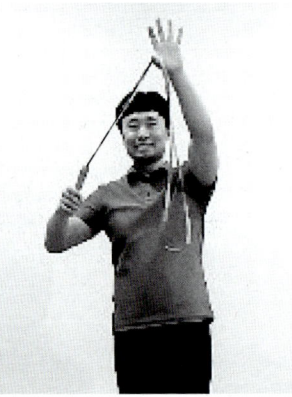

3 다섯: 8자돌리기 느리게 왼쪽을 하며 줄을 왼손에 모아 잡기

4 여섯: 오른손 엄지손가락을 줄 가운데 부분에 대며 오른팔을 위로 들고 왼팔을 살짝 아래로 내리기

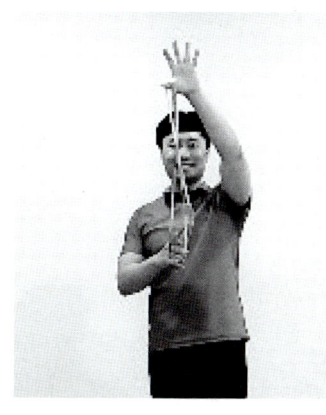
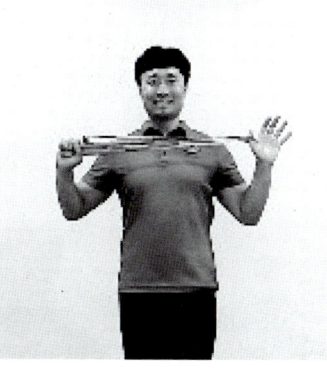

5 일곱: 왼손 검지손가락을 줄 사이에 끼우기

6 여덟: 줄을 팽팽하게 하여 가슴 높이에서 파지하기

나) 줄을 풀어 줄 넘을 수 있는 상태를 만드는 동작(8박자임)
- 하나: 오른손 검지손가락을 줄에서 뺀다.
- 둘: 양손으로 손잡이를 잡는다.
- 셋, 넷: 8자돌리기 느리게 오른쪽을 한다.
- 다섯~여덟: 오른쪽 되돌리기 느리게를 하여 줄을 뒤로 보내 넘을 준비를 한다.

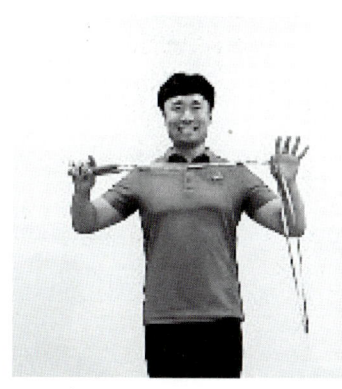
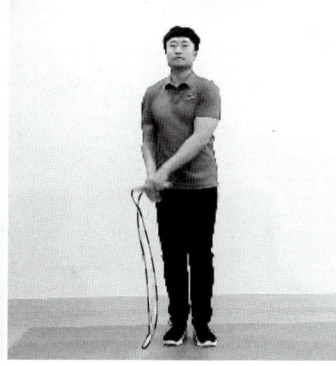

1 하나: 오른손 검지손가락을 줄에서 뺀다.

2 둘: 왼쪽 8자돌리기 하며 양손으로 손잡이를 잡는다.

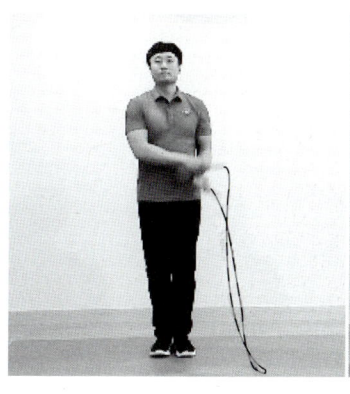
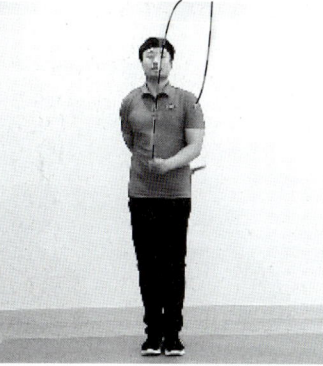

3 셋, 넷: 8자돌리기 느리게 오른쪽을 한다.

4 다섯, 여섯: 왼쪽 되돌리기 느리게를 한다.

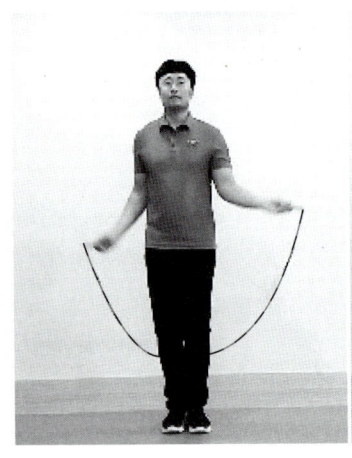 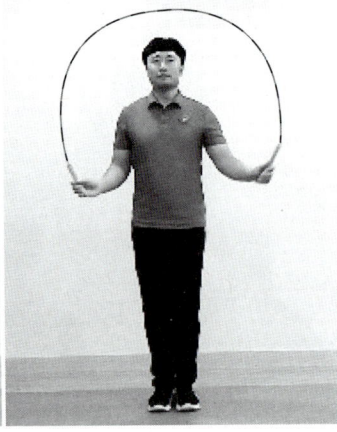

5 일곱: 줄을 뒤로 보낸다.

6 여덟: 줄을 넘을 준비를 한다.

2 니 폴드 힐터치 스텝

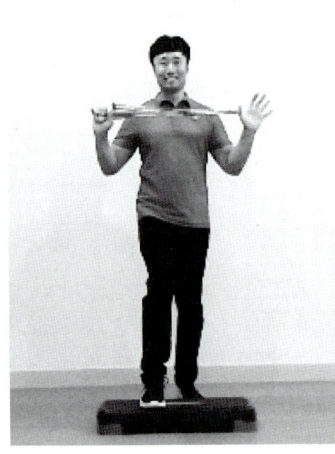 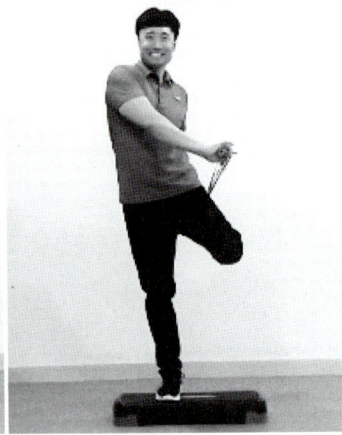

1 하나: 왼발 스텝박스 위로 올라가기

2 둘: 오른쪽 무릎을 뒤로 접어 줄을 터치하기

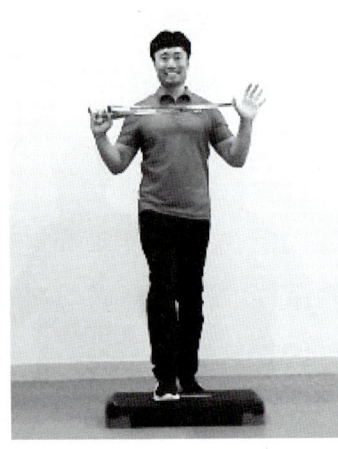 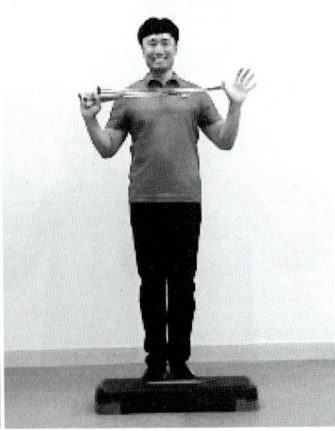

3 셋: 오른발 내려오기

4 넷: 왼발 내려오기

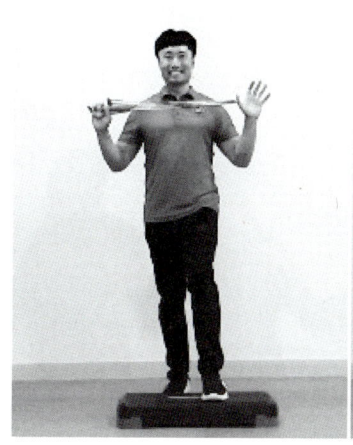 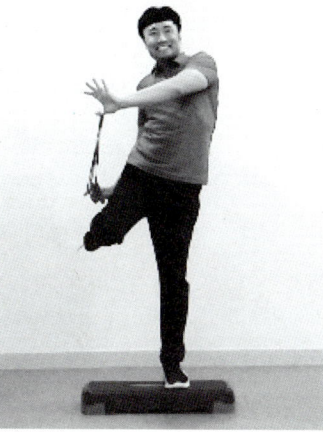

5 다섯: 오른발 스텝박스 위로 올라가기

6 여섯: 왼쪽 무릎을 뒤로 접어 줄을 터치하기

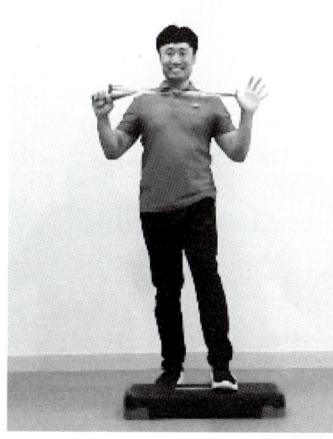 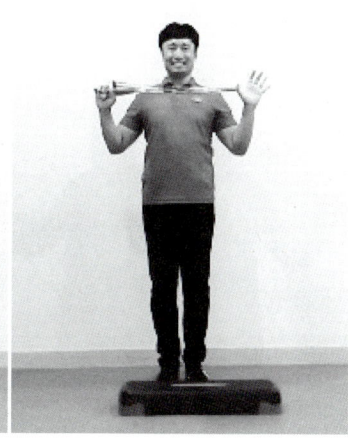

7 왼발 내려오기

8 오른발 내려오기

3 라이트 킥 스텝

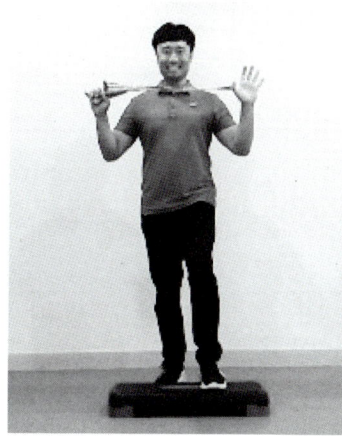 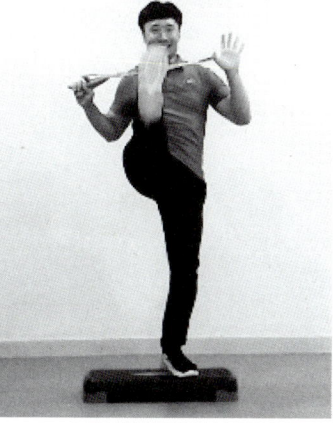

1 하나: 오른발 올라가기

2 둘: 왼발 킥하기

제2부 ──── 개인줄넘기 지도법

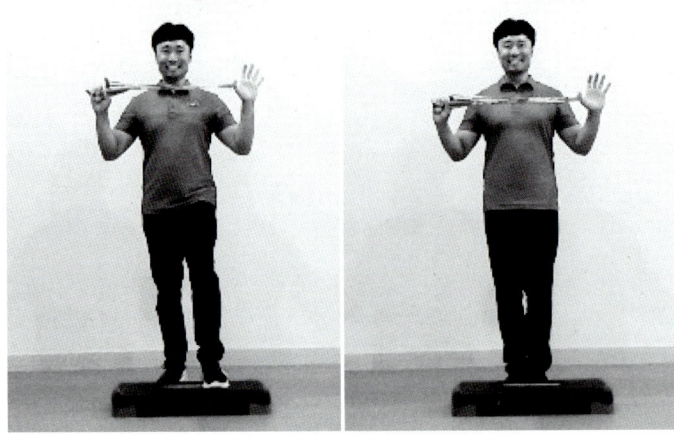

3 셋: 왼발 내려오기
4 넷: 오른발 내려오기

4 레프트 킥 스텝

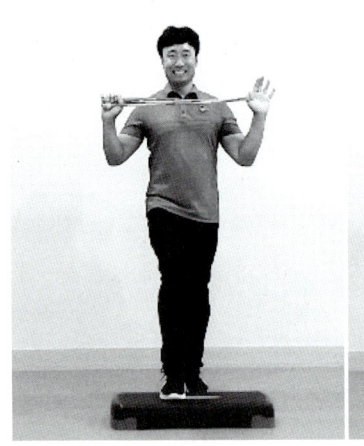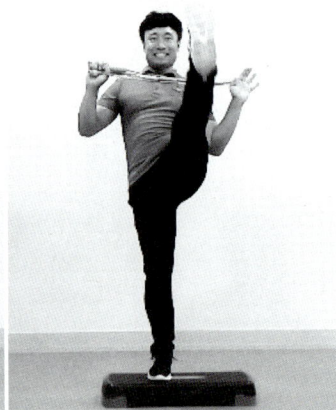

1 하나: 왼발 올라가기
2 둘: 오른발 킥하기

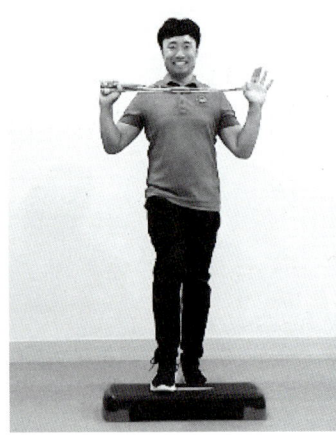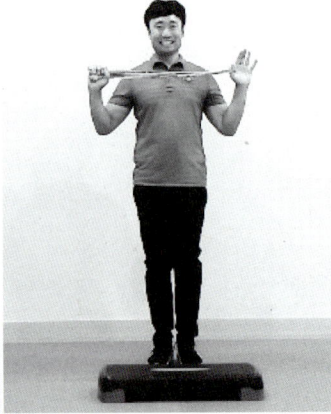

3 셋: 오른발 내려오기
4 넷: 왼발 내려오기

MY LIFE WOULD SUCK WITH YOU

창작: 주종민

파트	박자	줄텝박스 동작
전주	32	리듬을 타며 준비하기
노래	16	양발모아뛰기 16박자
	8	줄 파지 동작하기(이분의 일 파지)
	8	4박 제자리 걷기, 4박 스텝박스에 다가가기
	32	**스텝박스 동작(라이트 니 폴드 힐 터치 스텝)**
	8	줄을 풀어 넘을 수 있는 상태 만들며 스텝박스에 줄이 걸리지 않게 뒤로 물러나기
	8	양발모아뛰기 8박자
	8	줄 파지 동작하기(이분의 일 파지)
	8	4박 제자리 걷기, 4박 스텝박스에 다가가기
	32	**스텝박스 동작(레프트 니 폴드 힐 터치 스텝)**
	8	줄을 풀어 넘을 수 있는 상태 만들며 스텝박스에 줄이 걸리지 않게 뒤로 물러나기
	8	양발모아뛰기 8박자
	8	줄 파지 동작하기(이분의 일 파지)
	8	4박 제자리 걷기, 4박 스텝박스에 다가가기
	32	**스텝박스 동작(라이트 킥 스텝)**
	8	줄을 풀어 넘을 수 있는 상태 만들며 스텝박스에 줄이 걸리지 않게 뒤로 물러나기
	8	양발모아뛰기 8박자
	8	줄 파지 동작하기(이 분의 일 파지)
	8	4박 제자리 걷기, 4박 스텝박스에 다가가기
	32	**스텝박스 동작(레프트 킥 스텝)**
	6	**스텝박스에서 내려와 서서 리듬 타며 마무리**

나. 줄텝박스 프로그램3

- 줄을 반으로 접어서 파지, 라이트 사이드 토우 스텝, 레프트 사이드 토우 스텝, 스텝박스 하며 한 손 8자돌리기로 구성됨

1 줄을 반으로 접어서 파지하는 방법

- 하나, 둘: 8자돌리기 느리게 왼쪽
- 셋, 넷: 8자돌리기 느리게 오른쪽
- 다섯: 줄을 오른손에 모아 잡기
- 여섯: 손잡이 끝이 수평 방향을 향하게 하여 줄을 위로 들어 올리기
- 일곱: 왼손 엄지손가락으로 줄의 중간 부분을 들어 줄을 반으로 접기
- 여덟: 오른손 엄지손가락을 줄 사이에 끼워 손잡이와 줄 부분을 오른손으로 모아서 잡기

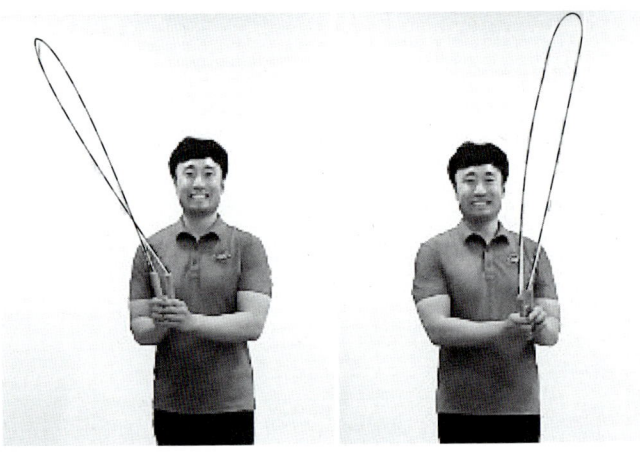

1 하나, 둘: 8자돌리기 느리게 왼쪽
2 셋, 넷: 8자돌리기 느리게 오른쪽

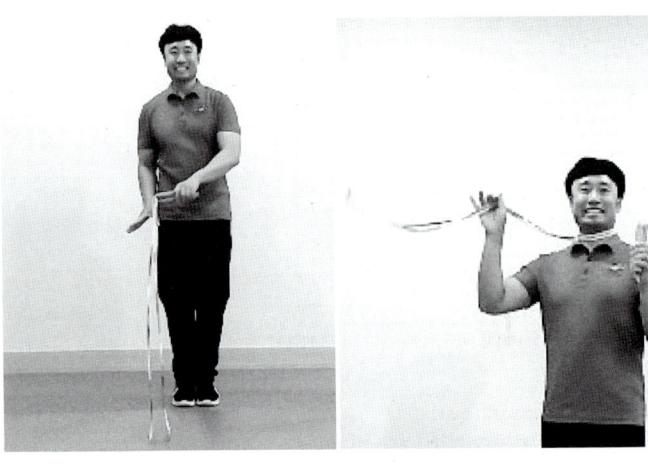

3 다섯: 8자돌리기 느리게 왼쪽하며 손잡이를 한 손에 모아 잡기
4 여섯: 손잡이 방향이 수평 방향을 향하게 하여 줄을 위로 들어 올리기

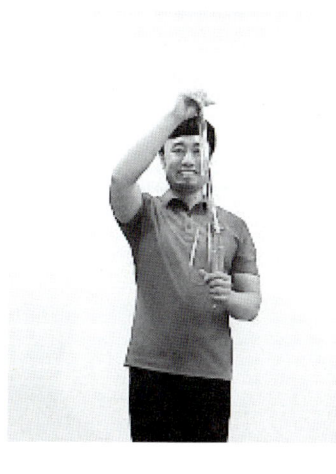 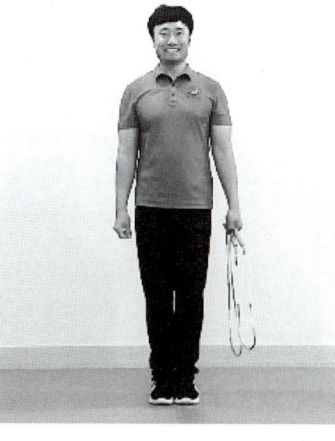

5 일곱: 왼손 엄지손가락으로 줄의 중간 부분을 들어 줄을 반으로 접기

6 여덟: 오른손 엄지손가락을 줄 사이에 끼워 줄을 한 손에 모아 잡기

2 라이트 사이드 토우 스텝

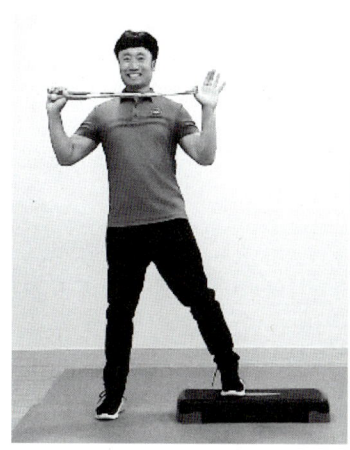 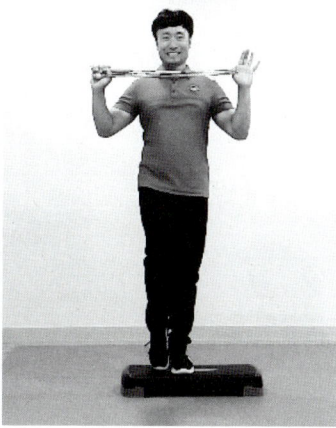

1 하나: 오른발 옆으로 올라가기

2 둘: 왼발 올라가서 토우 터치하기

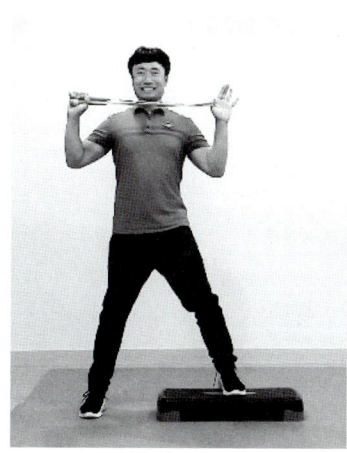 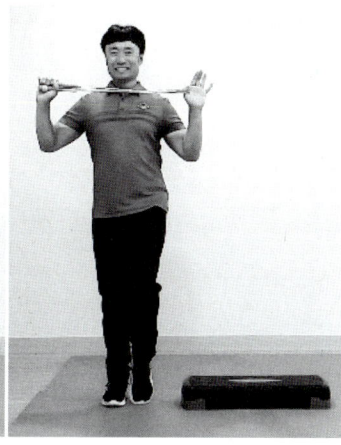

3 셋: 왼발 내려오기

4 넷: 오른발 내려와서 토우 터치하기

3 레프트 사이드 토우 스텝

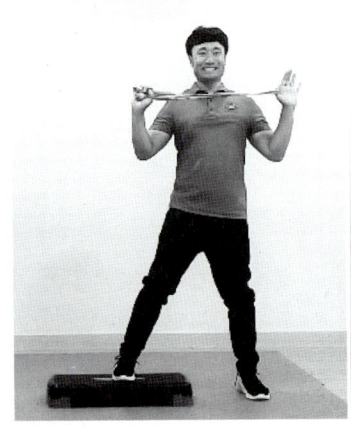 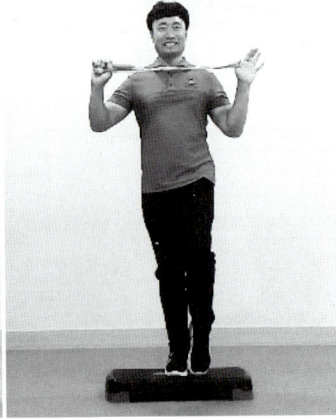

1 하나: 왼발 옆으로 올라가기

2 둘: 오른발 올라가서 토우 터치하기

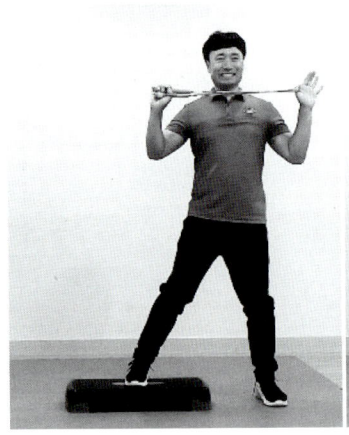 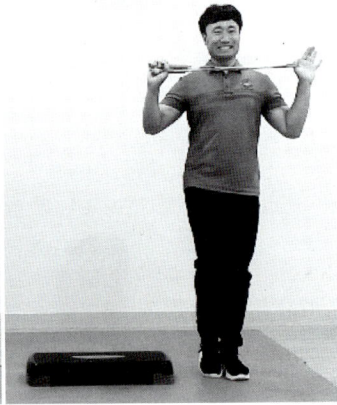

3 셋: 오른발 내려오기

4 넷: 왼발 내려와서 토우 터치하기

4 스텝박스 동작하며 한 손 8자돌리기

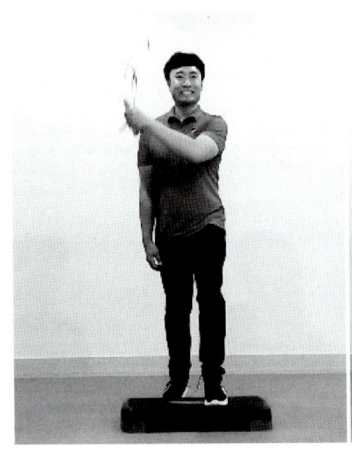 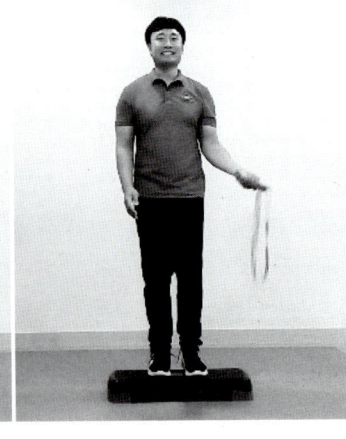

1 하나: 오른발 스텝박스 올라가며 8자돌리기

2 둘: 왼발 스텝박스에 올라가며 8자돌리기

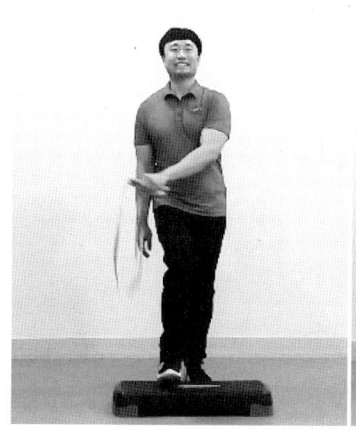 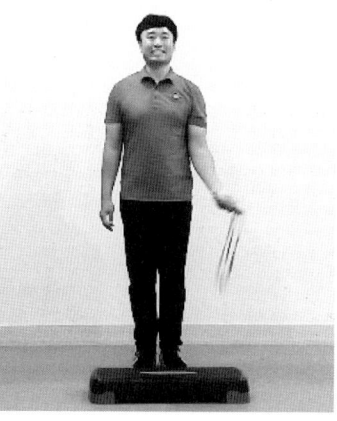

3 셋: 오른발 아래로 내려
가며 8자돌리기

4 넷: 왼발 아래로 내려가
며 8자돌리기

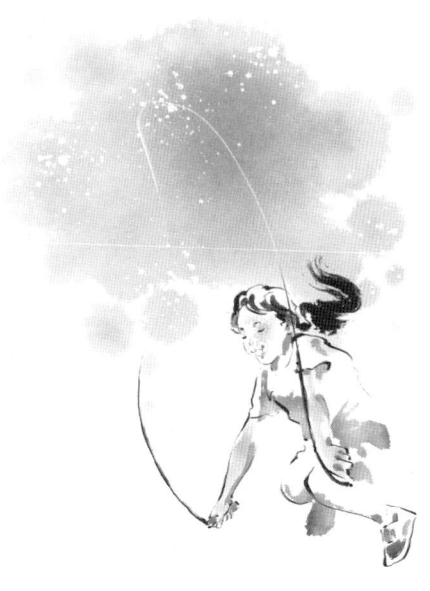

MY LIFE WOULD SUCK WITH YOU

창작: 주종민

파트	박자	방향전환 동작
전주	32	리듬을 타며 준비하기
	16	양발모아뛰기 16박자
	8	줄 파지 동작하기(이분의 일 파지)
	8	4박 제자리 걷기, 4박 스텝박스에 다가가기 (왼쪽 측면에 다가가기)
노래	32	**스텝박스 동작** **(사이드 토우 스텝, 오른쪽 왼쪽 16박자씩)**
	8	줄을 풀어 넘을 수 있는 상태 만들며 스텝박스에 줄이 걸리지 않게 뒤로 물러나기
	8	양발모아뛰기 8박자
	8	줄 파지 동작하기(이분의 일 파지)
	8	4박 제자리 걷기, 4박 스텝박스에 다가가기
	32	**스텝박스 동작** **(사이드 토우 스텝, 오른쪽 왼쪽 16박자씩)**
	8	줄을 풀어 넘을 수 있는 상태 만들며 스텝박스에 줄이 걸리지 않게 뒤로 물러나기
	8	양발모아뛰기 8박자
	8	줄 파지 동작하기 (줄을 모아 반으로 접어 오른손에 잡기)
	8	4박 제자리 걷기, 4박 스텝박스에 다가가기 (오른쪽 측면에 다가가기)
	32	**스텝박스 동작(라이트 베이직 스텝)** **스텝동작 하며 한 손 8자돌리기**

노래	8	줄을 풀어 넘을 수 있는 상태 만들며 스텝박스에 줄이 걸리지 않게 뒤로 물러나기
	8	양발모아뛰기 8박자
	8	줄 파지 동작하기 (줄을 모아 반으로 접어 오른손에 잡기)
	8	4박 제자리 걷기, 4박 스텝박스에 다가가기
	32	**스텝박스 동작(레프트 베이직 스텝)** **스텝동작 하며 한 손 8자돌리기**
	6	**줄을 풀어 8자돌리기 느리게 2번 후 앞멈춤**

다. 줄템박스 프로그램4

– 라이트 back 스텝, 레프트 back 스텝, 라이트 사이드 킥 스텝, 레프트 사이드 킥 스텝

1 라이트 back 스텝

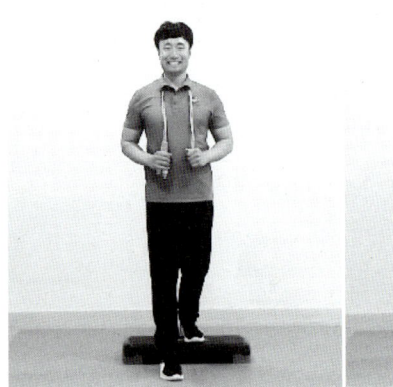 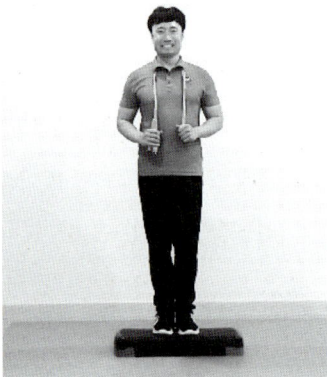

1 하나: 오른발 위로 올라가기

2 둘: 왼발 위로 올라가기

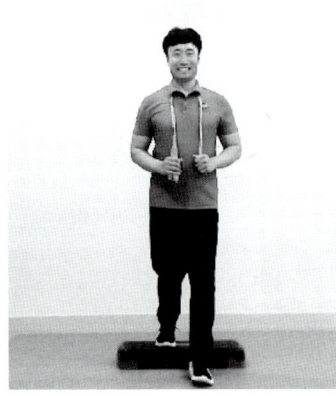 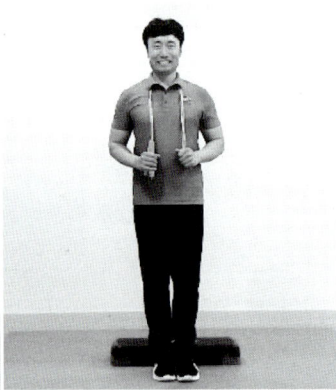

3 셋: 오른발 아래로 내려오기

4 넷: 왼발 아래로 내려오기

2 레프트 back 스텝

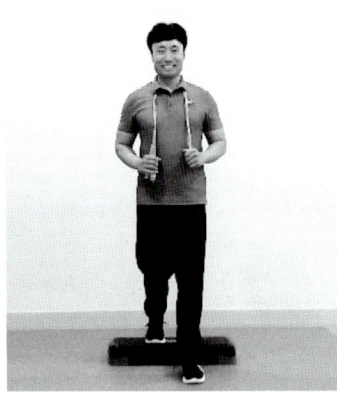 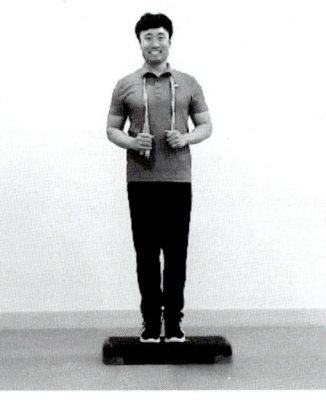

1 하나: 왼발 위로 올라가기

2 둘: 오른발 위로 올라가기

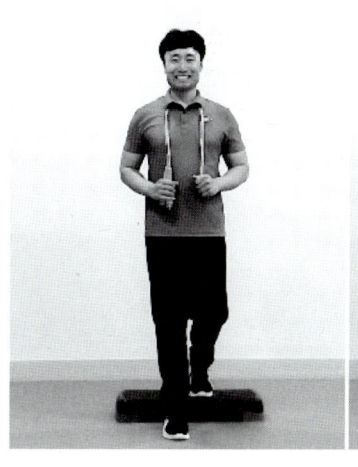 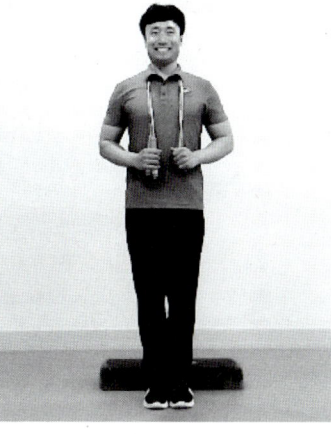

3 셋: 왼발 아래로 내려오기

4 넷: 오른발 아래로 내려오기

> **Tip**
> 레프트 back 스텝의 마지막 2박자에 스텝박스가 앞쪽에 오도록 스텝박스 넘어가는 방법(다섯부터)

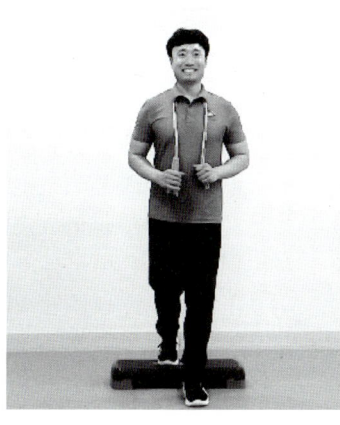 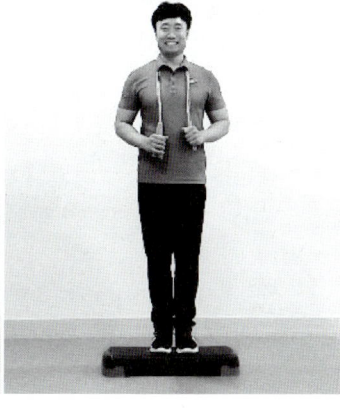

1 다섯: 왼발 위로 올라가기

2 여섯: 오른발 위로 올라가기

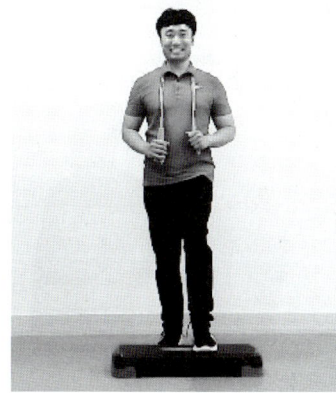 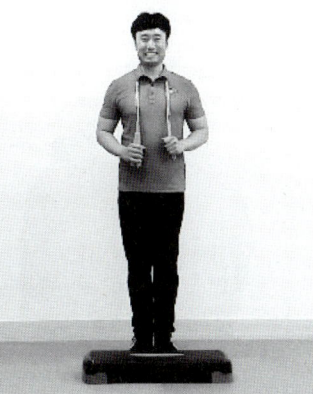

3 일곱: 왼발 내려오기(건너가기)

4 여덟: 오른발 내려오기(건너가기)

3 라이트 사이드 킥 스텝

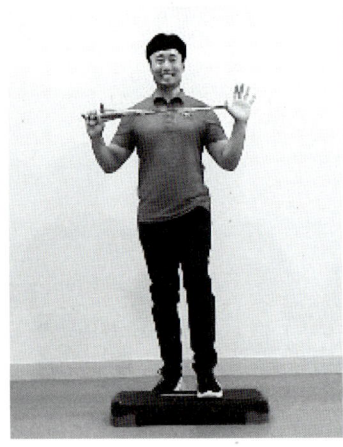
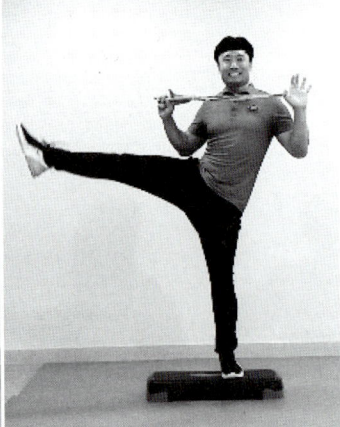

1 하나: 오른발 올라가기
2 둘: 왼발 사이드 킥하기

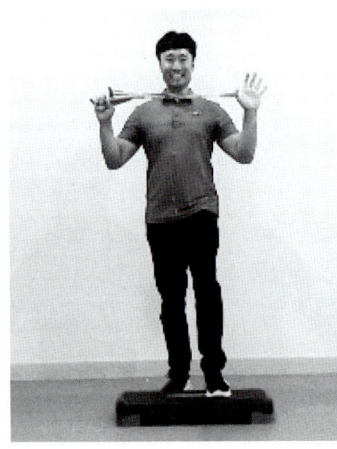
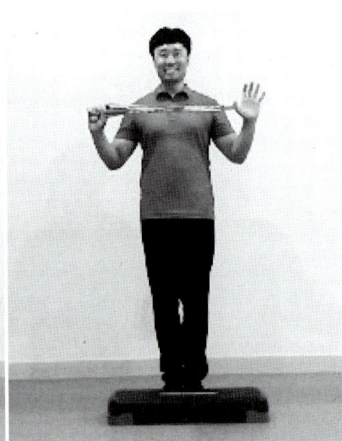

3 셋: 왼발 내려오기
4 넷: 오른발 내려오기

4 레프트 사이드 킥 스텝

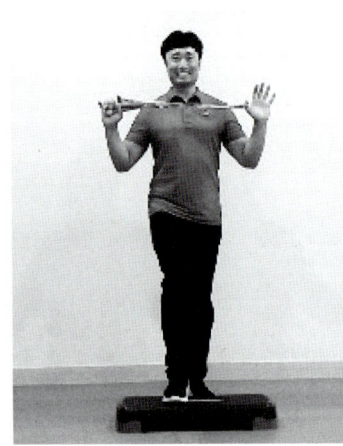
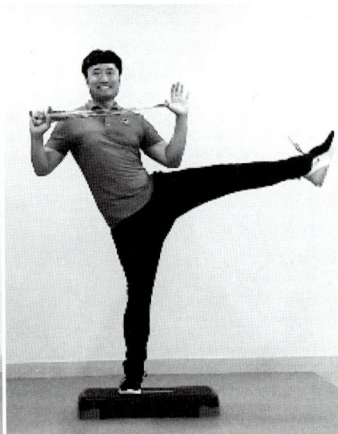

1 하나: 왼발 올라가기
2 둘: 오른발 사이드 킥 하기

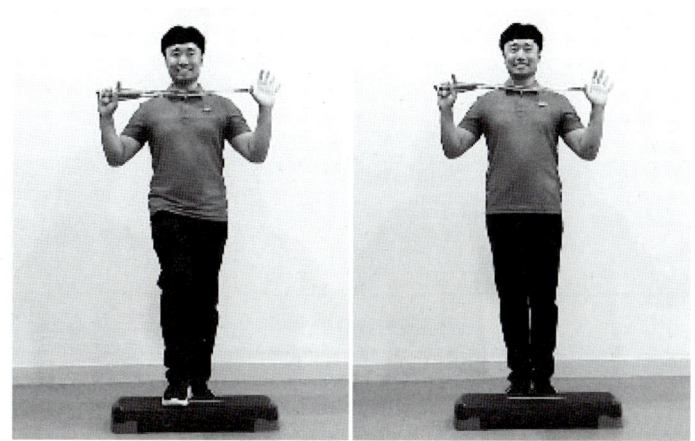

3 셋: 오른발 내려오기

4 넷: 왼발 내려오기

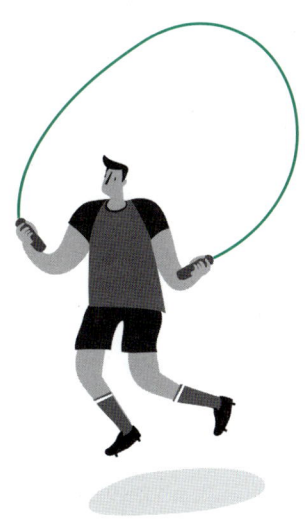

제2부 ──── 개인줄넘기 지도법

- Back 스텝으로 스텝박스 동작하며 줄넘기 동작을 48박자 하는 경우

MY LIFE WOULD SUCK WITH YOU

창작: 주종민

파트	박자	줄넘기 및 스텝박스 동작
전주	32	리듬을 타며 준비하기
	16	양발모아뛰기 16박자
	8	줄 파지 동작하기(이분의 일 파지)
	8	4박 스텝박스에 다가가기, 4박 스텝박스 넘어가기 (스텝박스가 뒤쪽으로 오도록 함)
노래	32	**스텝박스 동작** **라이트 back 스텝 16박자** **레프트 back 스텝 16박자**
	4	스텝박스를 건너 스텝박스가 앞에 오도록 뒤에서 앞으로 건너오기
	8	줄을 풀어 넘을 수 있는 상태 만들며 스텝박스에 줄이 걸리지 않게 뒤로 물러나기
	8	되돌리기느리게
	8	양발모아스텝
	8	되돌리기느리게
	8	번갈아스텝
	8	되돌리기느리게
	8	가위바위보스텝
	8	줄 파지 동작하기(이분의 일 파지)
	32	**스텝박스 동작** **라이트 back 스텝 16박자** **레프트 back 스텝 16박자** - 마지막 2박자는 스텝박스가 앞쪽으로 오도록 스텝박스 넘어가기

노래	32	스텝박스 동작 **라이트 사이드 킥 스텝 16박자** **레프트 사이드 킥 스텝 16박자**
	4	스텝박스에 줄이 걸리지 않게 뒤로 물러나기
	8	줄을 풀어 넘을 수 있는 상태 만들며 스텝박스에 줄이 걸리지 않게 뒤로 물러나기
	8	되돌리기느리게
	8	8자돌리기빠르게
	8	되돌리기느리게
	8	8자더블돌리기
	8	되돌리기느리게
	8	양발모아되돌려뛰기
	8	되돌리기 좌우 후 앞멈춤

라. 줄텝박스 프로그램5

– 라이트 니킥 스텝, 레프트 니킥 스텝, 라이트 업 토우 스텝, 레프트 업 토우 스텝으로 구성됨

1 라이트 니킥 스텝(하나~넷이 계속 반복됨)

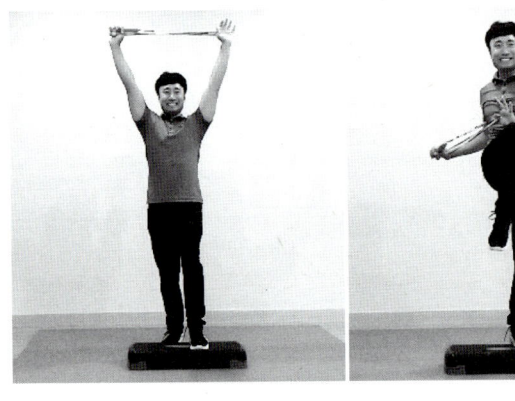

1 하나: 오른발 올라가기
2 둘: 왼발 니킥 하기

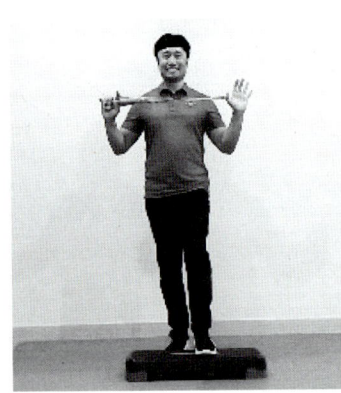
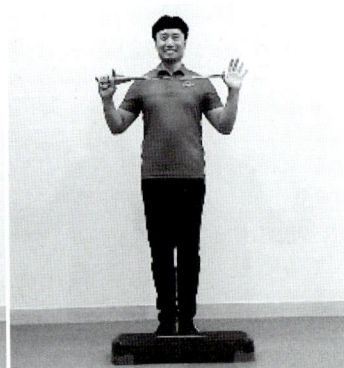

3 셋: 왼발 내려오기
4 넷: 오른발 내려오기

2 레프트 니킥 스텝(하나~넷이 계속 반복됨)

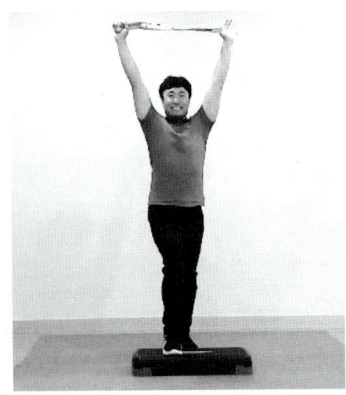
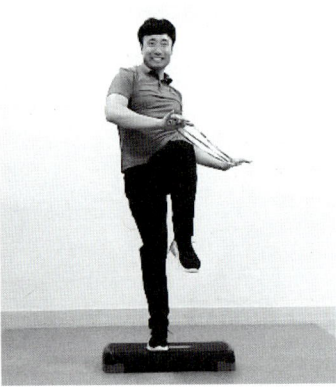

1 하나: 왼발 올라가기
2 둘: 오른발 니킥 하기

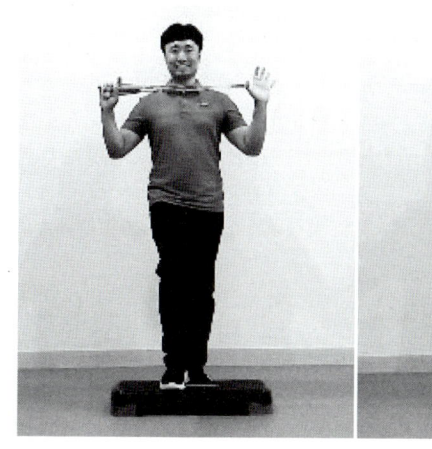
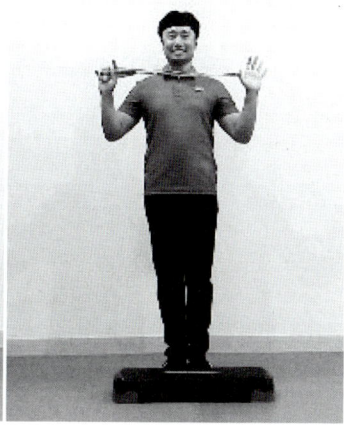

3 셋: 오른발 내려오기
4 넷: 왼발 내려오기

3 라이트 업 토우 스텝 (하나~넷이 계속 반복됨)

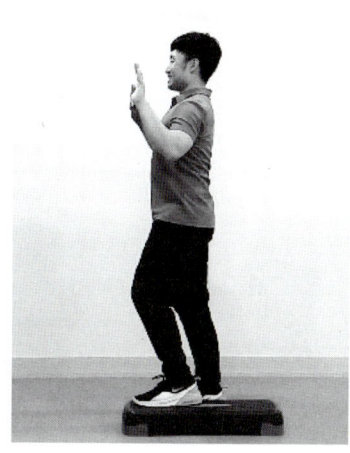
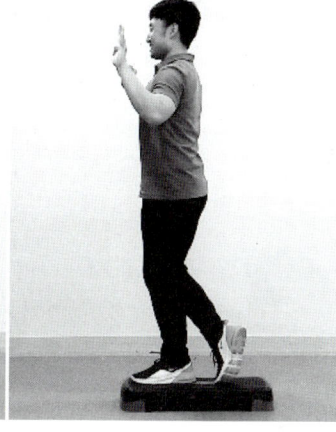

1 하나: 오른발 측면으로 올라가기
2 둘: 왼발 끝을 오른발 뒤에 찍기

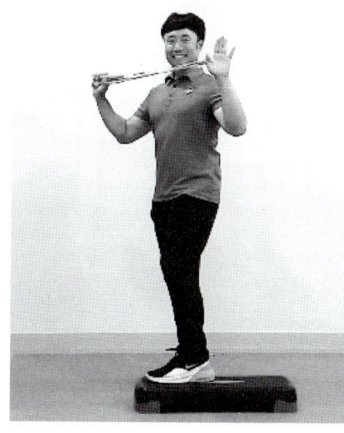
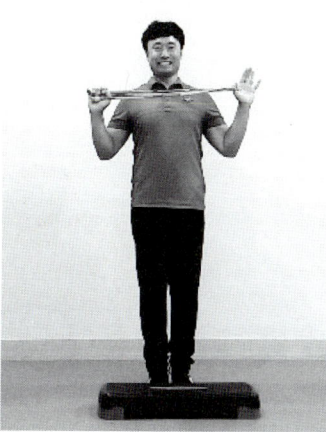

3 셋: 왼발 내려오기
4 넷: 오른발 내려오기

제2부 ─── 개인줄넘기 지도법

4 레프트 업 토우 스텝(하나~넷이 계속 반복됨)

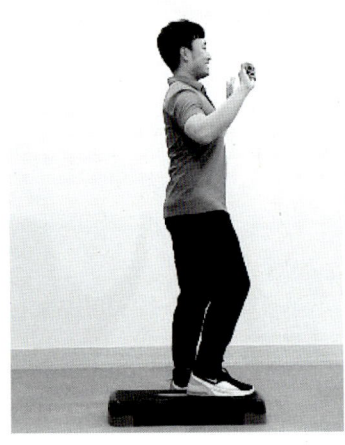 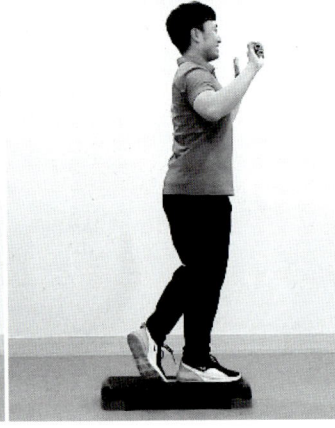

1 하나: 왼발 측면으로 올라가기
2 둘: 오른발 끝을 왼발 뒤에 찍기

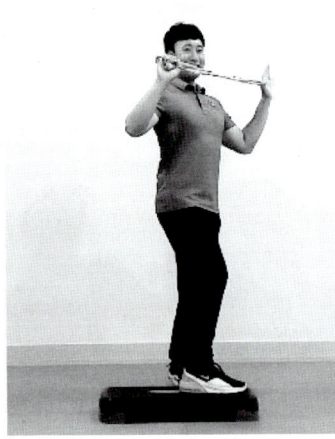 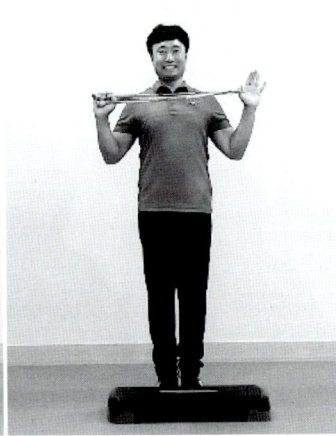

3 셋: 오른발 내려오기
4 넷: 왼발 내려오기

MY LIFE WOULD SUCK WITH YOU

창작: 주종민

파트	박자	방향전환 동작
전주	32	리듬을 타며 준비하기
	16	양발모아뛰기 16박자
	8	줄 파지 동작하기(이분의 일 파지)
	8	4박 제자리 걷기, 4박 스텝박스에 다가가기
	32	**스텝박스 동작(라이트 니킥 스텝 16박자, 레프트 니킥 스텝 16박자)**
노래	8	줄을 풀어 넘을 수 있는 상태 만들며 스텝박스에 줄이 걸리지 않게 뒤로 물러나기
	8	양발모아뛰기 8박자
	8	줄 파지 동작하기(이분의 일 파지)
	8	4박 제자리 걷기, 4박 스텝박스에 다가가기
	32	**스텝박스 동작(다리 들어 스텝)**
	8	줄을 풀어 넘을 수 있는 상태 만들며 스텝박스에 줄이 걸리지 않게 뒤로 물러나기
	8	양발모아뛰기 8박자
	8	줄 파지 동작하기(이분의 일 파지)
	8	4박 제자리 걷기, 4박 스텝박스에 다가가기
	32	**스텝박스 동작(레프트 업 토우 스텝)**
	8	줄을 풀어 넘을 수 있는 상태 만들며 스텝박스에 줄이 걸리지 않게 뒤로 물러나기
	8	양발모아뛰기 8박자
	8	줄 파지 동작하기(이분의 일 파지)
	8	4박 제자리 걷기, 4박 스텝박스에 다가가기
	32	**스텝박스 동작(라이트 업 토우 스텝)**
	6	**제자리 돌아와서 서서 마무리**

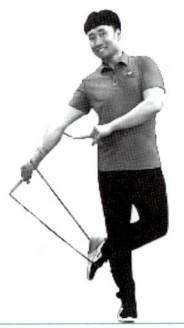

'운동신경이 아무리 없는 사람일지라도
줄넘기만은 넘을 수 있다.'

- 주종민 -

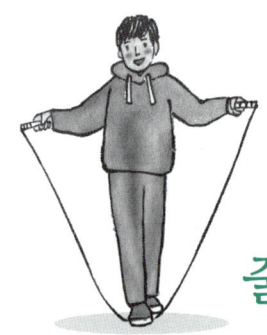

쉽다! 재밌다!
줄이 술술 넘어간다!

제3부
긴줄넘기 지도법

제1장 • **긴줄넘기 기초 지도법**
제2장 • **학교스포츠클럽 줄넘기 경기 종목 지도법**
제3장 • **쌍줄넘기 지도법**

1장 긴줄넘기 지도법 기초

긴줄넘기 활동에서 가장 중요한 점

- 긴줄넘기 활동에서 가장 중요한 점은 아무래도 여러 명이 함께하는 운동인 만큼 서로 협동하고 배려하는 마음가짐과 자세라고 할 수 있다.

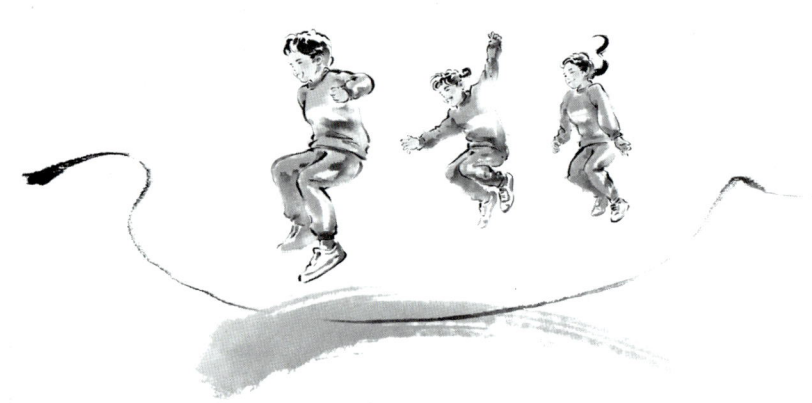

02 지도 방법

가. 개인줄넘기와의 차이점

긴줄넘기는 개인줄넘기와는 다르게 길이가 길고 줄이 크게 돌아가기 때문에 학습자에게 다소 두렵고 부담스럽게 보일 수 있다.

나. 긴줄에 대한 두려움이나 거부감이 있는 학생들을 위한 지도 방법

1 줄 건너가기
- 줄을 바닥에 일자로 깔아 놓고 줄을 건너서 가 보도록 한다.

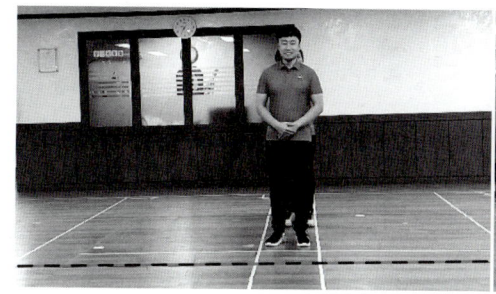

줄 건너가서 기다리기

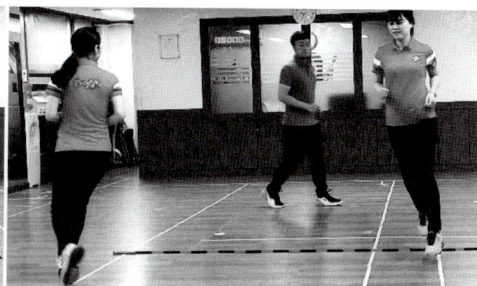

연속 줄 건너가기

2 줄 차단기
- 줄이 바닥에 있으면 넘고, 머리보다 위에 있으면 걸어서 통과하는 방법이다.
- 한 사람씩 지나갈 때마다 구령으로 '하나, 둘, 셋'을 붙여 주고 셋에 지나갈 수 있도록 지도한다.

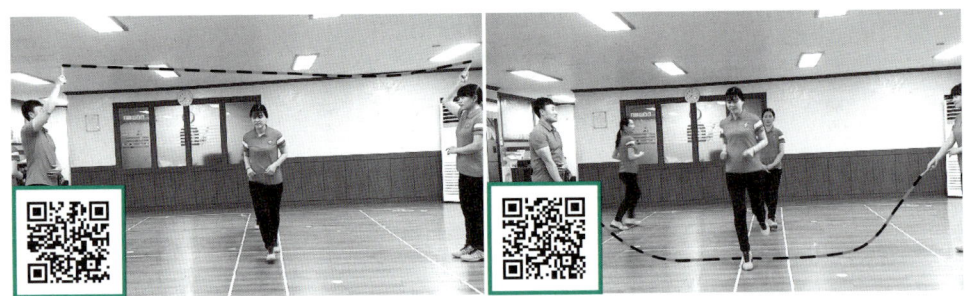

줄 차단기 위(통과)　　　　　　줄 차단기 아래(점프)

3 지렁이(또는 파도)
- 줄을 땅에 깔아놓고 줄 돌리는 사람들이 손잡이를 좌우나 위아래로 빠르게 흔들면 줄이 물결 모양으로 움직이는데, 줄에 닿지 않고 넘어서 통과해 보게 한다.

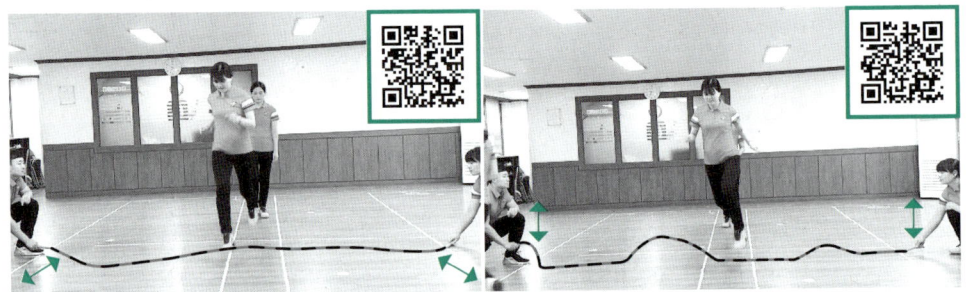

지렁이(가로)　　　　　　지렁이(세로)

4 반원 돌리기
- 줄 돌리는 사람들이 줄을 반원 모양을 그리며 돌리고, 점프하고 있는 사람의 발아래를 통과시켜 주다가 완전 돌리기로 바꾸어 돌려 준다.

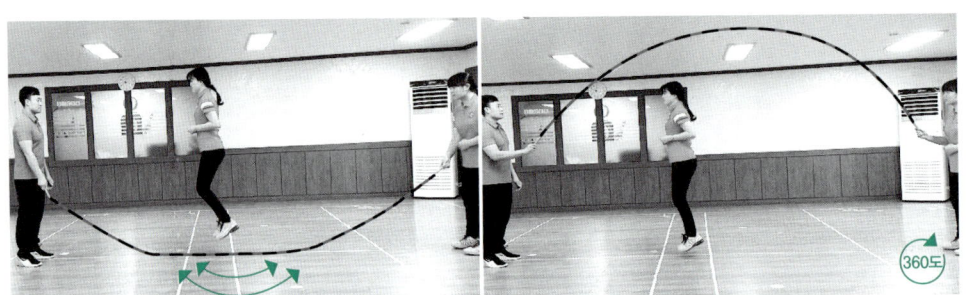

반원돌리기　　　　　　완전돌리기

5 꼬마야 꼬마야
- '꼬마야 꼬마야' 줄 놀이 노래에 맞추어 줄을 넘어 본다.

6 긴줄넘기에 비하여 길이가 짧은 짝줄 등을 이용하여 긴줄넘기 활동을 해 본다.

다. 줄 돌리는 방법의 종류 지도 방법

1 학생들이 많을 경우, 설명과 시범을 보이는 교사가 잘 보이게 V자 대형으로 앉아서 설명을 듣게 하면 좋다(뒤에 있어 앞의 사람에 가리는 사람이 없어지므로 잘 보인다).

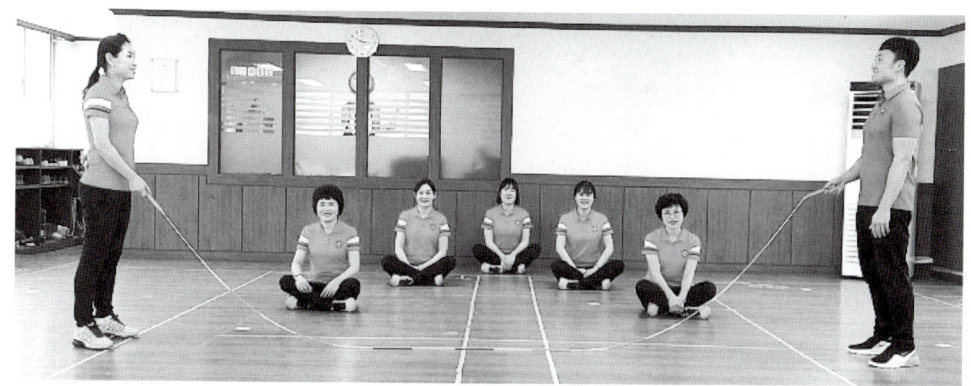

V자 대형으로 설명 듣는 장면

2 '학생들에게 줄 돌리는 방법이 몇 가지가 있을까요?'라고 물어보면 다양한 답이 나오는데 수용해 준다.

3 줄 돌리는 방법의 종류에는 여러 가지 방법이 있는데, 일반적으로 '가는 줄' 방법과 '오는 줄' 방법이 있다.
- 가는 줄: 줄 넘는 사람을 기준으로 하여 줄이 바닥을 치고 멀어져 가는 줄을 말한다.
- 오는 줄: 줄 넘는 사람을 기준으로 하여 줄이 바닥을 치고 가까이 오는 줄을 말한다.

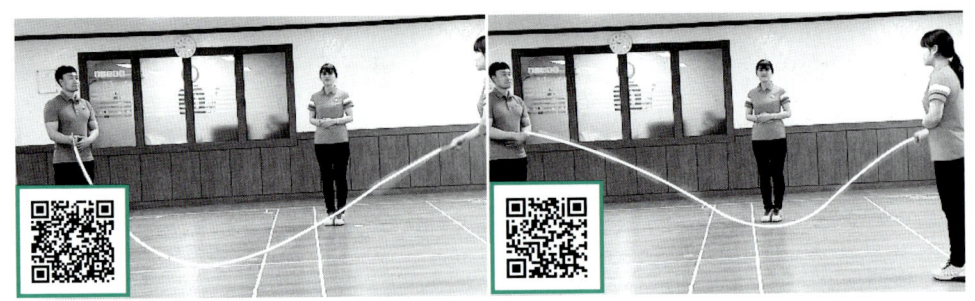

가는 줄: 줄 넘는 사람을 기준으로
줄이 바닥을 치고 멀어져 가는 줄

오는 줄: 줄 넘는 사람을 기준으로
줄이 바닥을 치고 가까이 오는 줄

4 줄 돌리기 요령
- 팔꿈치를 중심으로 원을 그리듯이 돌린다.
- 팔 전체를 사용하지 않는다.
- 손목을 사용하지 않는다.

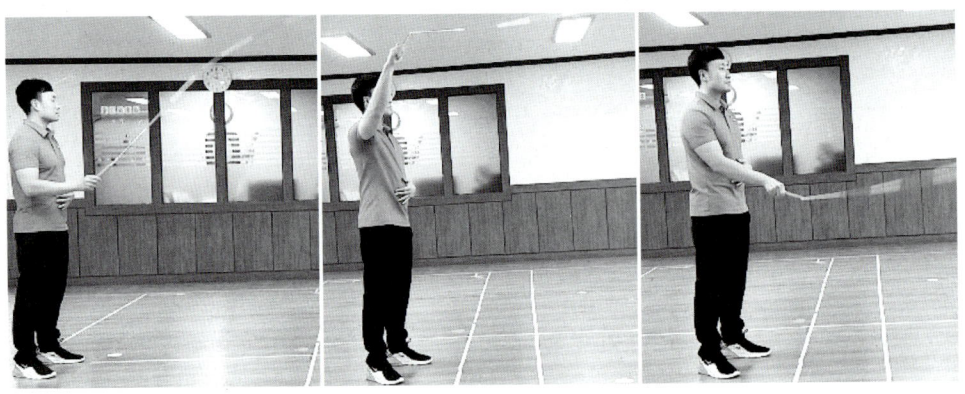

바른 자세(O)   팔 전체를 사용한 경우(X)   손목을 사용한 경우(X)

- 긴줄넘기 돌리는 속도를 빠르게 하려면 줄을 조금 더 팽팽하게 하여 살짝 당기는 느낌으로 돌리면 된다. 하지만 줄을 천천히 돌린다고 하여 줄이 출렁이도록 돌린다는 뜻은 아니다. 줄을 천천히 돌릴 때에도 줄에 적당한 긴장감이 있어야한다.

5 안전수칙
- 줄을 넘는 사람이 줄에 걸렸을 때에는 손잡이를 잡은 채로 손잡이를 즉시 바닥에 내려놓아 줄 넘는 사람의 상해를 예방한다.
- 줄넘기를 손이나 손등에 절대로 감고 하지 않는다.
- 줄 돌리는 학생에게 긴줄을 줄 때는 안전수칙을 꼭 언급한다.

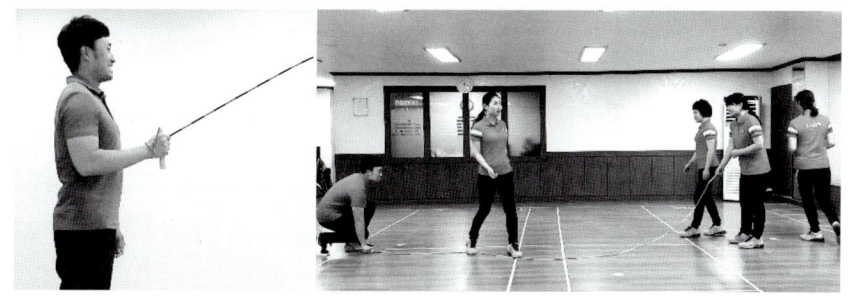

손에 줄을 감은 경우(X) 　　　줄에 걸리면 상해 예방을 위해 손잡이를 땅에 내려놓는다(좌측 줄 돌리는 사람).

6 가는 줄 통과하기 지도 방법
- 통과하는 타이밍은 줄이 내 눈앞을 지나갈 때로, 이때 따라 들어가면 된다.
- 긴줄 가운데 통과하기를 한 사람씩 통과하도록 하다가 두 사람, 세 사람씩 점점 인원을 늘려서 통과하도록 한다.
- 가는 줄 통과하기가 익숙해지면 음악에 맞추어 통과하기를 해 본다.
  - **Tip** 긴줄 눈치게임: 가로로 길게 서서 자신이 줄을 통과하는 순서대로 번호를 외치며 차례대로 통과하는 게임이다. 만약에 2명 이상 동시에 출발하면 출발한 사람들이 지는 게임이다.

7 긴줄 대각선 통과하기
- 긴줄넘기를 통과하거나 넘을 때 들어가는 위치는 줄 돌리는 사람보다 살짝 앞에 옆으로 밀착하여 서는 것이다.
- 긴줄에 들어가는 출발선을 색 테이프를 활용하여 표시해 주면 좋다.

8 가는 줄 넘고 나가기 지도 방법
- 줄 밖에서: 줄에 닿을 듯한 거리에서 줄에 들어갈 예비 자세를 취하고 있다가 줄이 학생의 눈앞을 지나 내려갈 때 따라 들어간다.
- 줄 안에서: 줄이 뒤에서 내 쪽으로 올 때 점프를 가볍게 하여 줄의 중앙선상에서 넘는다.
- 나갈 때: 줄을 완전히 넘고 난 후 줄 밖으로 나간다.

9 학생 지도 팁
- 줄을 넘고 빠른 걸음으로 나간다.
- 줄의 일정 박자를 넘을 경우 반드시 2도약 박자로 넘으며 줄 중앙선상에서 줄을 완전히 넘고 나갈 수 있도록 한다.

- **가는 줄 출입법을 활용한 긴줄음악줄넘기**

  – 용어 정의: '헛치기'란 줄 안에서 뛰는 사람 없이 줄 돌리는 사람들만 줄을 돌리는 것을 의미함.

솜사탕

창작: 주종민

파트	박자	줄넘기 동작
전주	16	리듬을 타며 준비하기
노래 1절	8	4번 헛치고 지나가기
	8	4번 헛치고 지나가기
	8	4번 헛치고 지나가기
	8	4번 헛치고 지나가기
	8	4번 헛치고 지나가기
	8	4번 헛치고 지나가기
	8	4번 헛치고 지나가기
	8	4번 헛치고 지나가기
간주	16	리듬을 타며 준비하기

	4	2번 헛치고 지나가기
	4	2번 헛치고 지나가기
	4	2번 헛치고 지나가기
	4	2번 헛치고 지나가기
	4	2번 헛치고 지나가기
	4	2번 헛치고 지나가기
	4	2번 헛치고 지나가기
	4	2번 헛치고 지나가기
	2	1번 헛치고 지나가기
	2	1번 헛치고 지나가기
	2	1번 헛치고 지나가기
	2	1번 헛치고 지나가기
노래 2절	2	1번 헛치고 지나가기
	2	1번 헛치고 지나가기
	2	1번 헛치고 지나가기
	2	1번 헛치고 지나가기
	2	1번 헛치고 지나가기
	2	1번 헛치고 지나가기
	2	1번 헛치고 지나가기
	2	1번 헛치고 지나가기
	2	1번 헛치고 지나가기
	2	1번 헛치고 지나가기
	2	1번 헛치고 지나가기
	2	1번 헛치고 지나가기
후주	8	리듬 타며 마무리

- 가는 줄 통과하기와 넘고 나가기 동작으로 이루어진 긴줄음악줄넘기

숲속을 걸어요
(인원: 4명-A, B, C, D)

창작: 주종민

파트	박자	스텝동작
전주1	16	리듬을 타며 준비하기
전주2	8	헛치기 4번 A 통과하기
	8	헛치기 4번 B 통과하기
	8	헛치기 4번 C 통과하기
	8	헛치기 4번 D 통과하기
노래 1절	8	헛치기 3번, A가 들어가 1번 넘고 나가기
	8	헛치기 3번, B가 들어가 1번 넘고 나가기
	8	헛치기 3번, C가 들어가 1번 넘고 나가기
	8	헛치기 3번, D가 들어가 1번 넘고 나가기
	8	헛치기 2번, A가 들어가 2번 넘고 나가기
	8	헛치기 2번, B가 들어가 2번 넘고 나가기
	8	헛치기 2번, C가 들어가 2번 넘고 나가기
	8	헛치기 2번, D가 들어가 2번 넘고 나가기

간주	8	헛치기 4번 A 통과하기
	8	헛치기 4번 B 통과하기
	8	헛치기 4번 C 통과하기
	8	헛치기 4번 D 통과하기
노래 2절	8	헛치기 1번, A가 들어가 3번 넘고 나가기
	8	헛치기 1번, B가 들어가 3번 넘고 나가기
	8	헛치기 1번, C가 들어가 3번 넘고 나가기
	8	헛치기 1번, D가 들어가 3번 넘고 나가기
	8	A가 들어가 4번 넘고 나가기
	8	B가 들어가 4번 넘고 나가기
	8	C가 들어가 4번 넘고 나가기
	8	D가 들어가 4번 넘고 나가기
후주	8	헛치기 4번 A 통과하기
	8	헛치기 4번 B 통과하기
	8	헛치기 4번 C 통과하기
	8	헛치기 4번 D 통과하기

QR코드 스캔
음악에 맞추어
긴줄음악줄넘기
동작을 익혀 보세요

10 오는 줄 넘고 나가기 지도 방법

- 가는 줄과 마찬가지로 줄이 내 눈 앞을 지나갈 때 들어가서 줄을 넘으며, 가는 줄과의 차이점은 줄 통과하기가 불가능하다는 점이다.
- 오는 줄을 넘고 나갈 때 주의할 점: 나가기 전 마지막 점프하여 디딜 때 줄 선상보다 약간 앞에서 디디면 나갈 때 줄에 걸리지 않을 확률이 높아진다.
- 나갈 때는 개울을 건너듯이 몸을 밀어내며 나온다.

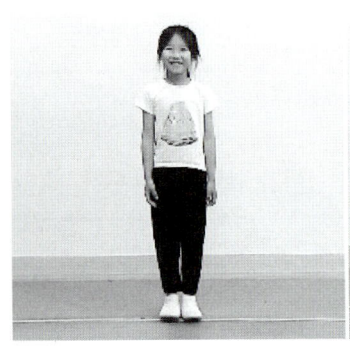 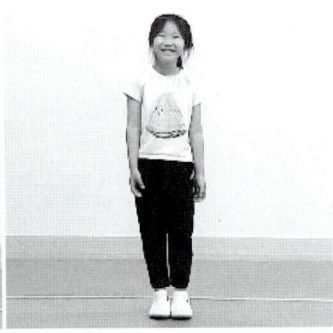

1 줄 선상
2 줄 선상보다 약간 앞의 위치

11 학생 지도 팁

- 평소에 긴줄넘기에 대해 두려움이 많거나 잘 하지 못하던 학생을 대상으로 가는 줄과 오는 줄 출입법 공식 설명 및 충분한 이해를 시킨 후 시범을 보이게 하고 꼭 성공시켜 긴줄넘기에 대한 자신감을 길러 주면 좋다.
- 보통 긴줄넘기 첫 차시 수업을 할 때 학생 1명과 교사가 줄을 돌리게 되는데, 교사가 '주'가 되고 학생이 '부'가 되어 줄을 돌릴 때 '부'인 학생은 자리를 이동하지 않고 '주'인 교사의 타이밍에 맞추어 줄을 돌려야 한다.
- 대부분의 학생들이 줄을 돌리는 것이 넘는 것보다 재미가 없고, 난이도가 낮은 동작이라고 생각하는 경향이 있으나 이는 잘못된 생각이다. 어떻게 보면 줄을 돌리는 사람은 항상 본인 차례이기 때문에 주인공이고 줄 넘는 사람들이 줄에 걸리느냐 마느냐는 줄 돌리는 사람에 의해 90퍼센트 이상 결정된다고 봐도 과언이 아니다.
- 긴줄출입법을 할 때 줄 넘는 사람이 대기하는 위치는 돌아가는 줄에 닿지 않을 정도로 줄과 최대한 가까운 간격을 유지하는 것이 좋다.
- 줄을 돌릴 때에는 손목의 스냅을 사용하지 말고 손목과 팔꿈치 사이를 이용하여 돌리고 줄을 약간 팽팽하게 하여 바닥을 스치듯이 돌려야 한다.
- 두 손으로 손잡이를 잡고 긴줄을 돌리는 학생은 줄 컨트롤하기가 한 손에 비하여 어렵다는 것을 설명해 주어 한 손으로 돌리도록 지도한다.

2장 학교스포츠클럽 줄넘기 경기 종목 지도법

순	종목	인원	경기방법 및 규정
1	8자 마라톤 (2분)	12명	1) 줄은 4.0m 이상(손잡이 포함) 구슬 줄을 사용한다. 2) 2명이 가는 줄로 돌리고 나머지 10명이 8자 형태를 그리며 줄 안에 들어가 한 번 넘고 나간다(단, 처음에 들어가는 사람은 줄 안에 있어도 무방함). 3) 줄에 걸리면 이어서 넘으며 걸리지 않은 부분만 계수한다.
2	뛰어 들어 함께 뛰기 (2분)	14명	1) 줄은 8.0m 이상(손잡이 포함) 구슬 줄을 사용한다. 2) 2명이 줄을 돌리고 나머지 인원(12명)이 한 명씩 가는 줄 들어가는 방법으로 줄 안에 들어간다. 3) 12명이 함께 넘는 경우에만 기록으로 인정한다. 4) 넘는 중간에 걸렸을 때는 줄을 멈추고 모두 줄 밖으로 나와 다시 한 명씩 들어간다(단, 처음에 들어가는 사람은 줄 안에 있어도 무방함).

(출처: 학교스포츠클럽 줄넘기 대회 요강)

01

긴줄8자마라톤 지도 방법

가. 줄 돌리는 방법
가는 줄 방향(자세한 대회 규정은 위의 표를 참고)

나. 종목 설명
1. 줄 돌리는 사람 옆에 줄 넘는 사람들은 한 줄로 선 뒤 가는 줄로 대각선 방향에서 들어가 1번 넘고 반대편으로 나와서 반대쪽 줄 돌리는 사람을 돌아 반대편 옆쪽에 서서 모든 사람이 다 줄을 넘고 올 때까지 기다린다.
2. 주자가 모두 도착하면 다시 앞의 동작을 반복한다.
3. 지도 방법
   ① 단계별 지도 방법
   - 1단계: 줄을 바닥에 깔아 놓은 상태에서 한 사람씩 차례대로 8자마라톤의 동선을 따라 걸어서 지나가게 하여 요령을 익힌다.
   - 2단계: 2번 헛치고 차례대로 통과하는 연습을 한다.
   - 3단계: 2번 헛치고 줄에 들어가서 1번 넘는 방법으로 8자마라톤을 한다.
   - 4단계: 1번 헛치고 줄에 들어가서 1번 넘는 방법으로 8자마라톤을 한다.
   - 5단계: 앞사람이 착지할 때 뒷사람이 따라 들어가는 방식으로 8자마라톤을 한다.
   - 6단계: 앞사람이 점프할 때 뒷사람이 따라 들어가는 방식으로 8자마라톤을 한다.

8자마라톤 통과하기

8자마라톤

   - 7단계: 앞사람이 줄에 들어갈 때 뒷사람이 따라 들어가는 방식으로 8자마라톤을 한다.

❷ 음악을 활용한 지도 방법
- 사용하면 좋은 노래: 예) 동네 한 바퀴
- 방법: 반복되는 노래 가사의 특정 부분(동네 한 바퀴)을 정하여 그 부분은 줄을 헛치도록 하고 나머지 박자에서는 8자마라톤 방식으로 들어가게 하여 연습을 지루하지 않게 한다.

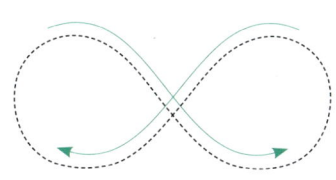

8자마라톤의 이동 동선

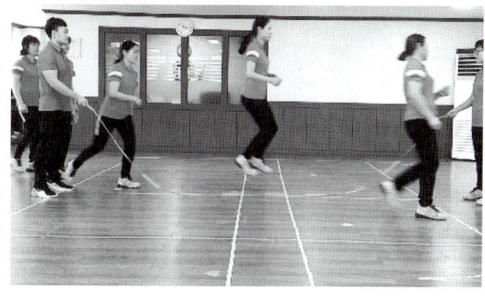

8자마라톤 경기 장면

4 학생 지도 팁
- 8자마라톤으로 줄을 넘을 때 줄의 중간 지점 이상까지 충분히 걸어 들어가도록 지도한다.
- 줄의 중간 지점 이상까지 걸어 들어가지 않을 경우, 뒤에 있는 사람이 들어올 공간이 없어져서 연속으로 넘기가 어려워진다.

02
긴줄뛰어들어함께뛰기 지도 방법

가. 줄 돌리는 방법
가는 줄 방향(자세한 대회 규정은 위의 표를 참고)

나. 종목 설명
1. 여러 명이 줄 안에 들어간 상태에서 동시에 줄을 넘는 방법이다.
2. 줄이 한 번 돌아갈 때 한 사람씩 차례대로 뛰어들어 전원이 들어가면 동시에 뛰는 방법
3. 예전에는 2도약이 주를 이루었으나 요즘은 1도약으로 넘는 것이 대세이다.
4. 줄 돌리는 사람과 뛰는 사람 간의 호흡이 매우 중요하다.
5. 경기 종목 중 에너지가 많이 소모되는 종목에 속한다.
6. 음악을 활용한 지도 방법
   - 사용하면 좋은 노래: 예) 인디언 보이
   - 방법: 반복되는 노래 가사의 특정 부분(인디언)을 정하여 그 부분은 줄을 헛치도록 하고 나머지 박자에서는 긴줄뛰어들어함께뛰기 방식으로 줄 안에 들어가게 하여 연습을 지루하지 않게 한다.

다. 학생 지도 팁
1. 줄 넘는 사람들은 대기할 때 줄 돌리는 사람보다 살짝 앞쪽으로 최대한 가까운 곳에 서야 줄에 여유 있게 들어갈 수 있다.
2. 줄을 넘을 때에는 중간 이상 지점에서 넘어야 줄에서 나갈 때 걸리지 않고 나갈 수 있다.
3. 매 수업 시간마다 기록을 재어 다음 수업 시간과 비교해 보는데 주로 본 운동 후 충분히 몸이 풀린 상태에서 시합을 하면 좋다.

03
긴줄2도약넘기 지도 방법

가. 종목 설명

1 가는 줄(오는 줄) 방향으로 연속으로 들어가 한 사람이 2도약으로 2번씩 넘고 나가는 방법이다.

2 처음 들어갈 때를 제외하고 줄 안에는 항상 2명이 들어가 뛰고 있는 상태이다.

나. 학생 지도 팁

- 두 번째 점프할 때는 앞으로 충분히 전진하여 나오기 쉬운 위치에서 줄을 넘고 나오는 것이 좋다.

04

긴줄4도약넘기 지도 방법

가. 종목 설명

1. 가는 줄(오는 줄) 방향으로 연속으로 들어가 한 사람이 2도약으로 4번씩 뛰고 나가는 방법이다.
2. 처음에 들어갈 때를 제외하고 줄 안에는 항상 4명이 들어가 뛰고 있는 상태이다.

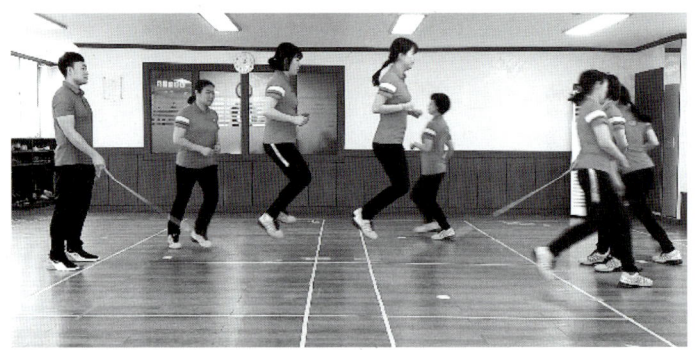

긴줄 2도약

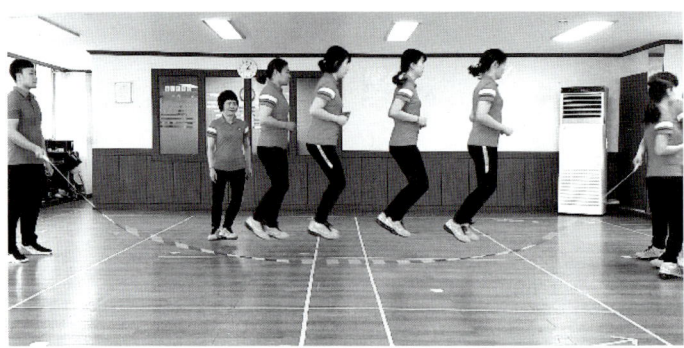

긴줄 4도약

● 긴줄2도약과 4도약이 들어간 긴줄음악줄넘기 안무

IF I HAD YOU
(인원: 4명-A, B, C, D)

창작: 주종민

파트	박자	줄넘기 동작
전주	16	리듬을 타며 준비하기
노래	4	A 2도약으로 넘고 반대편에서 기다리기
	4	B 2도약으로 넘고 반대편에서 기다리기
	4	C 2도약으로 넘고 반대편에서 기다리기
	4	D 2도약으로 넘고 반대편에서 기다리기
	4	A 2도약으로 넘고 돌아오기
	4	B 2도약으로 넘고 돌아오기
	4	C 2도약으로 넘고 돌아오기
	4	D 2도약으로 넘고 돌아오기
	8	A 정면에서 4번 넘고 원래대로 돌아오기
	8	B 정면에서 4번 넘고 원래대로 돌아오기
	8	C 정면에서 4번 넘고 원래대로 돌아오기
	8	D 정면에서 4번 넘고 원래대로 돌아오기
	8	A,B,C,D 차례로 줄 안에 횡대로 들어가기
	8	A,B,C,D 차례로 줄 밖으로 나와 원래대로 돌아가기
	8	A 4도약으로 넘고 반대편에서 기다리기
	8	B 4도약으로 넘고 반대편에서 기다리기
	8	C 4도약으로 넘고 반대편에서 기다리기
	8	D 4도약으로 넘고 반대편에서 기다리기
	8	A,B 4도약으로 넘고 원래대로 돌아오기
	8	C,D 4도약으로 넘고 원래대로 돌아오기 전체 마무리 자세

쌍줄돌리기 지도 방법

가. 수업 전 준비 사항
1. 쌍줄로 사용할 두 줄의 길이가 같게 확인 및 조절한다.
2. 한 줄 긴줄넘기 돌리기 기능이 익숙하게 되어 있어야 가능한 줄넘기이다.

나. 지도 방법
1. 쌍줄돌리기 모습과 넘는 모습 시범이 가능하면 보여 주고 시작하는 것이 좋다.
2. 쌍줄돌리기의 종류
   - 안쪽 방향으로 돌리는 '안돌리기'와 바깥쪽 방향으로 돌리는 '바깥돌리기'가 있다.
   - 안돌리기가 더 쉬워서 보통 안돌리기 방법을 많이 사용한다(안돌리기는 줄넘기 앞으로 넘기 할 때 줄 돌리는 방향과 같기 때문에 돌리는 방향이 익숙하기 때문이다).

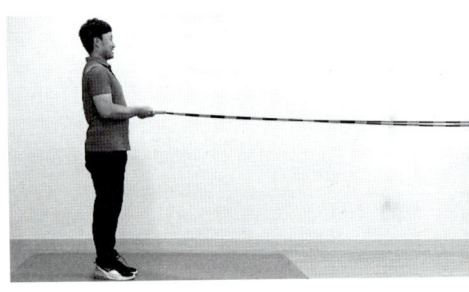

두 줄 길이 확인 방법

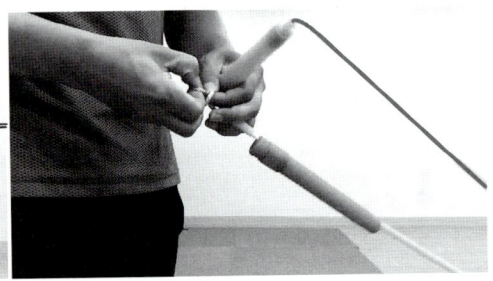

줄 길이 맞추기(줄 매듭 조절하기)

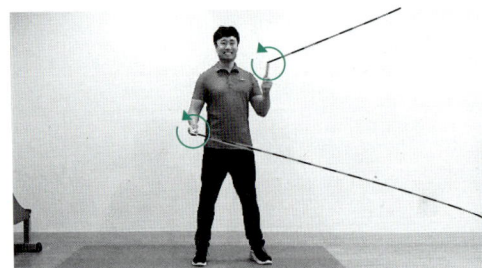

안돌리기

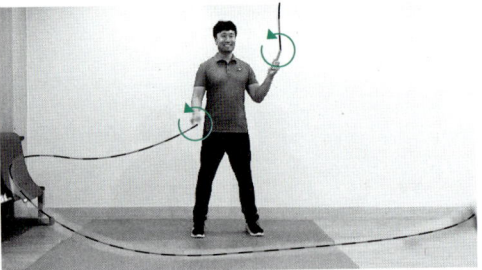

바깥돌리기

3 단계별 지도 방법

- 1단계: 혼자 허공에 손을 펴고 반회선 차이로 돌리는 연습을 한다.
- 2단계 파트너와 앉아서 손뼉을 마주 대고 반회선 차이로 돌리는 방법을 연습 한다.

> **Tip**
> 돌리는 도중 교사는 '스톱'을 외쳐서 잠시 멈춘 후 학생들의 두 손의 위치가 반회선 차이가 나는지 확인해 보면 좋다.

- 3단계: 파트너와 손잡이를 두 손에 마주 잡고 반회선 차이로 돌리는 방법을 연습한다.
- 4단계: '주'와 '부'를 정하여 '부'는 허리에 손잡이를 고정시키고 '주'는 줄을 살짝 당겨 팽팽하게 만든다.
- 5단계: '주'는 자잘한 원을 그리며 줄을 팽팽하게 돌리기 시작한다.
- 6단계: 줄이 돌아가기 시작하면 '주'는 줄을 점점 크고 천천히 돌리며 '부'에게 가까이 가서 줄이 땅에 닿게 돌리기 시작한다.
- 7단계: 이때 '부'도 줄을 돌리기 시작한다.
- 8단계: '주'와 '부'의 역할을 바꾸어 실시해 본다.

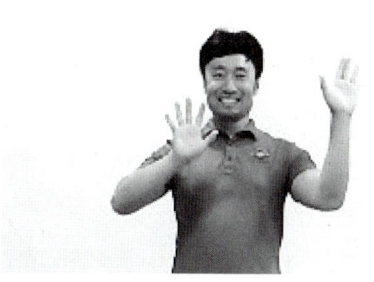

1단계: 혼자 허공에 손 돌리기 연습

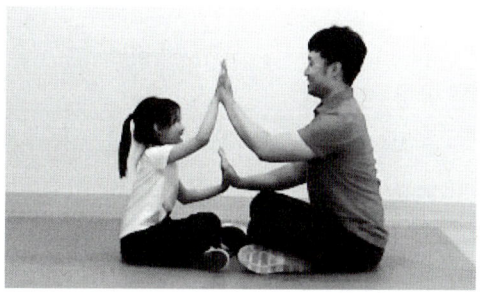

2단계: 파트너와 앉아서 손 돌리기 연습

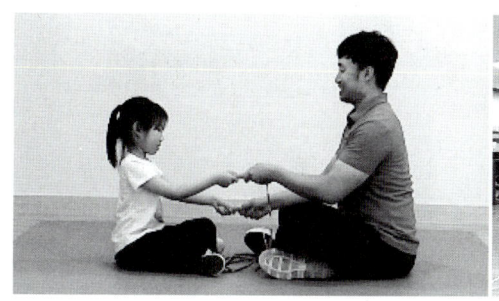

3단계: 파트너와 손잡이 마주잡고 연습

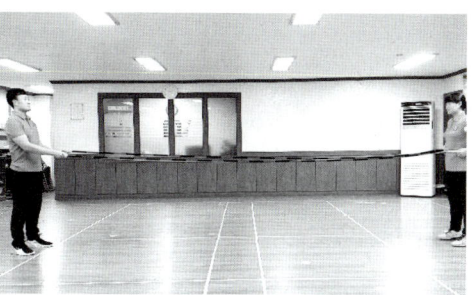

4단계: '부'(우측)는 허리에 줄을 고정

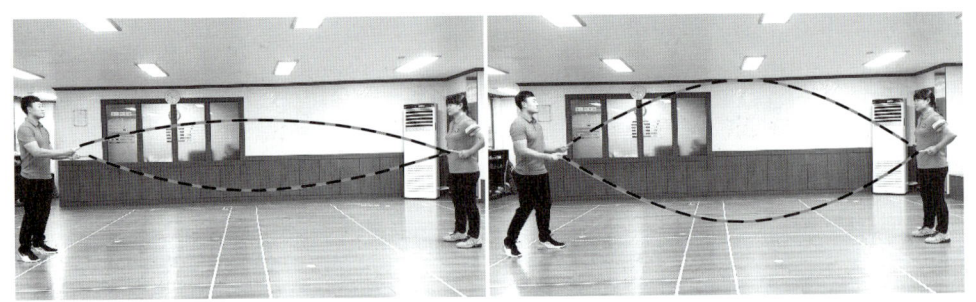

5단계: '주'(좌측)는 작은 원을 그리며 줄을 빠르게 돌림

6단계: '주'는 점점 크고 천천히 돌리며 '부'에게 다가감

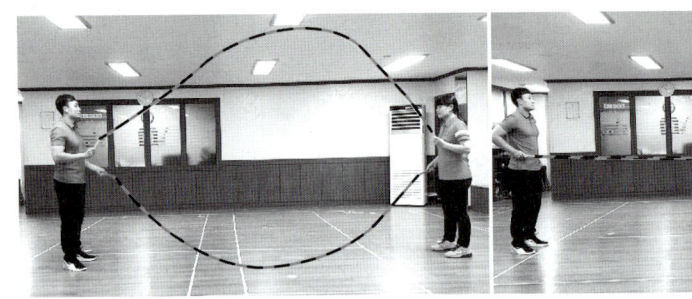

7단계: '부'도 줄을 돌리기 시작함

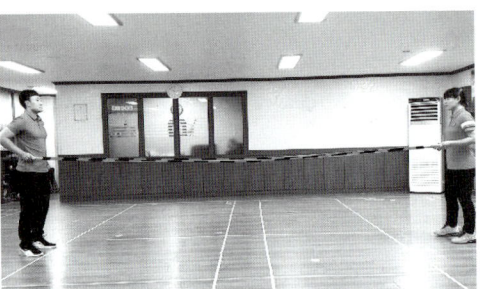

8단계: '주'와 '부'의 역할을 바꾸어 실시

4 학생 지도 팁

- 손목의 스냅을 이용하지 말고 손이 몸의 중앙선을 넘지 않도록 하여야 한다.
- 줄을 들어 올리지 않도록 하며 줄이 바닥에 닿을 때에만 힘을 주어 돌린다.

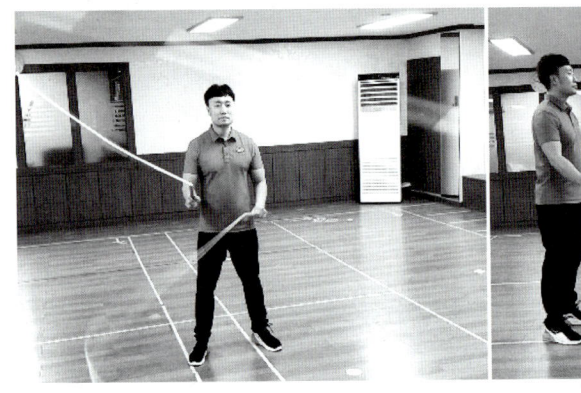

줄이 몸의 중앙선을 넘은 경우(X)

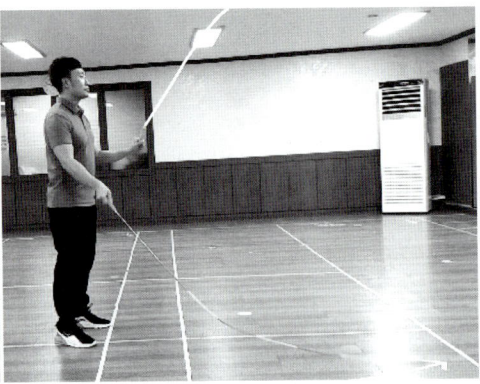

손목 스냅을 이용한 모습(X)

- 쌍줄돌리기 게임을 해 본다. 학생들이 줄을 돌려 주고 출입법에 익숙한 교사나 학생이 뛰게 하여 걸리지 않고 많은 수를 돌린 팀이 이기는 쌍줄돌리기 게임을 실시하면 좋다.
- 실제 현장에서는 긴줄넘기의 개수가 학생들 전체가 사용할 만큼 충분하지 않으므로 짝줄넘기나 개인줄넘기를 길게 늘인 상태로 수업할 수 있다.

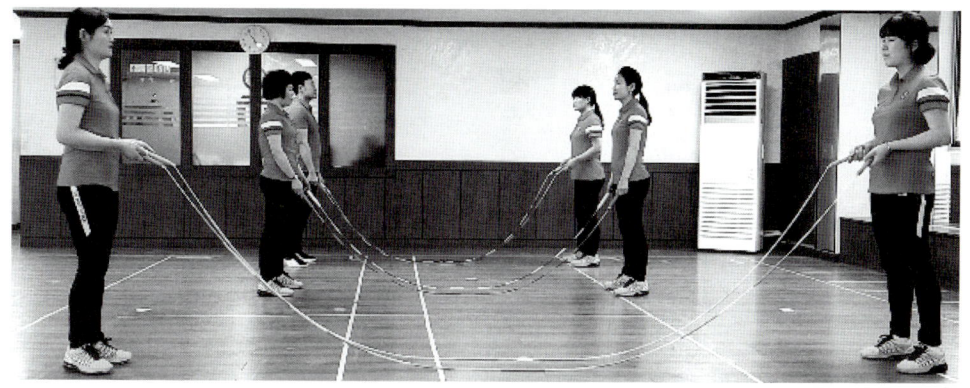

쌍줄돌리기 수업에서 긴줄에 여유가 없을 때 짝줄넘기를 혼합하여 사용하면 좋다.

- 여러 사람과 줄을 돌리는 것을 경험해 보면 좋으므로 '주'가 되는 사람은 오른쪽 방향으로 이동하고, '부'가 되는 사람은 왼쪽 방향으로 이동하여 파트너에 변화를 주어 줄을 돌려 보게 하고 긴줄을 1~2조 정도 놓아 그 위치에 오면 긴줄넘기를 이용하여 돌려 볼 수 있도록 한다.
- 박자가 일정한 신나는 비트의 음악을 편집하여 줄돌리기 연습에 활용하면 박자에 맞게 줄을 더욱 잘 돌릴 수 있다.

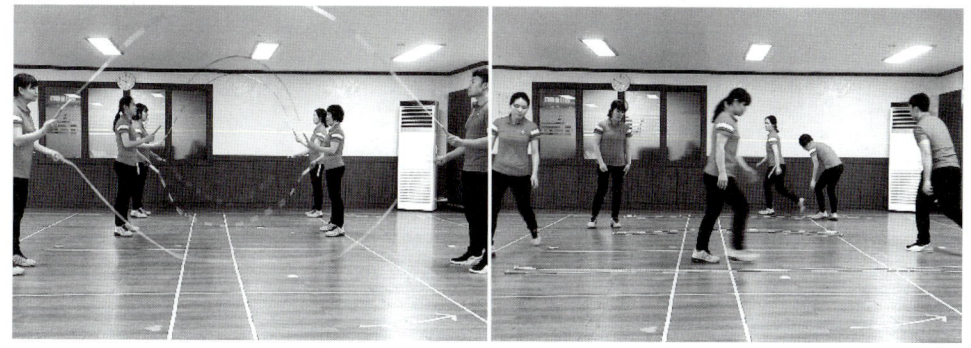

쌍줄돌리기 연습 최초 대형　　　　　　쌍줄돌리기 자리 이동

02
쌍줄넘기 출입법 지도 방법

가. 전체 구령
갈까-말까-갈까-가자-하나-둘-셋-나가고

나. 들어가고 나오는 요령
가는 줄이 땅에 부딪치면 바로 오는 줄을 넘으며 들어가고 나가려는 방향의 오는 줄을 넘으면서 간다.

다. 스텝
처음에는 양발모아뛰기를, 숙달되면 번갈아스텝을 해 본다.

라. 쌍줄넘기 출입법 공식 지도법
1. **1단계**: 만약 쌍줄넘기를 돌리기가 익숙해진 학생들이 있다면 교사가 시범을 보인 후에 시작하고, 줄 돌리기가 잘 안 되는 상태이면 시범을 안 보이는 것만 못하다.
2. **2단계**: 줄 안에서 뛰기 전에 줄 없이 스텝 연습만 한다. 교사 및 학생은 반좌향좌를 하여 같은 방향을 보고 서서 교사는 스텝 시범을 보인다.
3. **3단계**: 스텝요령은 줄과 가까운 발을 한 발 내밀고, '갈까'(오는 줄이 바닥을 칠 때임), '말까', '갈까'에 각각 중심을 앞, 뒤, 앞으로 이동시킨 후, '가자' 구령에 뒤에 있던 발을 앞으로 한 발 딛고 3박자는 1도약으로 뛰고 4번째 박자에 들어온 방향의 줄 밖으로 나오기 위하여 멀리 점프를 하며 줄 밖의 개울을 건너가듯이 나간다.

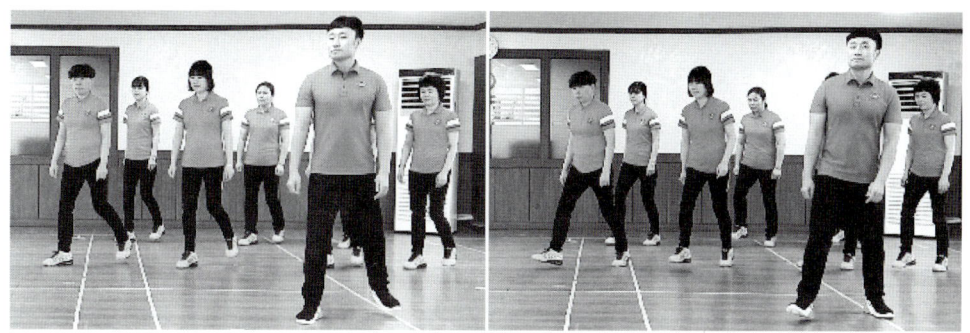

| 교사의 스텝 시범 구령 '갈까' | '말까' |

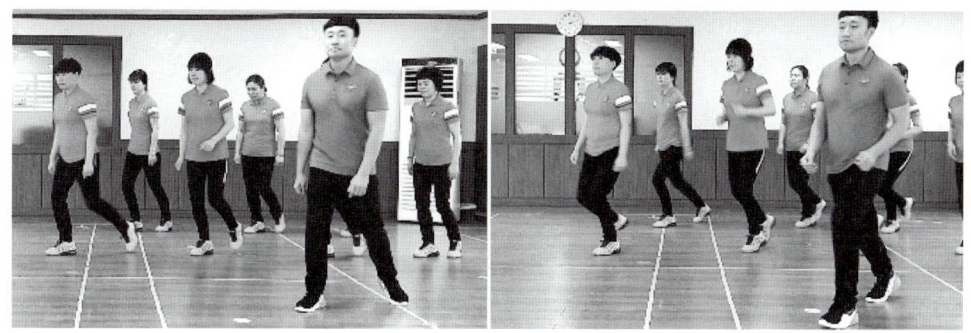

| '갈까' | 가자(왼발을 앞으로 딛기) |

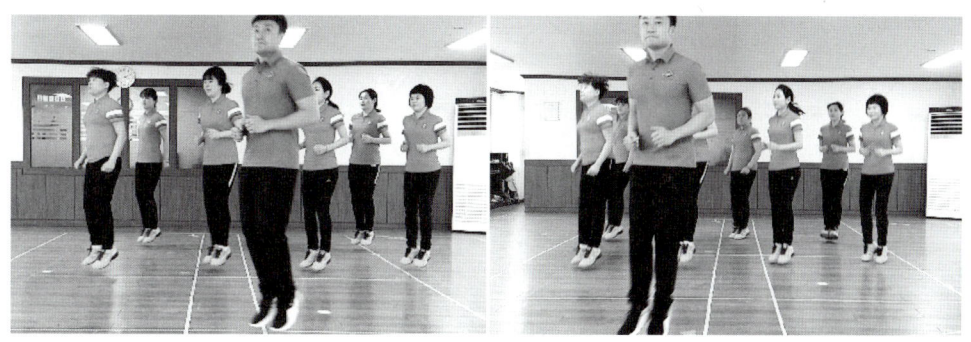

| 하나, 둘, 셋 | 나가고 |

4 4단계: 몇 번 반복하여 숙달한 후, 긴줄 2개를 평행하게 바닥에 깔고 줄이 돌아간다. 가정하고 멈춰 있는 줄을 이용하여 스텝을 반복 숙달 연습한다.

> **Tip**
> 왼발을 딛는 동작을 줄 안에서 하는 경우가 간혹 있으므로 줄 밖에서 딛는 동작을 하도록 하기 위하여 미리 딛는 곳의 줄 폭을 좁게 하여 줄 안에 발을 디딜 수 없도록 한다.

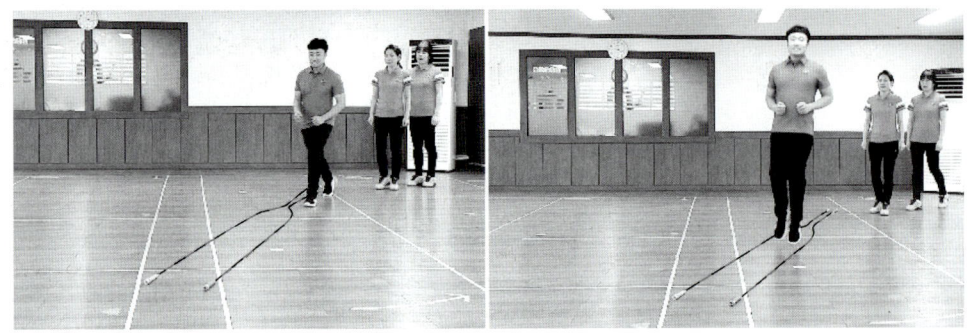

왼발은 줄 밖에서 딛는다.　　　　　　　　멈춰 있는 줄을 이용한 연습

5 5단계: 오는 줄과 가는 줄을 번갈아 가며 한 줄씩만 돌리며 출입법 연습을 한다.

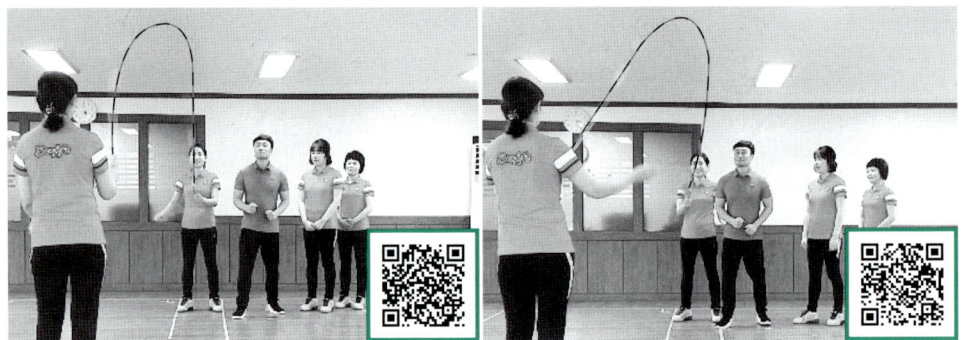

오는 줄만 돌리며 출입법 연습　　　　　　가는 줄만 돌리며 출입법 연습

6 6단계: 어느 정도 연습이 되면 연습할 때 봤던 학생들 중 성공할 만한 학생을 한 명 선정하여 시범으로 넘어 보게 한다.

> **Tip**
> 쌍줄넘기 들어가는 사람들은 긴줄8자마라톤과 마찬가지로 줄 돌리는 사람보다 약간 앞에 가까이 서서 대기해야 한다.

마. 쌍줄넘기 출입법 공식

1 들어온 방향으로 나가기: 갈까-말까-갈까-가자-하나-둘-셋-나가고

2 들어온 방향의 반대쪽으로 나가기: 갈까-말까-갈까-가자-하나-둘-셋-넷-나가고

> **Tip**
> 이때 짝수 번째 박자를 뛰면서 나가면 들어온 방향으로 나가는 것이 가능하고, 홀수 번째 박자를 뛰면서 나가면 들어온 반대 방향으로 나가는 것이 가능하다.

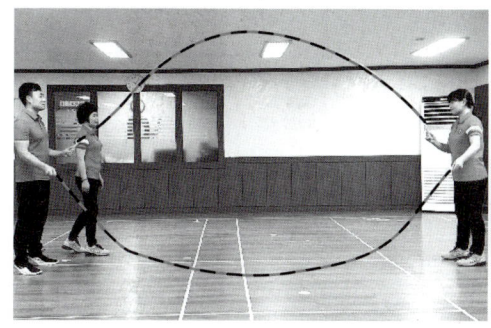
들어오기(줄 돌리는 사람 왼쪽에서 들어오기)

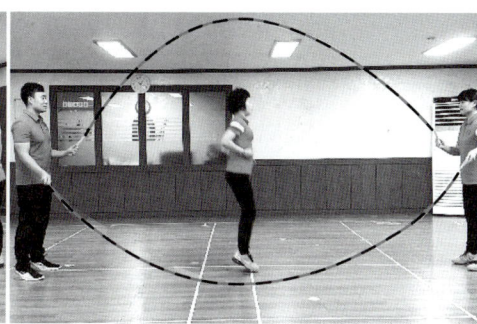
줄 안에서 뛰기

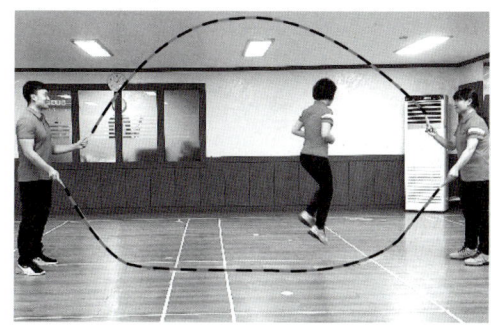
짝수박에 나가기(들어온 방향으로 나가기)

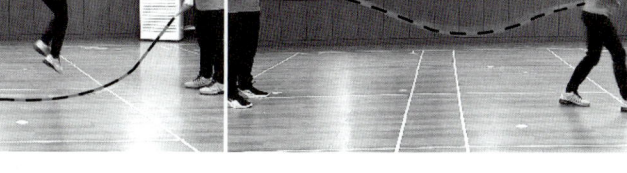
홀수박에 나가기
(들어온 방향과 반대 방향으로 나가기)

바. 쌍줄 4방향 출입법

줄 돌리는 사람 가까이 있는 발을 앞으로 내밀면 4방향에서 출입법이 가능하다.

사. 쌍줄 4박자 연속 출입법 지도 방법

1. 앞사람 구령이 '가자'일 때 다음 사람은 '하나' 구령부터 시작하면 연속으로 출입할 수 있다.
2. 앞사람이 줄 안으로 들어가면 그 공간이 비는데 뒤에 대기하고 있던 사람은 그 공간을 채워 줘야 줄 넘는 사람이 줄 돌리는 사람 약간 앞에 설 수 있게 되어 여유 있게 줄 안으로 들어갈 수 있다.

03
학생 지도 팁

지도를 마친 후 정면에서도 들어가 볼 수 있도록 시도해 보도록 한다.

- 쌍줄돌리기, 쌍줄 한 사람씩 출입법, 쌍줄 연속 출입법으로 이루어진 안무

도레미송

창작: 주종민

구 분	박자	동 작	
		앞의 주자	뒤의 주자
전주	16	리듬을 타며 준비하기 (마지막 4박자에 하나 둘 셋 딛고)	
노래 1절	4	갈까-말까-갈까-가자	갈까-말까-갈까-가자
	4	하나 둘 셋 나가고	갈까-말까-갈까-가자
	4	하나 둘 셋 나가고	갈까-말까-갈까-가자
	4	하나 둘 셋 나가고	갈까-말까-갈까-가자
	4	하나 둘 셋 나가고	갈까-말까-갈까-가자
	4	하나 둘 셋 나가고	갈까-말까-갈까-가자
	4	하나 둘 셋 나가고	갈까-말까-갈까-가자
	4	하나 둘 셋 나가고	갈까-말까-갈까-가자
	4	하나 둘 셋 나가고	갈까-말까-갈까-가자
	4	하나 둘 셋 나가고	갈까-말까-갈까-가자
	4	하나 둘 셋 나가고	갈까-말까-갈까-가자
	4	하나 둘 셋 나가고	갈까-말까-갈까-가자

노래 1절	4	하나 둘 셋 나가고	갈까-말까-갈까-가자
	4	하나 둘 셋 나가고	갈까-말까-갈까-가자
	4	하나 둘 셋 나가고	갈까-말까-갈까-가자
	4	하나 둘 셋 나가고	갈까-말까-갈까-가자
간주	16	쌍줄 헛돌리기 (마지막 4박자에 하나 둘 셋 딛고)	
노래 2절	4	하나 둘 셋 나가고	갈까-말까-갈까-가자
	4	하나 둘 셋 나가고	갈까-말까-갈까-가자
	4	하나 둘 셋 나가고	갈까-말까-갈까-가자
	4	하나 둘 셋 나가고	갈까-말까-갈까-가자
	4	하나 둘 셋 나가고	갈까-말까-갈까-가자
	4	하나 둘 셋 나가고	갈까-말까-갈까-가자
	4	하나 둘 셋 나가고	갈까-말까-갈까-가자
	4	하나 둘 셋 나가고	갈까-말까-갈까-가자
	4	하나 둘 셋 나가고	갈까-말까-갈까-가자
	4	하나 둘 셋 나가고	갈까-말까-갈까-가자
	4	하나 둘 셋 나가고	갈까-말까-갈까-가자
	4	하나 둘 셋 나가고	갈까-말까-갈까-가자
	4	하나 둘 셋 나가고	갈까-말까-갈까-가자
	4	하나 둘 셋 나가고	갈까-말까-갈까-가자
	4	하나 둘 셋 나가고	갈까-말까-갈까-가자
	4	하나 둘 셋 나가고	줄돌이 마무리

QR코드 스캔
음악에 맞추어
쌍줄음악줄넘기
동작을 익혀 보세요

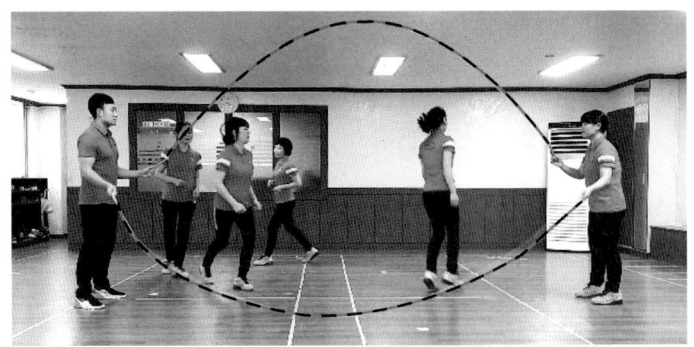

쌍줄음줄 도레미송 시연 장면

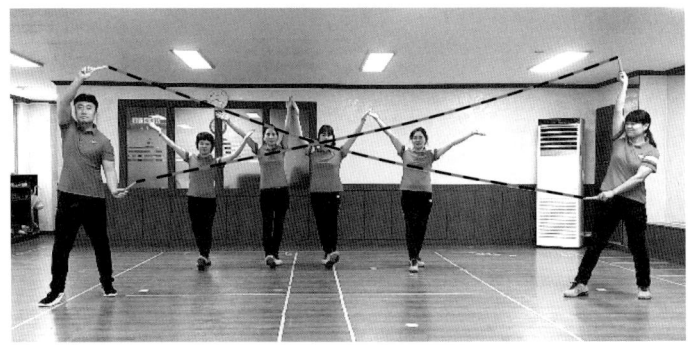

마무리 동작(쌍줄 X자 만들기)

제4부
짝줄넘기 지도법

제1장 • **짝줄넘기 기초 지도법**
제2장 • **짝줄음악줄넘기 지도법**

01
한 줄 짝줄넘기

가. 짝줄넘기 준비하기

1. 알맞은 줄의 길이: 한 발로 줄을 밟아 수직으로 올렸을 때 어깨에 닿을 정도가 좋다. 마주 보고 넘기만 할 경우에는 개인줄 길이를 사용해도 무방하다.
2. 뜻: 한 개의 줄로 두 사람 이상이 함께 넘는 줄넘기 방법이다.
3. 한 줄 짝줄넘기의 종류별 지도 방법: 수업 전 1회선 2도약 4번, 앞멈춤–짝줄넘기를 사용하여 2도약을 한다(개인별 짝줄넘기 돌리는 연습을 실시한다).

나. 짝줄넘는 방법별 지도 방법

1. 마주보고넘기
   - 두 사람이 마주 보고 서서 넘는 줄넘기 방법이다.
   - 두 사람 사이의 간격은 팔을 펴서 상대방 어깨에 닿을 정도의 거리가 적당하다.
   - 1번과 2번 역할을 정해서 1번이 먼저 줄을 돌리게 하고 2번이 줄을 돌리게 하여 번갈아 줄을 돌리도록 지도한다.

> **Tip**
> 역할을 바꿀 때 요령은 손잡이를 상대방에게 건네주고 줄이 상대방의 뒤쪽으로 갈 수 있게 해주면 간편하게 역할 교대가 가능하다.

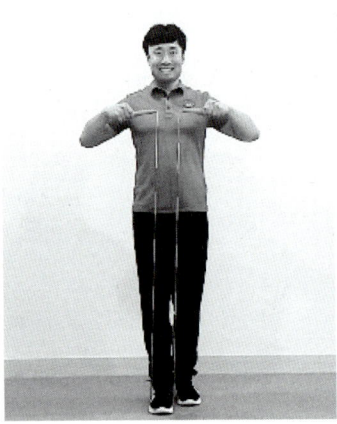
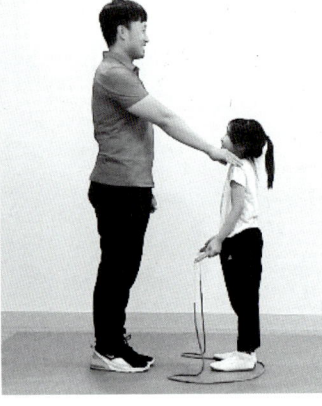

1. 짝줄넘기의 알맞은 줄 길이
2. 마주보고넘기 파트너와 알맞은 간격

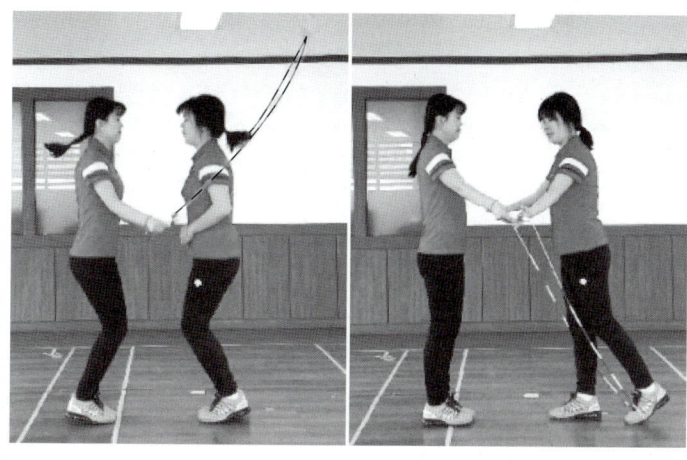

3 마주보고넘기
4 역할 바꾸는 방법

- 넘다가 멈추는 방법: 줄 넘는 사람이 뒷멈춤 후 양팔을 위로 '짠~!' 하고 V자 모양으로 들어 올린다.
- 1회선 2도약 넘기가 익숙해지면 1회선 1도약과 섞어서 시도해 보게 한다.
- 상대방이 줄을 잘 넘을 수 있도록 줄 돌리는 사람은 앞의 공간을 넓게 확보하며 줄을 쓸 듯이 돌려 준다.

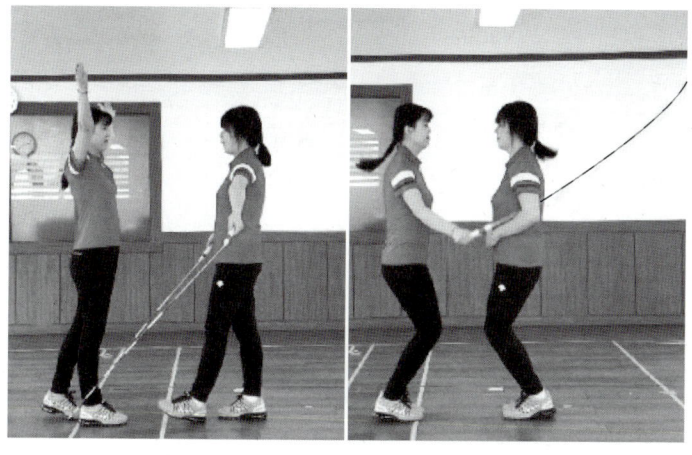

1 마주보고뛰기 마무리 자세
2 마주보고뛰기 시 팔을 앞으로 내밀어 공간 확보

2 앞나란히넘기

- 마주보고 넘기 자세에서 줄 넘는 사람이 뒤로 돌아서면 파트너와 같은 방향을 보게 된다. 줄은 줄 돌리며 넘는 사람 뒤에 위치시킨다.
- 줄을 돌리는 사람은 줄을 돌리고, 넘는 사람은 살짝 고개를 옆으로 돌려 줄 돌리는 사람의 손잡이나 줄을 바라보며 줄 넘는 타이밍을 잡는다.

- 돌리는 사람과 넘는 사람 모두 앞멈춤 자세로 줄을 멈춰 마무리한다.

> **Tip**
> 줄 돌리는 사람은 앞쪽에 공간을 넓게 확보하며 쓸 듯이 줄을 돌린다.

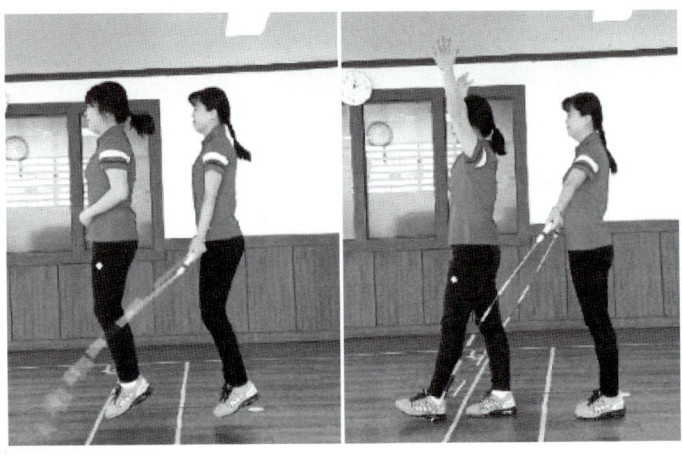

1 앞나란히뛰기
2 앞나란히뛰기 마무리

3 뒤나란히넘기

- 줄 돌리는 사람은 앞에, 줄 넘는 사람은 뒤에 나란히 서서 줄을 돌린다.
- 줄은 넘는 사람 뒤에 놓고 시작한다.
- 두 사람 사이의 간격은 줄 넘는 사람이 팔꿈치를 굽힌 채로 손을 뻗어 줄 돌리는 사람의 어깨에 닿을 정도가 적당하다.
- 두 사람 모두 앞멈춤 자세로 마무리한다.

> **Tip**
> 줄 돌리는 사람은 뒤쪽에 충분한 공간을 확보하여 줄을 쓸 듯이 돌려 준다.

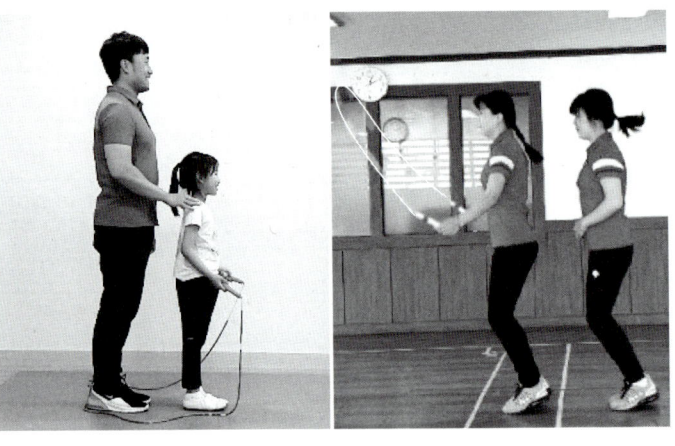

1 뒤나란히넘기 파트너와 알맞은 간격
2 뒤나란히넘기

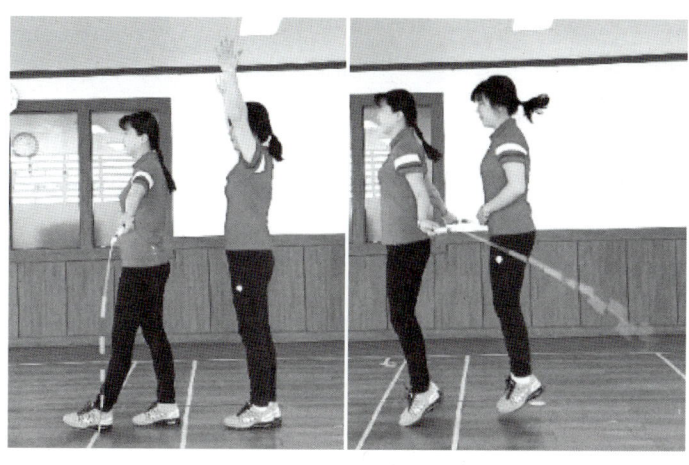

3 뒤나란히넘기 마무리

4 뒤나란히넘기 시 팔을 뒤로 보내 공간 확보

4 옆나란히넘기

줄 1개를 가지고 두 사람이 옆으로 나란히 서서 각각 바깥쪽 손에 손잡이를 1개씩 잡는다(1번은 왼손에 손잡이를, 2번은 오른손에 손잡이를 잡음).

❶ 옆나란히함께넘기
 - 두 사람이 같은 박자에 함께 뛰는 방법이다.
 - 두 사람은 손잡이의 높이를 맞춰야 자연스럽다.

❷ 옆나란히번갈아넘기
 - 한 사람씩 번갈아 가며 넘는 방법이다.
 - 줄을 넘지 않는 사람도 함께 뛰면 좋다.
 - 줄 넘는 사람 방향으로 몸을 돌리지 말고 손만 줄 넘는 사람 방향으로 움직여 준다.
 - 줄 돌리지 않는 손은 배꼽 위치에 가지런히 놓는다.

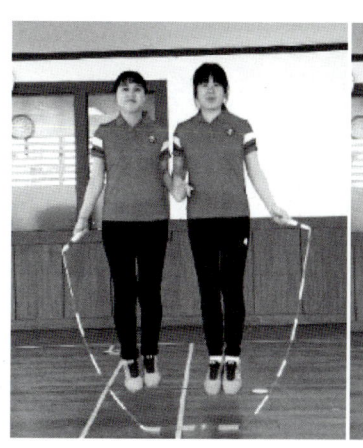
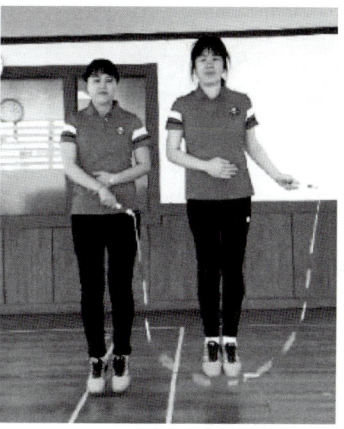

1 옆나란히함께넘기

2 2인옆나란히번갈아넘기

다. 짝줄 앞 뒤 출입법

1 앞으로 들어가는 방법
- 들어가는 원리는 가는 줄 출입법과 동일하다.
- 발을 한 발 내밀고 박자를 세며 홀수 박에 내민 발부터 앞으로 이동하여 들어가면 수월하다.
- 2도약으로 3번 뛰고 나가고자 하는 방향으로 몸을 돌리며(7~8박에 좌향좌 후 다음 박자에 줄을 넘으며 나옴) 1번 뛰고 줄을 넘으면서 몸을 밀며 뛰면서 나온다(반드시 줄을 넘으면서 나오기).

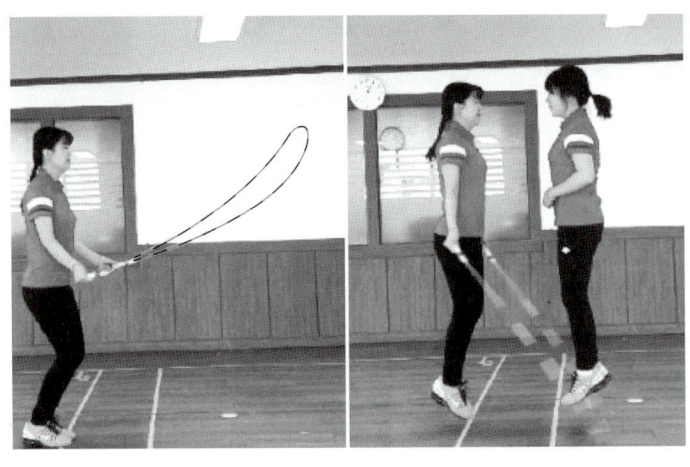

1 앞으로 들어가는 준비 자세
2 들어가서 넘기

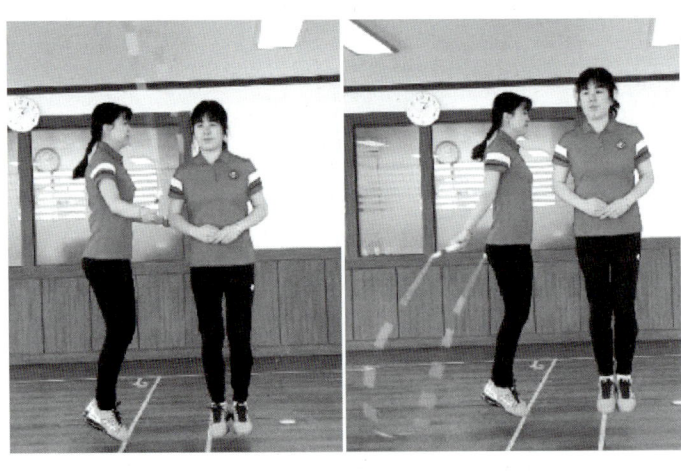

3 나가고자 하는 방향으로 몸 돌리기
4 줄을 넘으며 뛰면서 줄 밖으로 나오기

2 뒤로 들어가는 방법

- 줄 돌리는 사람 측면이나 대각선에 서서 앞으로 들어가는 방법과 마찬가지로 홀수박에 앞으로 이동하며 들어간다.
- 2도약으로 4번 뛰고 뒤나란히넘기와 같이 앞멈춤으로 마무리한다.

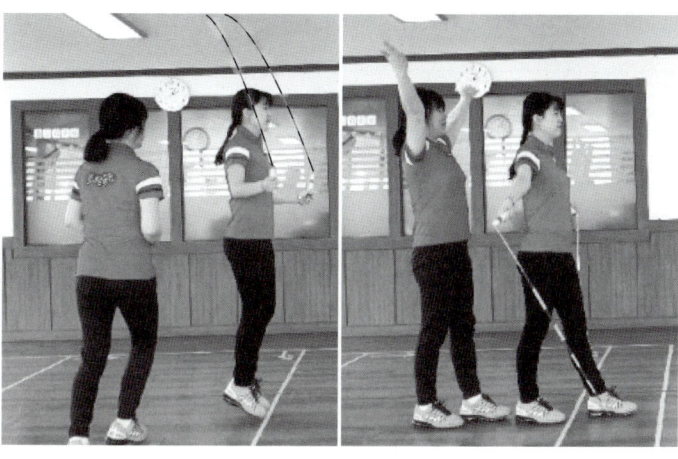

1 앞으로 들어가는 준비 자세
2 들어가서 넘기

3 학생 지도 팁

- 1회선 2도약을 충분히 숙달시킨 후 실시한다.
- 파트너와 알맞은 거리를 유지하도록 한다.
- 앞과 뒤의 공간을 충분히 확보해 주어 줄을 넘는 사람을 배려하며 줄을 돌린다.
- '시~작!' 하면 짝줄넘기가 머리 위에 있도록 타이밍 연습을 한다.

- 짝줄 앞 뒤 출입법을 활용한 안무

정글숲

창작: 주종민

파트	박자	줄넘기 동작	
		줄돌리며 넘는 사람	넘기만 하는 사람
전주	16	리듬을 타며 준비하기 (넘기만 하는 사람은 마주 보고 한 발을 앞으로 내밀고 섬)	
노래	8	앞에 상대방이 넘을 수 있는 공간을 확보해 주며 줄을 넘기 (마주보고 넘기)	7박자에 앞에 있는 발을 한 발 전진하며 8박자에 양발을 모아 준다.
	8		2도약 3번 넘고 7,8박자에 좌향좌
	8	뒤에 상대방이 넘을 수 있는 공간을 확보해 주며 줄을 넘기 (뒤나란히넘기)	1,2박자에 줄을 넘으며 나오고 3,4,5,6에 발을 구르며 파트너의 대각선 뒤에 서서 들어갈 준비 7박자에 앞으로 내민 발을 전진하며 줄 안으로 들어가기
	8		2도약으로 4번 넘고 마무리

QR코드 스캔

음악에 맞추어
짝줄 앞 뒤 출입법
동작을 익혀 보세요

01 옆나란히번갈아넘기

※ 짝줄음악줄넘기에 많이 쓰이는 스텝으로 옆나란히번갈아넘기, 옆나란히함께넘기 스텝이 있다.

가. 방법

줄은 함께 돌리며 한 사람만 뛴다. 줄을 돌려 주는 사람도 박자에 맞추어 함께 뛴다.

나. 학생 지도 팁

1. 손잡이를 잡은 손을 중간에 바꾸지 않도록 한다.
2. 파트너가 줄을 넘을 때에도 내 몸을 최대한 정면으로 유지한다.
3. 파트너가 줄을 넘는 박자에 맞추어 함께 점프하며 박자를 맞춘다.
4. 줄을 잡지 않은 손은 줄의 흐름을 방해하지 않도록 배꼽 정도에 위치한다.

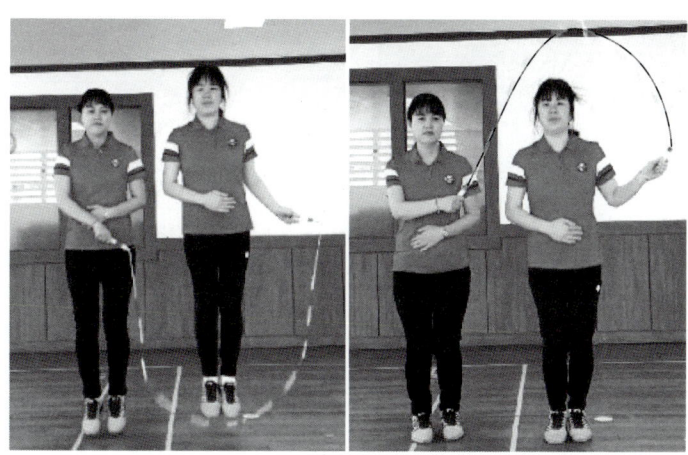

1 옆나란히번갈아넘기
2 줄을 잡지 않은 손의 위치

02

옆나란히함께넘기

가. 방법
두 사람이 함께 줄을 돌리면서 뛴다. 손의 높이를 맞추면 더욱 자연스럽다.

나. 학생 지도 팁
1. 처음 줄을 돌리기 시작할 때 양손을 뒤로 충분히 내어 돌리도록 지도한다.
2. 짝과 구령에 맞춰 줄돌리기를 시작하도록 한다(준비 시~작!).

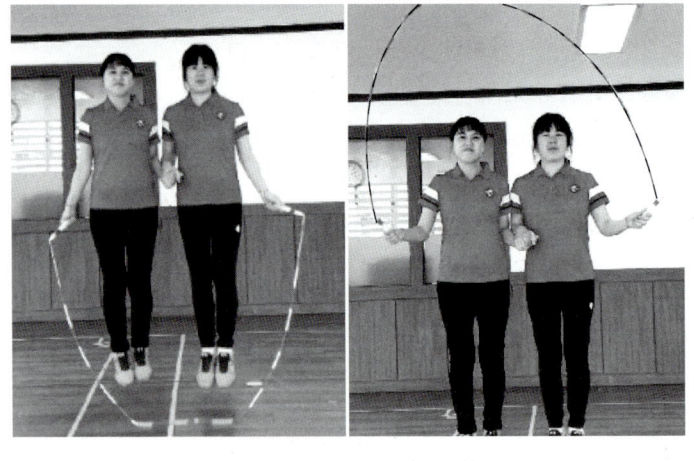

1 2인옆나란히함께넘기
2 파트너와 손잡이의 높이가 같게

3. 짝줄넘기를 할 때에는 되도록 짝줄을 사용하도록 한다. 줄을 넘을 때 짝줄넘기를 사용하면 무게에 의하여 2도약 넘기 박자가 더 잘 맞기 때문이다.
4. 줄 넘는 사람의 키에 맞춰 줄을 줄여 주거나 개인줄을 늘려서 사용한다.
5. 짝줄은 손목으로 돌리는 것이 아니라 팔꿈치를 중심으로 줄을 회전시킨다.
6. 잘하는 학생과 초보자가 짝이 되는 경우 잘하는 학생에게는 자신감을 심어 줄 수 있고, 초보자의 경우 비고츠키의 근접발달지역 이론에 따라 효율적인 또래학습이 이루어질 수 있다.

● 짝줄 포크댄스 안무1

독도는 우리땅

(줄돌리는 사람: A, 넘는 사람: B)

창작: 주종민

파트	박자	줄넘기 동작
전주1	16	힐바운스 하며 음악 감상
전주2		(줄을 잡은 사람은 손잡이를 하나로 모아 목에 건 상태에서 시작)
	8	양손을 잡고 오른쪽으로 손을 돌리면서 이동
		양손을 잡고 왼쪽으로 손을 돌리면서 이동
	8	오른쪽으로 바인스텝으로 가서 왼발 끝 찍기
		왼쪽으로 바인스텝으로 가서 오른발 끝 찍기
		(파트너와 오른쪽 어깨를 스치며)
	8	오른발부터 앞으로 세 걸음 전진 후 왼발 옆내어 찍기
		왼발부터 앞으로 세 걸음 후진 후 오른발 옆내어 찍기
	8	A: 줄을 풀어 넘을 준비, B: 박수 치며 짝줄 넘을 준비
노래 1절	8	마주보고넘기 2도약으로 8박자 넘기
	8	2도약으로 두 박자씩 뛰며 왼쪽 방향으로 90도씩 8박자 동안 돌기
	8	마주보고넘기 2도약으로 8박자 넘기
	8	2도약으로 두 박자씩 뛰며 오른쪽 방향으로 90도씩 8박자 동안 돌고 앞멈춤
간주1	8	앞멈춤 상태로 무릎 반동
	8	8박자 동안 줄을 목에 걸기
	8	(파트너와 오른쪽 어깨를 스치며)
		오른발부터 앞으로 세 걸음 전진 후 왼발 옆내어 찍기
		왼발부터 앞으로 세 걸음 후진 후 오른발 옆내어 찍기
	8	A: 줄을 풀어 넘을 준비, B: 박수 치며 거리를 벌리며 짝줄 넘을 준비

노래 2절	8	7박자에 돌아가는 짝줄을 따라 들어가기
	8	7박자에 왼쪽 방향으로 90도 돌기
	8	하나에 줄을 넘으며 줄 밖으로 나가기, 줄 돌리는 사람 45도 측면에 서서 7박자에 돌아가는 짝줄을 따라 들어가기
	8	뒤나란히넘기 2도약으로 8박자 넘고 앞멈춤
간주2	8	앞멈춤 상태로 무릎 반동
	8	8박자 동안 줄을 목에 걸기
	8	(파트너와 오른쪽 어깨를 스치며) 오른발부터 앞으로 세 걸음 전진 후 왼발 옆내어 찍기
		왼발부터 앞으로 세 걸음 후진 후 오른발 옆내어 찍기
	8	8박자 동안 A와 B는 옆나란히서서
		A는 손잡이를 왼손에 잡고 B는 오른손에 잡고 줄을 넘을 준비하기
노래 3절		(옆나란히 2인번갈아스텝로)
	8	A-4번
	8	B-4번
	8	A-2번, B-2번
	8	A-1번, B-1번, A-1번, B-1번
		B의 왼발에 앞멈춤 안쪽 팔끼리 크로스 마무리
후주	8	앞멈춤 안쪽 팔 크로스 마무리 상태에서 무릎 반동
	16	A가 손목을 위로, B가 손목을 아래로 교차시킨 후 A가 B의 손목 아래로 줄을 넣어 뺀 후 A와 B가 동시에 줄을 잡아당긴 후
	8	(A는 왼손을, B는 오른손을 이용함-일명 거미줄 멈춤법)
		왼쪽과 오른쪽 삼각형 안으로 줄을 잡지 않은 손바닥을 내밀며 마무리

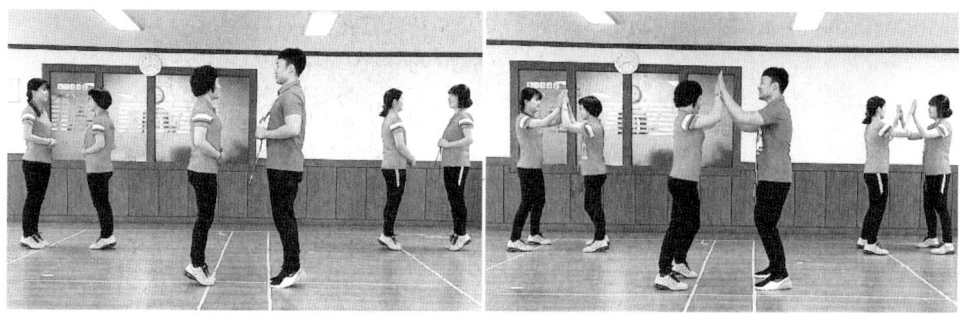

| 전주1 | 전주2 |

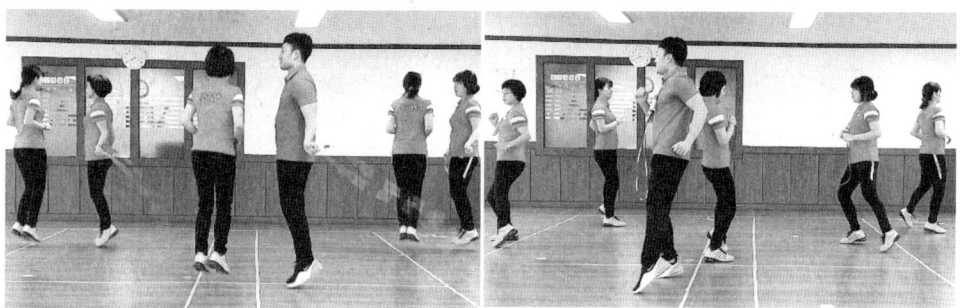

| 노래 1절 | 간주1 |

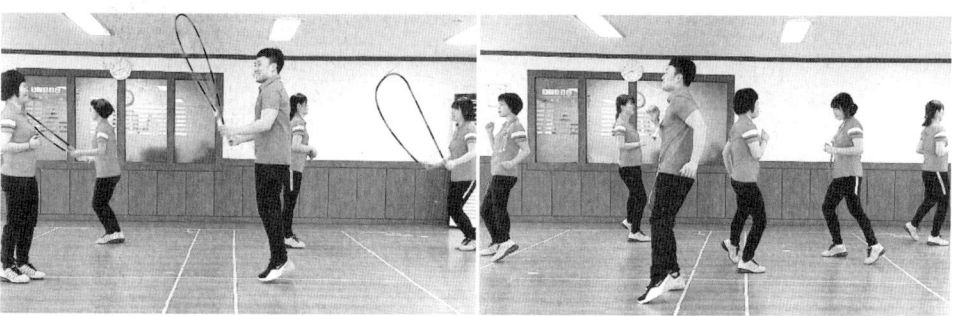

| 노래 2절 | 간주2 |

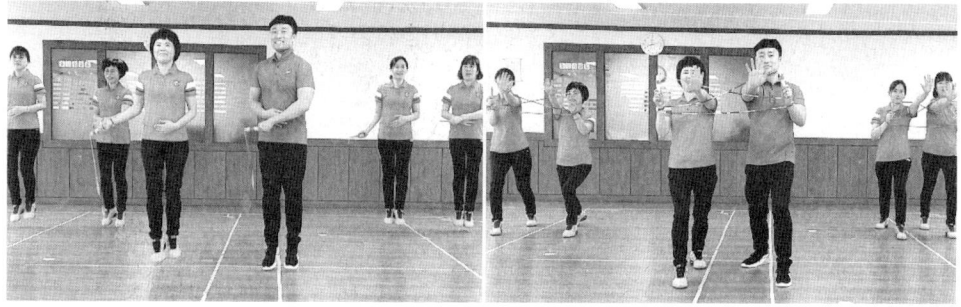

| 노래 3절 | 후주 |

● 짝줄 포크댄스 안무2

전통 시장

(줄 돌리며 넘는 사람: A, 넘기만 하는 사람: B)

창작: 주종민

구 분	박자	동작
전주1	16	힐바운스 하며 음악 감상
전주2	8	리듬 타기 (줄을 잡은 사람은 손잡이를 하나로 모아 목에 건 상태에서 시작)
	8	양손을 잡고 오른쪽으로 손을 돌리면서 이동
	8	양손을 잡고 왼쪽으로 손을 돌리면서 이동
	8	오른쪽으로 바인스텝으로 가서 왼발 끝 찍으며 박수 치기
	8	왼쪽으로 바인스텝으로 가서 오른발 끝 찍으며 박수 치기
	8	(파트너와 오른쪽 어깨를 스치며) 오른발부터 앞으로 세 걸음 전진 후 왼발 옆내어 찍기
	8	왼발부터 앞으로 세 걸음 후진 후 오른발 옆내어 찍기
	8	A: 줄을 풀어 넘을 준비, B: 박수 치며 짝줄 넘을 준비
노래 1절	8	마주보고넘기 2도약으로 8박자 넘기
	8	2도약으로 두 박자씩 뛰며 왼쪽 방향으로 90도씩 8박자 동안 돌기
	8	마주보고넘기 2도약으로 8박자 넘기
	8	2도약으로 두 박자씩 뛰며 오른쪽 방향으로 90도씩 8박자 동안 돌고 앞멈춤
간주1	4	앞멈춤 상태로 무릎 반동
	8	(A: 제자리 걸으며, B: 박수 치며)8박자 동안 줄을 목에 걸기
	8	양손을 잡고 오른쪽으로 손을 돌리면서 이동
	8	양손을 잡고 왼쪽으로 손을 돌리면서 이동
	8	오른쪽으로 바인스텝으로 가서 왼발 끝 찍으며 박수 치기
	8	왼쪽으로 바인스텝으로 가서 오른발 끝 찍으며 박수 치기

간주1		(파트너와 오른쪽 어깨를 스치며)
	8	오른발부터 앞으로 세 걸음 전진 후 왼발 옆내어 찍기
	8	왼발부터 앞으로 세 걸음 후진 후 오른발 옆내어 찍기
	8	A: 줄을 풀어 넘을 준비, B: 박수 치며 거리를 벌리며 짝줄 넘을 준비
노래 2절	8	7박자에 돌아가는 짝줄을 따라 들어가기
	8	7박자에 왼쪽 방향으로 90도 돌기
	8	하나에 줄을 넘으며 줄 밖으로 나가기, 줄 돌리는 사람 45도 측면에 서서 7박자에 돌아가는 짝줄을 따라 들어가기
	8	뒤나란히뛰기 2도약으로 8박자 넘고 앞멈춤
간주2	4	앞멈춤 상태로 무릎 반동
	8	(A: 제자리 걸으며, B: 박수 치며)8박자 동안 줄을 목에 걸기
	8	양손을 잡고 오른쪽으로 손을 돌리면서 이동
	8	양손을 잡고 왼쪽으로 손을 돌리면서 이동
	8	오른쪽으로 바인스텝으로 가서 왼발 끝 찍으며 박수 치기
	8	왼쪽으로 바인스텝으로 가서 오른발 끝 찍으며 박수 치기
		(파트너와 오른쪽 어깨를 스치며)
	8	오른발부터 앞으로 세 걸음 전진 후 왼발 옆내어 찍기
	8	왼발부터 앞으로 세 걸음 후진 후 오른발 옆내어 찍기
	8	8박자 동안 A와B는 옆나란히서서
		A는 손잡이를 왼손에 잡고 B는 오른손에 잡고 줄을 넘을 준비하기
		(옆나란히2인번갈아넘기)
노래 3절	8	A-4번
	8	B-4번
	8	A-2번, B-2번
	8	A-2번, B-2번
	8	A-1번, B-1번, A-1번, B-1번
	8	A-1번, B-1번, A-1번(B는 A를 넘겨주며 A의 뒤로 이동), A,B 함께 1번
	8	(A의 왼발에 앞멈춤, A와 B는 손잡이를 잡지 않는 팔을 45도로 올리기

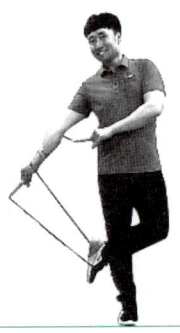

'줄넘기 운동은 본인이 노력한 만큼
실력이 향상되는 정직한 운동이다'

- 주종민 -

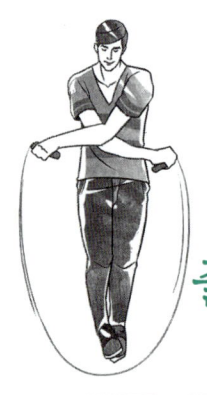

쉽다! 재밌다!
줄이 술술 넘어간다!

제5부
복합줄넘기 지도법

제1장 • **개인줄, 짝줄, 긴줄을 함께 이용한 줄넘기 지도법**

제2장 • **다양한 줄넘기 놀이 지도법**

장단복합 줄넘기 지도 방법

가. 뜻

2개 이상의 길이가 다양한 줄넘기를 이용하여 줄을 넘는 방법이다.

나. 지도 방법

1 긴줄 안에서 개인줄 넘기

- 1단계: 멈춰 있는 긴줄 안에서 개인줄 뒤로 2도약으로 4번 넘고 뒷멈춤 한다.
- 2단계: 멈춰 있는 긴줄 안에서 개인줄 앞으로 2도약으로 4번 넘고 앞멈춤 한다.
- 3단계: 가는 줄 방향으로 돌아가는 긴줄 안에 개인줄을 가지고 들어가 뒤로 2도약 4번 넘고 뒷멈춤 한다.

  Tip 개인줄을 옆으로 들고 서 있다가 가는 줄과 함께 따라 들어가며 줄을 돌린다.

- 4단계: 오는 줄 방향으로 돌아가는 긴줄 안에 개인줄을 가지고 들어가 앞으로 2도약 4번 넘고 앞멈춤을 한다.

  Tip 개인줄을 어깨 뒤로 걸치고 있다가 오는 줄과 함께 따라 들어가며 줄을 돌린다.

- 5단계: 멈춰 있는 긴줄 안에서 방향전환을 한다.
- 6단계: 가는 줄 방향으로 돌아가는 긴줄 안에 개인줄을 가지고 들어가 뒤로 넘기부터 방향전환을 한다.

1단계  2단계  3단계

4단계

5-1단계 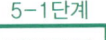  5-2단계  6단계

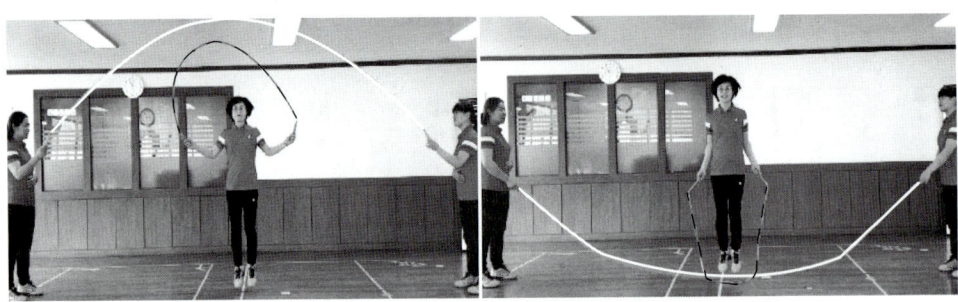

1단계   2단계

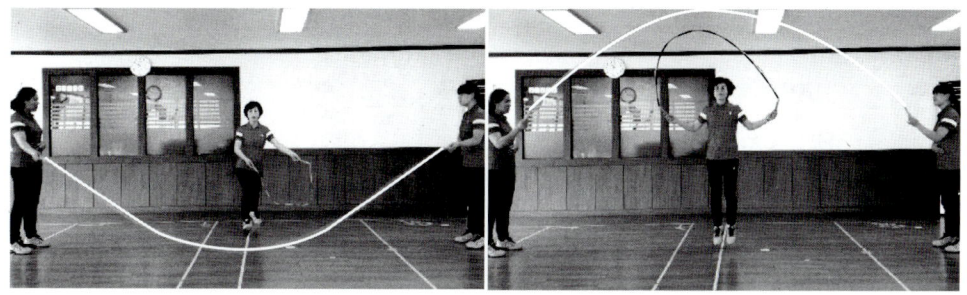

3단계   4단계

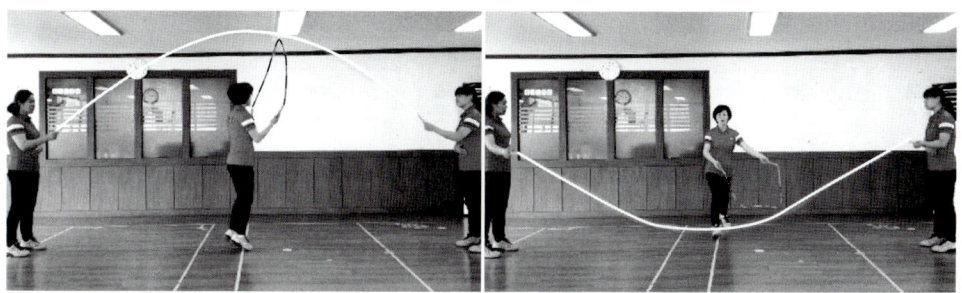

5단계   6단계

> Tip 줄을 돌리는 사람의 손을 보며 개인줄을 같이 돌려야 한다.

② 6인 1조가 되어 복합줄넘기 게임하기: 짧은 음악에 맞추어 1회선 2도약으로 넘는다. 걸리지 않고 모두 성공한 팀이 이기는 게임이다.

- 1단계: 줄 없이 긴줄 안에서 넘는다.
- 2단계: 개인줄 가지고 긴줄 안에서 넘는다.
- 3단계: 짝줄 마주보고 넘기를 긴줄 안에서 넘는다.
- 4단계: 짝줄 옆나란히함께넘기를 긴줄 안에서 넘는다.

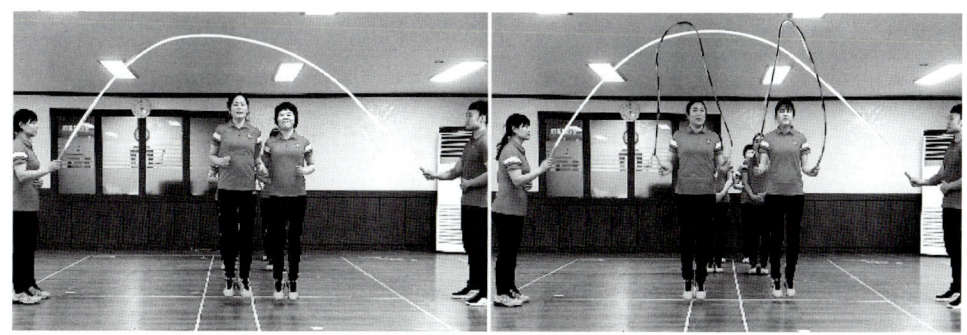

1단계: 줄 없이 넘기   2단계: 개인줄 가지고 넘기

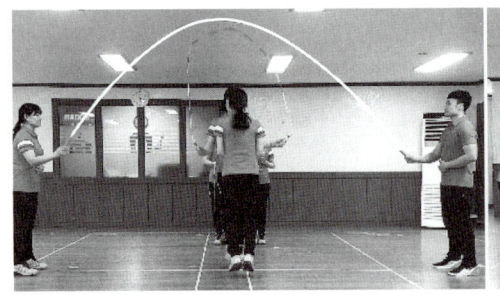
3단계: 마주 보고 뛰기로 넘기

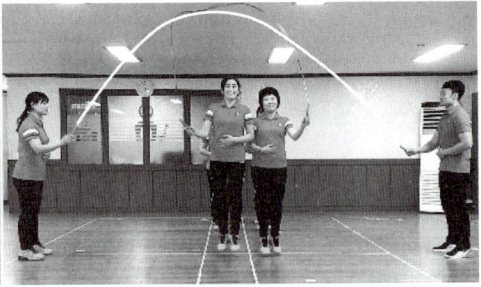
4단계: 옆나란히함께뛰기로 넘기

3 십자줄 안에서 방향전환 지도 방법
- 긴줄 2개를 십자 모양으로 교차하여 줄을 돌리며 긴줄 출입법과 출입법은 동일하다.
- 십자줄이 만나는 지점(가운데)에 들어가 십자줄의 속도에 맞추어 개인줄을 돌리며 방향전환을 시도한다.

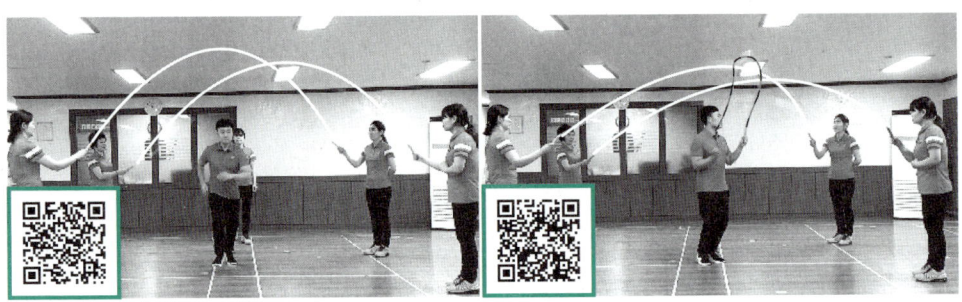

십자줄 통과하기   십자줄 안에서 방향전환

- 긴줄 안에서 방향전환하기
  ❶ A타입: 돌아가는 가는 줄 속으로 들어가 뒤로 넘다가 앞으로 돌아 넘고, 다시 뒤로 넘는 방법이다.
  ❷ B타입: 돌아가는 오는 줄 속으로 들어가 앞으로 넘다가 뒤로 돌아 넘고, 다시 앞으로 넘는 방법이다.

A타입    B타입

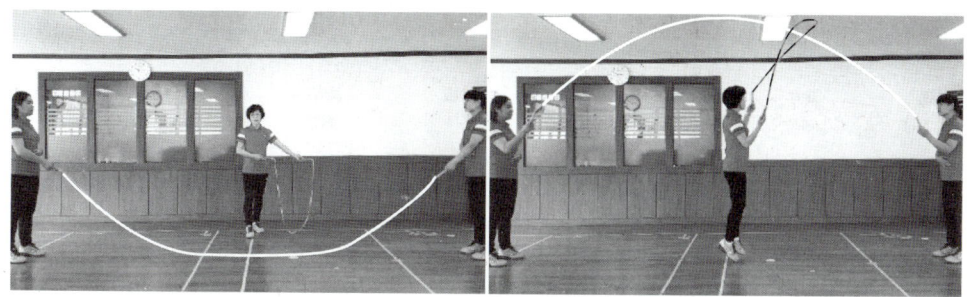

들어가는 준비 자세   A타입(뒤로 넘다가 앞으로 돌기)

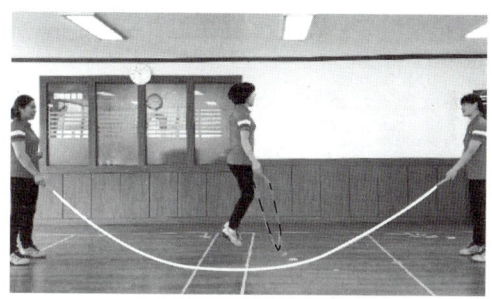

B타입(앞으로 넘다가 뒤로 돌기)

4 삼각긴줄넘기 안에서 개인줄 넘기 지도 방법
- 세 사람이 삼각형 모양으로 서서 긴줄을 돌리면 개인줄을 가지고 있는 사람들 3명이 각각의 줄 안에 들어가 줄을 돌리는 방법

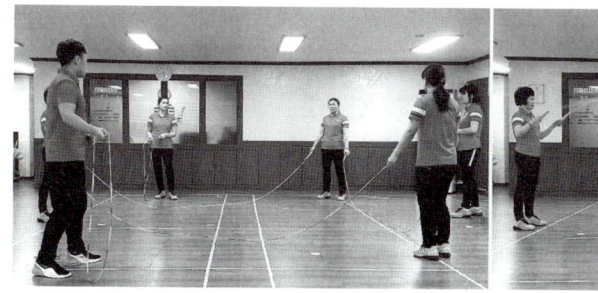 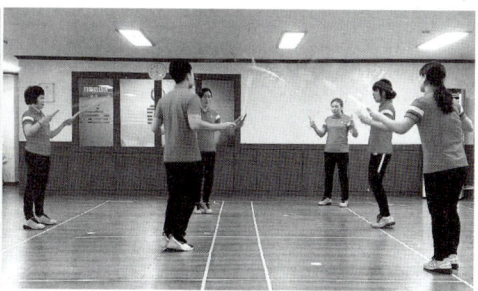

삼각줄 들어가는 준비 자세   삼각줄 들어가서 넘기

> **Tip**
> 방향전환 시 앞에서 넘다가 치고 뒤로 넘을 때 치는 박자를 2박으로 할 수도 있고 1박으로 할 수도 있다.

제5부 ──── 줄넘기 응용 지도법

5 장단복합 무지개 지도 방법

- 6m 긴줄 안에 4m 긴줄, 4m 긴줄 안에 개인줄이 들어가는 방식으로 줄이 무지개 모양으로 돌아가기 때문에 무지개 줄이라는 이름이 붙었다.
- 줄의 길이별로 여러 개의 줄을 이용할 수도 있고, 긴줄 안에 짝줄넘기가 여러 개 들어가고 각각의 짝줄 안에 개인줄이 들어가는 등, 다양한 방식으로 변형이 가능하다.

> **Tip 1** 가장 긴줄부터 차례대로 돌리기 시작하여 순차적으로 안에 들어가 뛰면 줄에 걸릴 확률이 낮아진다.

> **Tip 2** 인원수에 따라 더욱 다양한 줄의 길이를 사용하여 사용하는 줄의 개수를 늘릴 수도 있다.

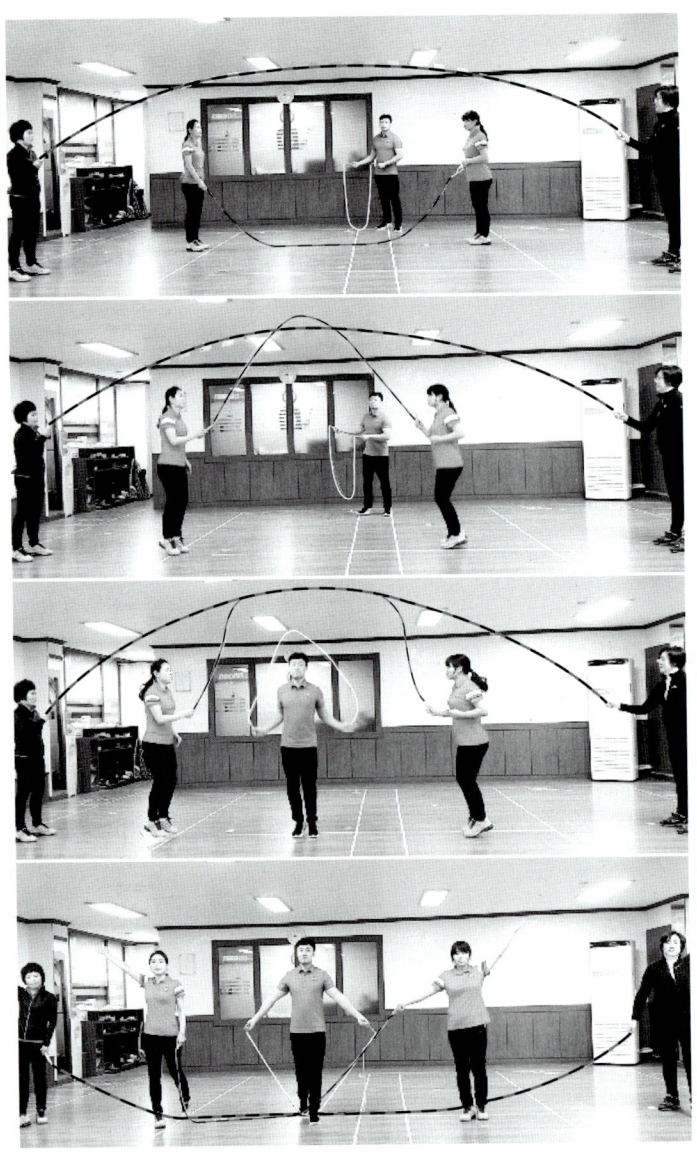

1 6m 긴줄 돌리기
2 4m 긴줄 들어가 돌리기
3 개인줄 들어가 돌리기
4 마무리 자세

01 주문을 외워 봐

1. 팀을 나누어 1열 또는 2열 종대로 선다.
2. 두 사람이 짝줄이나 긴줄을 잡고 심판의 주문에 따라 팀원의 위와 다리 아래로 줄을 이동시킨다.
3. 안에 있는 사람들은 줄이 위로 지나가면 앉고, 줄이 아래로 지나가면 넘는다.
4. 줄이 뒤로 갈 때 몸도 함께 뒤로 돌아야 상해를 예방할 수 있고 게임에도 유리하다.
5. 주문의 예시(위-아래-위-아래): 주문이 너무 길거나 짧으면 재미가 없으므로 4~6개가 적당하다.

02

짝줄 엇걸어 함께 넘기

1. 여러 명이 횡대로 서서 안쪽 손잡이를 교환하여 잡는다.
2. 1회선 2도약으로 양발모아뛰기를 실시하여 걸리지 않고 많은 횟수를 넘는 팀이 승리하는 게임이다.

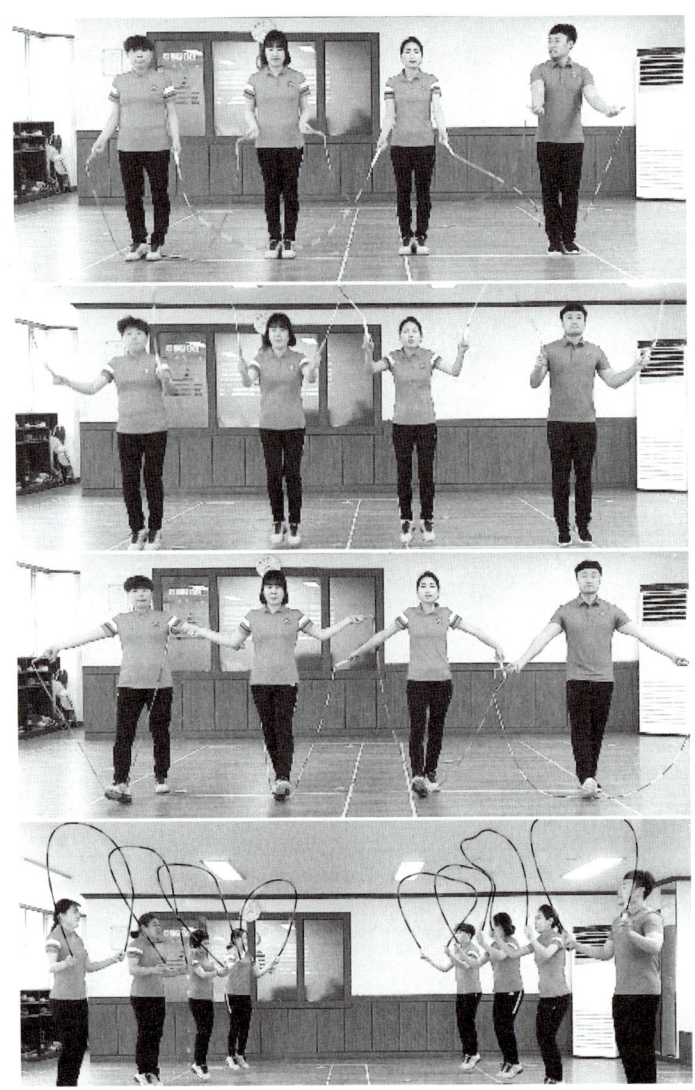

1 준비 자세
2 엇걸어 함께 넘기
3 마무리 자세
4 경기 장면

03 줄여행

1. 두 팀으로 나누어 1열 횡대로 나란히 선다.
2. 1번과 줄 돌리는 사람은 마주보고 넘기 자세로 선다.
3. 줄 돌리는 사람은 줄을 넘겨주며 이동한다.
4. 다음 사람은 먼저 줄 돌린 사람의 줄을 받아서 같은 방식으로 줄을 넘기며 이동한다.
5. 먼저 줄을 넘기고 줄을 심판에게 갖다 준 팀이 승리한다.
6. 학생 지도 팁
   - 줄을 넘겨줄 때 반드시 두 사람이 나란한 방향에서 넘겨줘야 걸리지 않는다.
   - 바로 넘겨주는 것은 난이도가 있으므로 한 사람 넘겨주고 앞의 사람들 사이의 공간에 사람이 없이 한 번 줄을 넘은 후 다음 사람에게 넘겨주는 방식으로 하면 난이도를 쉽게 조절할 수 있음.
   - 단계별 지도법
   ❶ 줄여행 1단계: 1대 1로 마주 보고 서서 줄을 넘겨주고 이동하는 연습하기
   ❷ 줄여행 2단계: 사람 사이에 줄 한 번 넘을 간격 두고 넘겨주기
   ❸ 줄여행 3단계: 사람 사이에 공간 없이 바로 넘겨주기

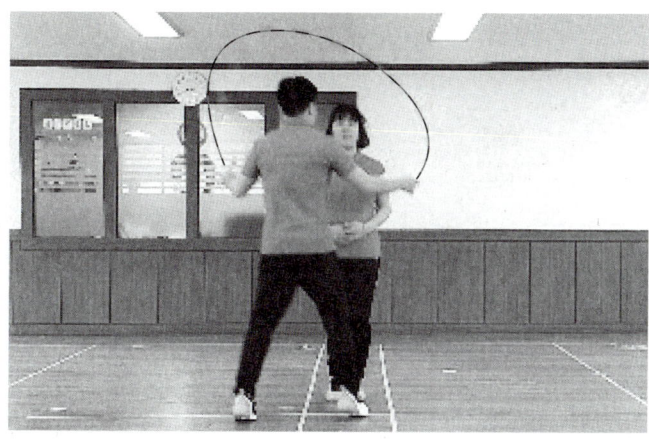

1단계

04 긴줄이어달리기

두 팀이 시합한다기보다는 전체가 한 팀이 되어 협동하여 줄에 걸리지 않기 위해 최선을 다하여 경기를 한다.

1 A유형
 – 1번: 개인줄로 다녀오기
 – 2번: 짝줄로 2명이 다녀오기
 – 3번: 긴줄로 3명이 다녀오기
 – 4번: 긴줄로 4명이 다녀오기

2 B유형
 – 1번: 긴줄로 2명이 다녀오기(여러 조)
 – 2번: 긴줄로 4명이 다녀오기(여러 조)
 – 3번: 긴줄로 8명이 다녀오기(한 조)

05
긴줄손가위바위보

1. 심판이 줄을 돌리고 10명이 차례로 한 명씩 줄 안으로 뛰어든다.
2. 상대편과 가위바위보를 해서 이긴 사람이 나가고, 진 사람이 상대팀 다음 선수와 가위바위보를 함.
3. 먼저 이겨서 모든 선수가 나간 팀이 승리하게 된다.
4. 토너먼트 경기로 진행한다.
5. 한 사람이 연속해서 3번을 지면 자신의 팀 뒤로 가서 순서를 기다리면 된다.
   (출처: 대한민국줄넘기협회 경기 규정)

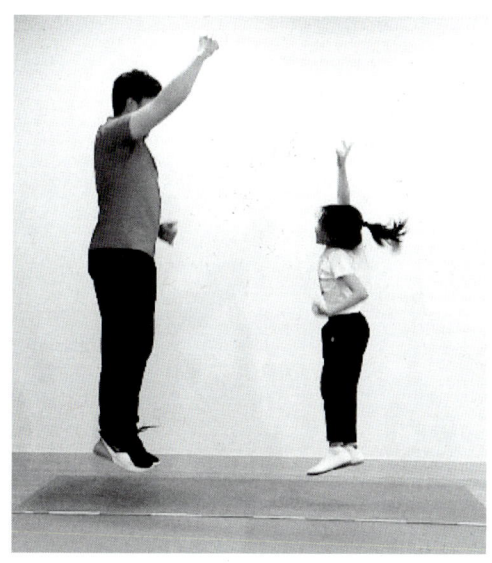

긴줄손가위바위보 경기 장면

06
가위바위보 줄넘기 달리기

1. 공간을 확보한 후 두 팀으로 나눈다.
2. 출발선을 정하고 반대쪽에 의자를 하나씩 놓은 뒤 각 모둠 대표가 앉는다.
3. 신호(호루라기)를 하면 맨 앞사람부터 줄을 넘으며 달려가서 의자에 앉은 사람과 가위바위보를 한다.
4. 가위바위보에서 이기면 다음 사람과 터치하고, 지거나 비기면 출발점으로 돌아왔다가 다시 줄을 넘으며 달려가 가위바위보를 한다(비기거나 지면 출발점으로 돌아가는 것은 2번까지만 한다).
5. 팀원 모두가 돌아오면 이긴다.

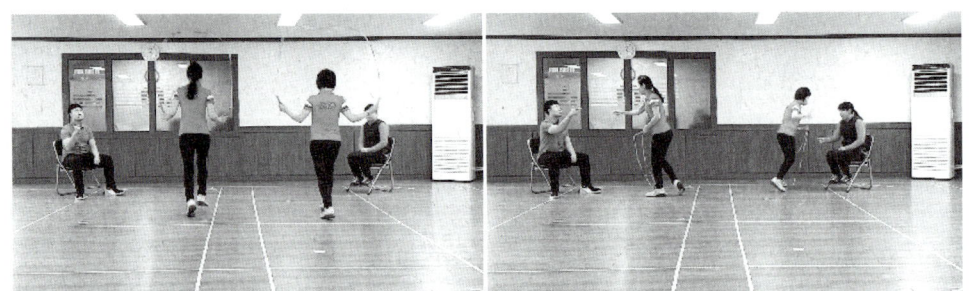

맨 앞사람이 출발 / 의자에 앉은 사람과 가위바위보

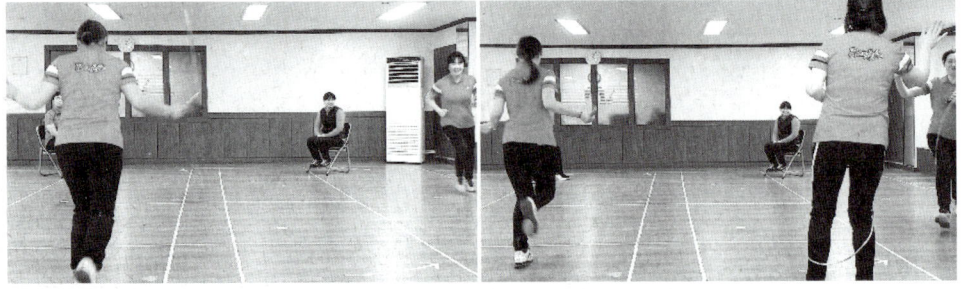

다음 주자와 바통 터치 후 출발 / 다음 주자와 바통 터치

07

줄넘기 트리오(제기차기 3종 응용)

1️⃣ 2명이 한 팀이 된다.
2️⃣ 단계별로 넘어 개수를 합한다.
   - 1단계: 마주보고넘기
   - 2단계: 뒤나란히넘기
   - 3단계: 옆나란히함께넘기
3️⃣ 각 단계별 넘은 횟수를 다 합하여 개수가 많은 팀이 승리한다.

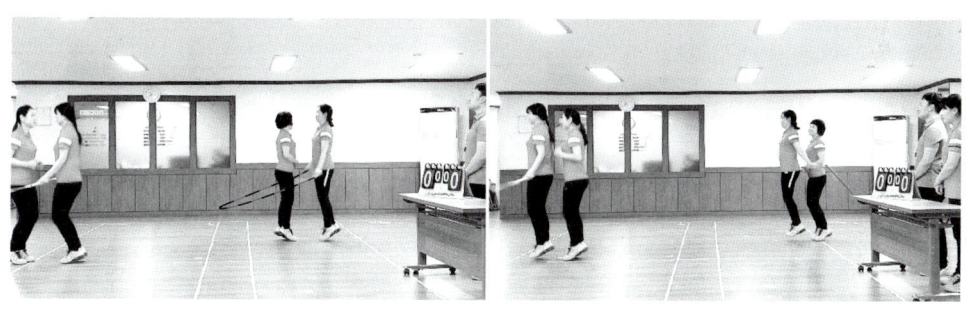

마주보고넘기 　　　　　　　　　　뒤나란히넘기

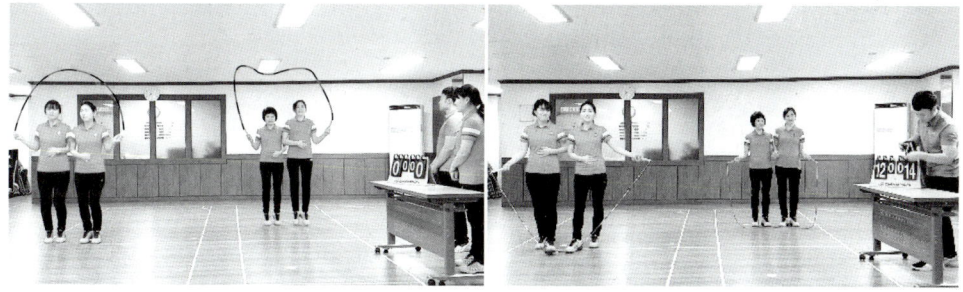

옆나란히함께넘기 　　　　　　　　승부판정(점수 합산)

08

줄넘기 짝줄~ 땡!

1. 공간을 확보한 뒤 자유롭게 선다(기본 상태는 줄을 반으로 접어 목에 걸고 파지한 상태임).
2. 술래를 정한 뒤 큰 소리로 '1, 2, 3, 4, 5, 짝줄!' 하고 외치고 한 발로 점프하며 친구를 잡으러 다닌다.
3. 술래에게 잡힐 것 같으면 크게 '짝줄!' 하고 외친 후 멈춘다.
4. '짝줄!'이라고 외치고 움직이지 않는다.
5. 친구들이 와서 마주보고넘기를 해 주면 다시 움직일 수 있다('짝줄' 상태로 멈춰 있던 사람은 맞서서 뛰기를 할 때 가지고 있던 줄을 반으로 접어 목에 걸어 가슴 앞에서 양손으로 잡아 줄을 파지한 후 안전하게 줄을 넘는다).
6. 술래에게 잡히면 '1, 2, 3, 4, 5, 짝줄!' 하고 다시 게임을 시작한다.
7. 모두 다 '짝줄!' 상태이면 술래를 다시 정한다.

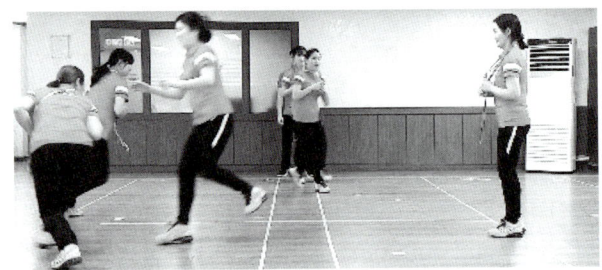

술래는 한 발로 점프하며 친구를 잡으러 다님

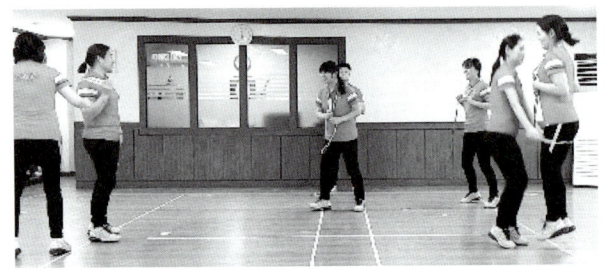

마주보고넘기 해 주는 장면

09
스텝겨루기 게임

1. 놀이 공간을 여유롭게 확보한다.
2. 술래를 정한다.
3. 기본스텝(8가지) 중 한 가지를 선택하여 16박씩 뛰기 시작한다.
4. 술래는 상대를 골라 '스텝' 하며 상대방이 뛰고 있는 기본스텝을 똑같이 8박자를 따라서 뛴다.
5. 술래가 먼저 기본스텝 뛰는 것을 마치면 상대방이 술래가 된다.

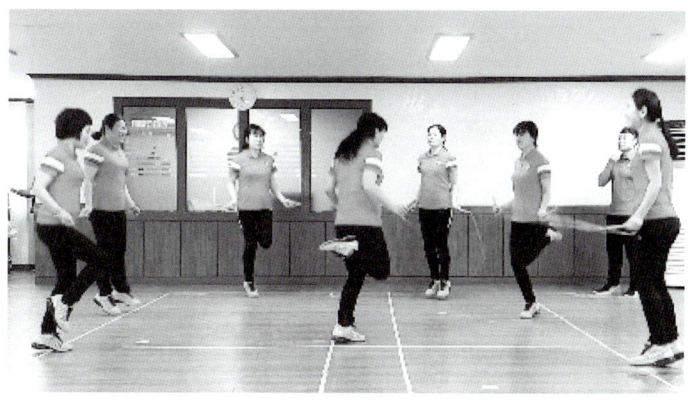

게임 장면1

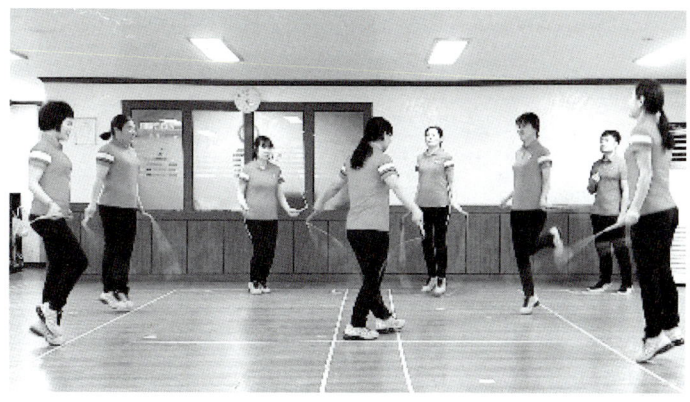

게임 장면2

10

줄넘기 공기놀이

1~5단계로 하며 5단계에서 2인맞서서뒤로뛰기 뒤로넘기(1도약) 개수만큼 점수를 얻으며 점수는 최대 10점을 초과할 수 없다.

1. 1단계: 앞으로 들어가서 5번 뛰기(짝줄 출입법 요령)
2. 2단계: 뒤로 들어가서 5번 뛰기
3. 3단계: 앞으로 들어가서 5번, 뒤로 들어가서 5번 뛰기
4. 4단계: 뒤로 들어가서 5번, 앞으로 들어가서 5번 뛰기
5. 5단계: 2인마주보고넘기(1도약) 뒤로 넘기(넘은 수만큼 점수 획득, 10점까지만으로 제한함, 한 팀이 너무 많이 넘는 경우 경기가 지루해지므로)

> **Tip**
> 짝줄넘기 앞뒤 출입법을 충분히 숙지한 후 실시한다.

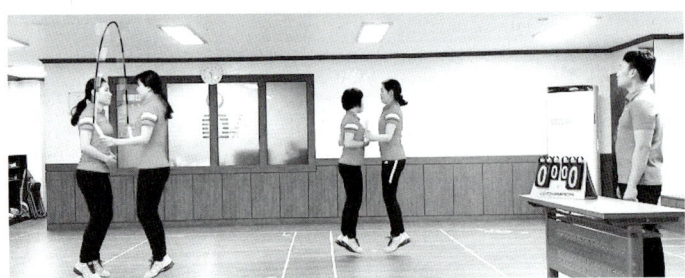

1단계

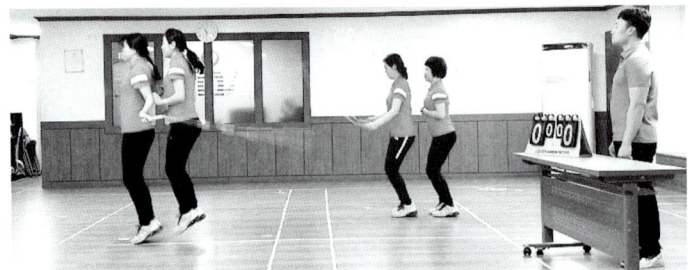

2단계

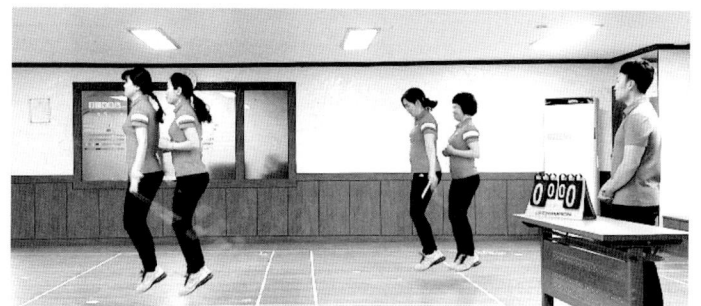
3단계

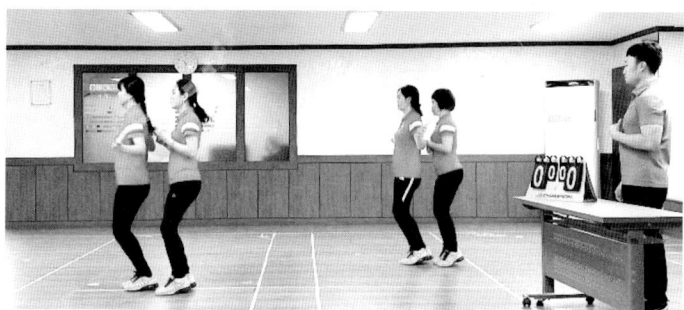
4단계

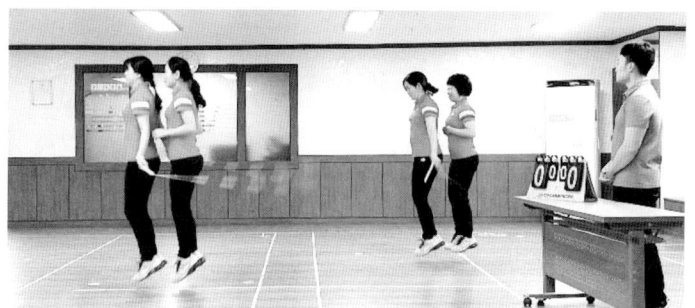
5단계

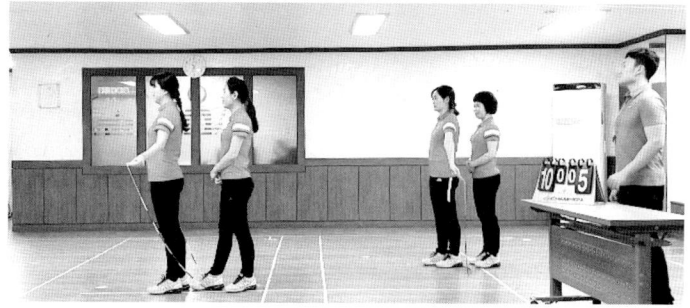
승부 판정

제5부 ──── 줄넘기 응용 지도법

11
줄넘기 수건돌리기

1. 각자 줄을 가지고 원 모양으로 둘러앉는다.
2. 술래를 정하고 술래는 줄을 넘으며 돌다가 앉아 있는 사람 중 1명을 터치한다.
3. 술래는 터치함과 동시에 줄을 넘으며 도망가고, 터치당한 사람도 줄을 넘으며 술래를 잡으러 간다.
4. 술래를 따라잡아 줄로 술래의 줄을 터치하면 잡은 것이고, 술래는 잡히기 전에 한 바퀴를 돌고 자리에 앉으면 술래가 교체된다.

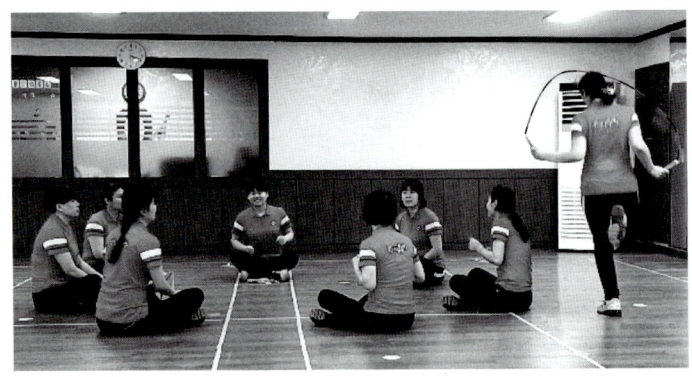

술래가 줄을 넘는 장면

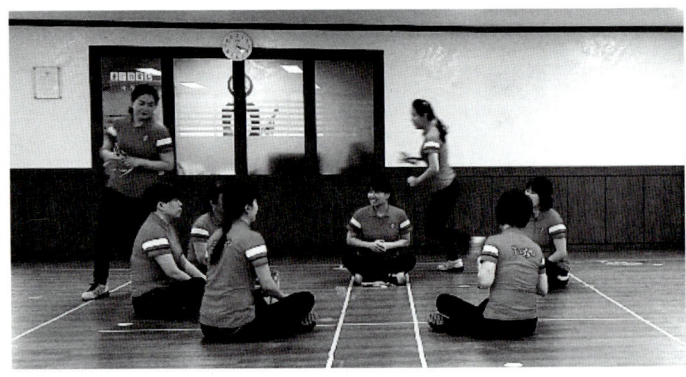

술래를 잡으러 가는 장면

12

긴줄 icecream31

1. 3명씩 짝을 지어 하는 게임이다.
2. A, B, C 세 사람이 번갈아 가며 긴줄 안에서 뛰는데 한 사람당 한 번에 5번까지 줄을 넘을 수 있다.
3. 만약에 줄에 걸리면 걸리기 전 개수까지만 인정한다.
4. 세 사람이 넘은 개수를 더하여 31번째 점프를 하게 되는 사람이 지게 된다.

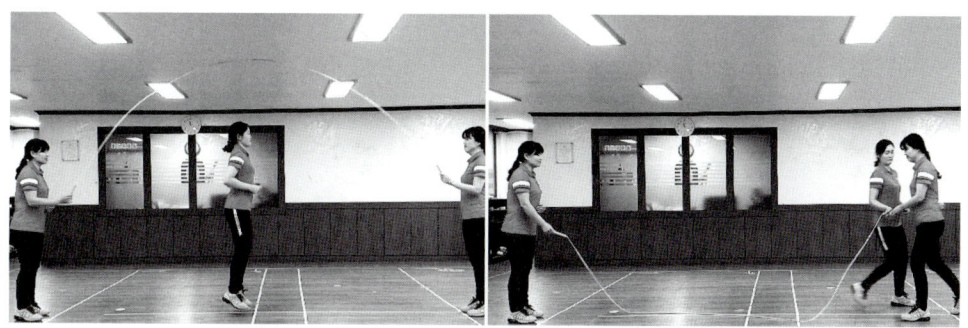

1번 주자 넘기 / 1번과 2번 주자 교체

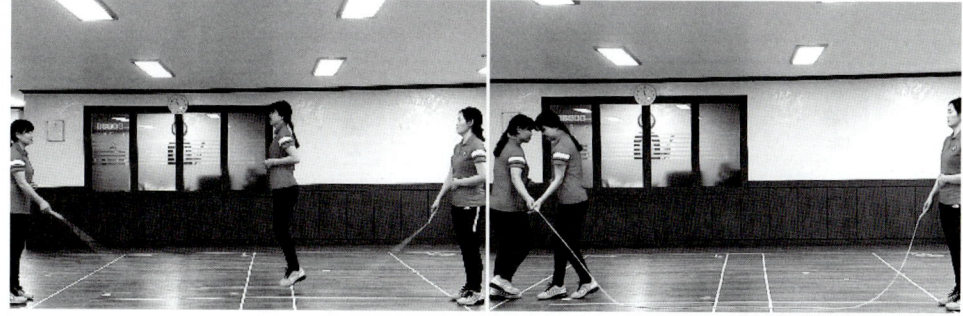

2번 주자 넘기 / 2번과 3번 주자 교체

13
짝줄 기네스북!

1 두 팀으로 팀원을 나눈다.
2 짝줄 앞뒤 출입법을 활용하여 돌아가는 짝줄 안에 최대한 많은 사람이 들어가 뛰는 게임이다.
3 가장 많은 사람이 들어가서 5번 이상 넘으면 기록으로 인정한다.
  Tip 1 2인짝줄옆나란히넘기로 줄을 돌려서 공간을 더욱 넓게 해도 좋다.
  Tip 2 짝줄 안에 들어가 뛸 때 무릎을 뒤로 접어서 뛰면 부상의 위험이 있으므로 학생들에게 무릎을 뒤로 접지 않도록 지도한다.

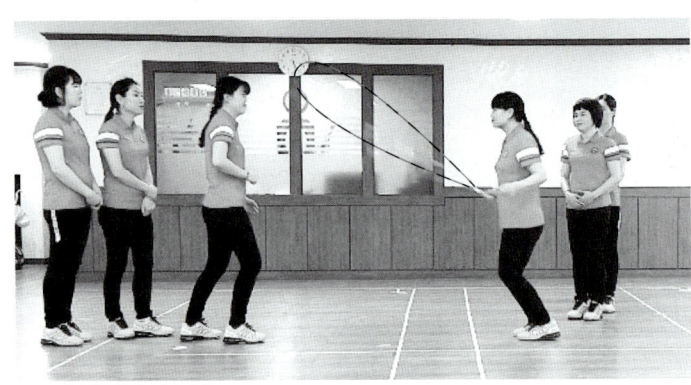

1명 넘기(준비)

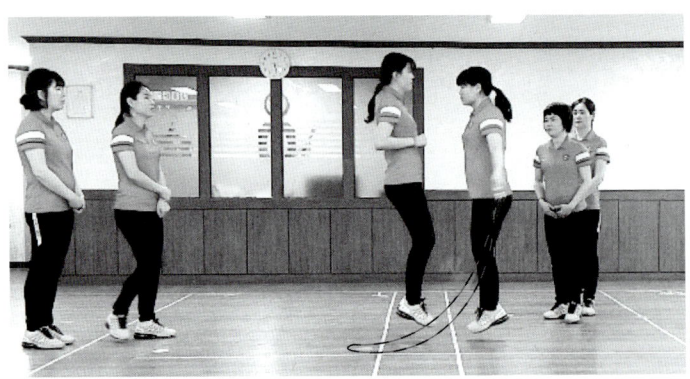

2명 함께 넘기

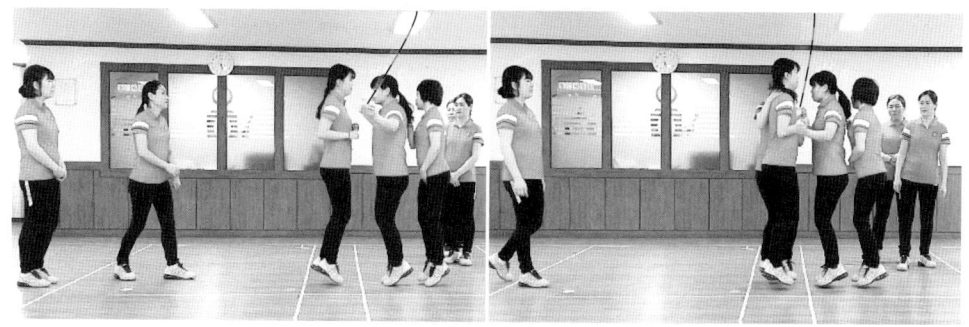

| 3명 함께 넘기 | 4명 함께 넘기 |

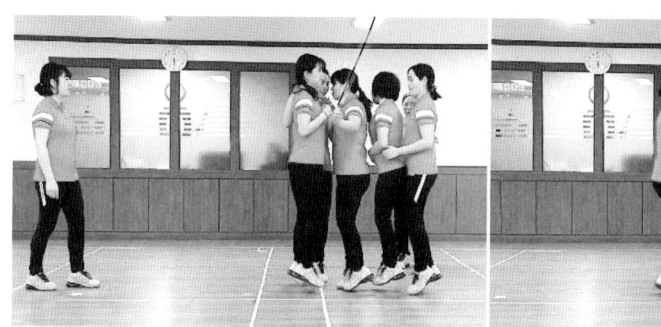
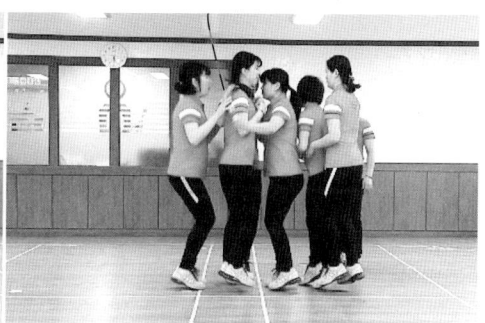

| 5명 함께 넘기 | 6명 함께 넘기 |

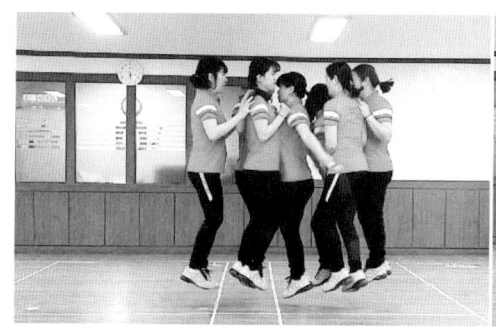
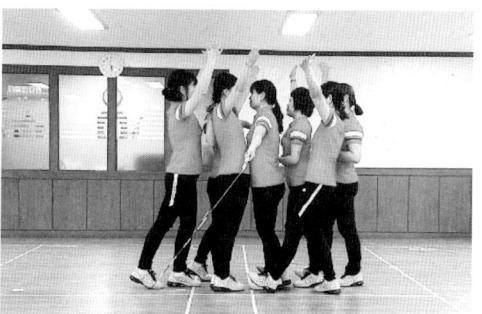

| 7명 함께 넘기 | 마무리 |

작가의 말

어느 날 학생들과 줄넘기 수업을 하면서 효율적으로 지도할 방법을 고민하다가 수영을 배웠던 경험이 생각났습니다. 수영을 지도할 때 처음부터 수영 동작을 보여 주고 무작정 따라 하게 하지는 않는답니다. 자유형을 익히기 위해서는 발동작, 손동작, 전체적인 몸의 컨트롤이 필요합니다. 먼저 물과 친해진 후, 호흡하는 법을 익힙니다. 그리고 킥판을 잡고 발차기하는 동작을 익히고 난 후, 팔 동작을 익힙니다. 그다음 킥판을 잡은 상태로 발동작과 팔 동작을 결합하여 연습을 하고, 킥판의 도움 없이 자유형 영법을 완성합니다. 그 후에는 오리발, 땅콩(다리 사이에 끼고 물에 뜨게 도와주는 도구) 등 보조기구를 활용하여 팔 동작만 연습하거나 다리 동작만 연습하며 전체적으로 몸을 컨트롤하는 요령을 익힘으로써 동작을 세련되게 만드는 과정을 거칩니다.

여기에서 유추하여 줄넘기를 올바르게 지도하는 방법을 생각해 보았습니다. 줄넘기 동작을 바르게 수행하기 위해서는 손동작, 발동작, 줄을 넘는 바른 자세를 익혀야 합니다. 먼저 지도자는 줄넘기를 배우려는 학습자들에게 다양한 줄넘기 시범을 보임으로써 줄넘기에 대한 흥미와 관심을 가지도록 해야 할 필요가 있습니다. 만약 시범이 어렵다면 인터넷 검색 등의 방법을 통해 흥미로운 줄넘기 시연 영상들을 어렵지 않게 찾아 보여 줄 수 있을 것입니다.

그다음 손동작을 익히도록 합니다. 자유형 동작을 할 때 추진력을 상체에서 **70%**, 하체에서 **30%** 정도 얻는 것처럼 줄넘기 동작 대부분도 손동작이 매우 중요한 부분을 차지합니다. 특히 손목을 잘 컨트롤할 수 있어야 하므로 이에 대한 훈련 방법으로 한 손에 줄넘기 손잡이 두 개를 모두 모아잡고 줄만 돌리는 방법을 고안하였습니다. 또는 줄 2개를 준비하여 양손에 줄을 각각 1개씩 잡고 줄을 돌리며 손동작만 연습하는 방법도 있습니다.

이 방법을 지도하며 애니메이션 〈머털도사〉에서 머털이가 누덕도사 밑에서 10년을 하루같이 도술과는 거리가 멀다고 느끼는 머리카락을 세우는 법만 주구장창 연습하는 장면이 떠올랐습니다. 처음에는 머털이가 누덕도사의 깊은 뜻을 알지 못하였지만, 나중에는 머리카락을 세우는 것이 머리카락을 이용한 도술을 부리는 높은 경지에 이르기 위한 방법임이 드러나게 됩니다. 그리고 머리카락을 이용해 도술을 부리는 것은 자기 자신의 모습을 둔갑시키는 것보다 더욱 높은 경지에 이른 도술인 것도 말입니다.

지루하게 줄을 넘지 않고 줄만 빙빙 돌리는 것이 나이가 어린 학생들에게는 그다지 재미있는 일이 아닌 것 같았습니다. 그래서 여기에 음악을 곁들여 지도해 보았더니 더욱 재미있게 참여하는 것을 볼 수 있었습니다. 덧붙여서 처음에는 1회선 2도약이나 1도약 박자로 줄 돌리기만 연습하였는데 엇걸었다 풀어뛰기나 2중, 3중 줄 돌리는 타이밍까지 음악과 함께 안무로 지도하니 학생들이 즐겁게 참여하였습니다.

줄넘기에는 크게 손동작을 변화시키는 엇걸어뛰기나 엇걸었다 풀어뛰기 등의 기술과 발동작을 변화시키는 다양한 스텝을 이용한 줄넘기가 있습니다. 다양한 스텝에서 발동작만 따로 분리한 후, 이것도 마찬가지로 음악을 결합하여 안무를 짜서 지도해 보기도 하였습니다. 그리고 제자리에서만 발동작을 하는 것이 아니라 앞, 뒤, 옆으로 이동하면서 스텝을 해 보기도 하고, 게임과 결합하여 지도해 보기도 하였습니다.

손동작과 발동작을 지도하면서 이 둘을 결합하여 줄을 넘게 하며 중간중간 줄을 넘는 바른 자세에 대해서도 알려 주었습니다. 거울을 보면서 연습을 하게 하기도 하고 한 명씩 줄 넘는 자세를 영상으로 찍어 함께 보며 자세를 교정해 주고 처음 자세로 뛸 때와 차이점을 느껴 보도록 하였습니다.

제한된 시간 안(30초, 1분, 2분 등)에 여러 번 빠르게 넘기에 관심이 있는 학생들에게는 스피드볼(공 모양에 손잡이가 붙어 있는 것이 한 쌍 있는 기구로 양손에 잡고 빠르게 줄을 넘듯이 돌리며 트레이닝하는 도구)처럼 손목의 힘과 컨트롤력을 길러 주는 보조 기구를 사용해 보게도 하였습니다.

또한 학생들에게 계수기 활용법을 알려 주고 자율적으로 기록경기를 모둠 대항 게임 형식으로 매 시간 개최하여 기록 향상의 즐거움도 느껴 볼 수 있게 지도하기도 하였습니다.

작년에는 당진의 농촌에 있는 한 초등학교에서 3학년 학생 9명의 담임을 맡았습니다. 1학기에는 실내체육관이 없어서 그늘 하나 없는 우레탄 바닥에서 학생들과 구슬땀을 흘리며 줄넘기를 하였는데, 2학기에 교장 선생님께서 학생들을 위해 활용도가 떨어지는 교실을 개조하여 충격 흡수가 아주 잘되는 고급 플로어링 자재가 시공된 간이실내체육시설을 만들어 주셔서 개인줄, 짝줄, 긴줄을 다양하게 활용하여 학생들과 즐겁게 줄넘기 운동을 할 수 있었습니다.

안타깝게도 줄넘기를 지도하면서 학생들을 찍은 사진이 거의 남아 있지 않습니다. 줄넘기 수업을 할 때 교사인 나는 개인줄넘기 시간에는 주로 시범을 보이고, 짝줄넘기 시간에는 우리 반 학생들이 9명으로 홀수이기 때문에 짝이 안 맞는 학생의 짝이 되어 주고, 긴줄넘기 시간에는 줄이 안전하고 예쁘게 돌아가도록 줄을 돌리는 역할을 하였기 때문입니다.

실내체육관에 입성한 기념으로 학생들끼리 줄을 이용한 놀이를 했던 사진이 유일하게 남아 있는데, 줄넘기를 하는 학생들의 행복한 미소가 너무 아름다워서 사진에 등장한 학생들의 학부모님들께 동의를 구하고 여기에 두 장을 조심스럽게 공개합니다.

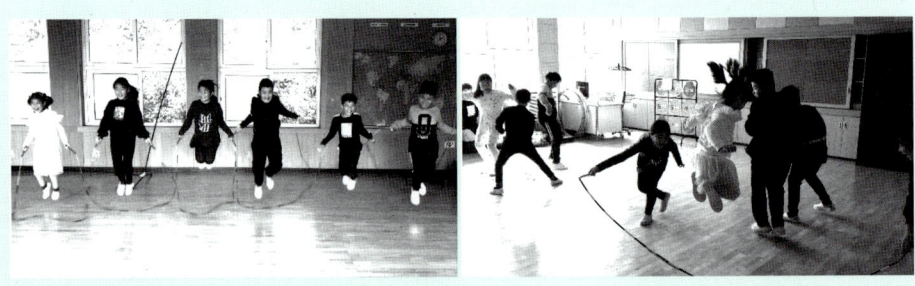

엇걸어 함께 넘기 놀이 장면   '주문을 외워 봐!' 놀이 장면

다양한 줄넘기 프로그램들을 적용해 보는 것도 중요하지만, 가장 중요하고 소중한 것은 줄넘기를 하면서 밝게 미소 짓는 학생들의 행복한 모습이 아닐까 생각하며 이 책을 마무리합니다.